临床儿科疾病诊疗与康复

柴红丽 等 主编

吉林科学技术出版社

图书在版编目（CIP）数据

临床儿科疾病诊疗与康复 / 柴红丽等主编 . -- 长春：
吉林科学技术出版社，2024. 8. -- ISBN 978-7-5744
-1863-9

Ⅰ . R72
中国国家版本馆 CIP 数据核字第 2024QH9499 号

临床儿科疾病诊疗与康复

主　　编	柴红丽　等
出 版 人	宛　霞
责任编辑	练闽琼
封面设计	刘　雨
制　　版	刘　雨
幅面尺寸	185mm×260mm
开　　本	16
字　　数	305 千字
印　　张	14.25
印　　数	1~1500 册
版　　次	2024 年 8 月第 1 版
印　　次	2024 年 12 月第 1 次印刷

出　　版	吉林科学技术出版社
发　　行	吉林科学技术出版社
地　　址	长春市福祉大路5788 号出版大厦A 座
邮　　编	130118
发行部电话/传真	0431-81629529 81629530 81629531 81629532 81629533 81629534
储运部电话	0431-86059116
编辑部电话	0431-81629510
印　　刷	廊坊市印艺阁数字科技有限公司

书　　号	ISBN 978-7-5744-1863-9
定　　价	72.00元

前　言

  儿科学是一门研究自胎儿至青少年时期生长发育、身心健康和疾病预防的医学科学。儿科作为一个特殊的科室，面对的是不能表达或不能正确表达自己的不适或难以顺利进行体检的患儿，更要面对潜在高危因素的突发情况，这就要求儿科医护人员根据自己专业知识，及时准确地做出诊断，快速处理并给予恰当的治疗方法。新生儿不同于儿童，更不是成人的缩小版，特殊的解剖结构及病理生理特点使其从出生开始就需要得到更多的关爱及专业的照护。

  本书主要内容包括：呼吸系统疾病、神经系统疾病、消化系统疾病、循环系统疾病、泌尿系统疾病、血液系统疾病、儿童肾脏疾病。本书内容丰富、文字流畅、层次分明，具有鲜明的实用性与先进性。

  由于能力有限，本书在编写过程中尚出现疏漏及不足之处，敬请广大读者不吝赐教，以期在后期修订中不断改进。

目　录

第一章　呼吸系统疾病

第一节　急性细支气管炎

急性细支气管炎又称急性感染性细支气管炎，是婴幼儿期常见的急性下呼吸道感染性疾病，是婴幼儿喘息的最常见原因，主要发生于2岁以下婴幼儿，发病高峰年龄为2～6月龄。临床主要表现为咳嗽、阵发性喘息、呼吸急促、吸气性凹陷、听诊呼气相延长、可闻及哮鸣音及细湿啰音。部分患儿会反复发作甚至发展为典型哮喘。

一、病原学

婴儿细支气管管壁薄、无软骨支撑，容易导致气流不畅、感染等；另外，细支气管黏膜血管丰富，黏液腺分泌弱、纤毛运动差，不能有效排出微生物。

细支气管炎由多种病原体感染所致，病毒感染为最常见的病因，尤其是呼吸道合胞病毒 (RSV)，住院患儿中 RSV 检测阳性率达 50%～80%。其他病毒有人鼻病毒 (HRV)、流感病毒 (IFV)、副流感病毒 (PIV，以 PIV3 最常见)、人偏肺病毒 (HMPV)、人博卡病毒 (HBoV)、人腺病毒 (HAdV)、人冠状病毒 (HCoV)、肠道病毒 (EV) 等。HRV 感染阳性率仅次于 RSV，常见于 1 岁以上儿童。病毒混合感染也不少见。以 RSV 与 HRV 混合感染最常见。除病毒外，肺炎支原体、肺炎衣原体、沙眼衣原体等感染也可引起细支气管炎。

二、诊断

(一) 临床表现

细支气管炎早期表现为病毒性上呼吸道感染症状，包括流鼻涕、打喷嚏、轻微咳嗽，可有低至中等度发热，2～3天后逐渐出现气促、吼喘、咳嗽、呼吸困难等临床表现。随着病情进展，咳嗽加剧伴阵发性喘息，症状轻重不等，重者有明显的呼吸急促、呼吸困难，5～7天后达到疾病高峰。呼吸困难明显时可进一步引起喂养困难、烦躁不安，小婴儿、低体重儿甚至出现呼吸暂停。体格检查示呼吸频率增快、呼气相延长，可闻及哮鸣音及细湿啰音，严重时可出现发绀、心动过速、吸气三凹征及鼻翼扇动等表现。

(二) 临床病情评估

临床分度见表 1-1。

表 1-1 急性细支气管炎临床分度

项目	轻度	中度	重度
喂养量	正常	下降至正常的 50%	下降 50% 以上或拒食
精神状态	正常	轻微或间断烦躁、易激惹	嗜睡、昏迷、极度烦躁不安
呼吸窘迫	无	有	严重
血氧饱和度	＞92%	88%～92%	＜88%

注：呼吸窘迫＝气急＋呼吸困难＋发绀

（三）重症高危因素

重症细支气管炎的危险因素包括日龄小于 1 个月的早产儿伴或不伴有支气管肺发育不良 (BPD)、低出生体重、年龄＜12 周、有明显血流动力学改变的先天性心脏病、原发性免疫缺陷、神经肌肉疾病、先天性气道发育畸形、咽喉功能不协调、唐氏综合征、被动吸烟、过敏体质、HRV 感染等。

（四）辅助检查

1. 胸部 X 线检查

不用常规检查，病情严重或治疗不顺利时考虑检查。X 线片示两肺纹理增粗，肺部过度充气，有小点片状阴影和支气管周围炎，约 1/3 的患儿有局部肺不张。

2. 外周血检查

白细胞总数及分类多在正常范围。病情严重者有呼吸困难，怀疑有呼吸衰竭时可以做血气分析，患者可有代谢性酸中毒，部分患者有呼吸性酸中毒。重症患者可以做肝肾功能、心肌酶谱检查。

3. 病原学检测

呼吸道分泌物病毒抗原或核酸检测有助于明确病原种类。

4. 氧饱和度检测

经皮氧饱和度检测能够快速发现低氧血症患儿，氧饱和度越低预示着病情越重、住院时间越长，也可用于判断患儿是否需要住院、氧疗、转入重症监护室、机械通气治疗，以及判断是否能够出院等。

三、鉴别诊断

根据 2 岁以下（尤其 6 月龄以内婴幼儿）感染性喘息发作（多为第一次），肺部闻及哮鸣音或伴有细湿啰音，一般可诊断。胸部 X 线检查示肺部过度充气征，有助于诊断。若反复发作多次且有过敏性体质或变态反应性疾病家族史，则有哮喘可能。

（一）支气管哮喘

临床上婴儿第一次喘息发作多为细支气管炎，如有反复喘息病史，自身或家族中有过敏性体质病史，则有可能为支气管哮喘。

（二）肺结核

有时呈喘息发作，但肺部一般无啰音，支气管淋巴结结核压迫气道可出现喘息，需根据结核接触史、结核中毒症状、PPD试验及肺部影像学检查等进行鉴别。

（三）其他

异物吸入、先天性气道畸形、纵隔占位等可根据体征及胸部X线片、肺部CT＋气道重建等进行鉴别。

四、治疗

细支气管炎主要由病毒感染所致，大多数患儿临床表现为轻度，疾病呈自限过程，中重度患儿需住院治疗。目前缺乏有效的特异性治疗措施，以对症、支持治疗为主，包括监测病情变化、供氧、保持水电解质内环境稳定及保持呼吸道通畅。

（一）氧疗

建议急性期可应用脉搏血氧监测仪经皮监测血氧饱和度，有呼吸窘迫或血氧饱和度降至90%以下，则为氧疗指征；若持续低于90%，评估气道通畅情况，予以足够（辅助通气）的氧疗使血氧饱和度升至90%或以上；对有明显血流动力学异常的心肺疾病史或早产史的患儿放宽氧疗指征。辅助通气可采取无创持续气道正压通气(noninvasive continuous positive airway pressure，NCPAP)或经鼻高流量氧疗，可减少气管插管率。

（二）保持呼吸道通畅

有痰液时随时吸出；痰液黏稠者可予以N乙酰半胱氨酸进行治疗，以稀释痰液，中国科学技术大学附属第一医院（安徽省立医院）潘家华教授倡导的无创吸痰技术对解决婴儿细支气管炎痰堵问题有非常好的应用价值。患儿烦躁时可予以镇静剂，如5%水合氯醛，每次1ml/kg，口服或灌肠。

（三）药物治疗

1. 支气管舒张剂

可雾化吸入短效β_2受体激动剂（如沙丁胺醇或特布他林）或联合应用M受体阻滞剂（溴化异丙托品），尤其是过敏性体质或有变态反应性疾病家族史者，可有助于缓解临床症状。硫酸镁静脉滴注具有解痉平喘、镇静的作用，严重喘憋者可尝试使用，应缓慢输注。该药会引起一过性面色潮红、恶心等不良反应，临床使用等渗硫酸镁雾化比较安全有效。

2. 糖皮质激素

不推荐常规使用全身糖皮质激素治疗，喘息严重者可用甲泼尼龙1～2mg/(kg·d)或琥珀酸氢化可的松 5 ~ 10mg/(kg·d) 静脉滴注。目前主张采用雾化吸入糖皮质激素，如布地奈德、丙酸倍氯米松等进行治疗。雾化吸入治疗可以起到抗炎、平喘、化痰等作用，轻度者每天 2 ~ 3 次，中度者每天 3 ~ 4 次，重度每 30 分钟一次，连续做 3 次，然后每天 3 ~ 4 次。疗程一般为 5 ~ 7 天。

3. 3% 高渗盐水雾化吸入

此治疗细支气管炎的有效性尚未完全明确，住院患儿在严密监测下可试用，使用前可雾化吸入支气管舒张剂，使用中若咳喘加重，需立即停用，并注意吸痰、保持气道通畅。

4. 抗病毒药物

发病早期可以用利巴韦林气雾剂 (信韦林) 局部喷雾。我国研究表明，干扰素雾化吸入时肺部浓度高，可抑制病毒复制，治疗小儿急性细支气管炎时有助于减轻症状，缩短病程，但目前缺乏高质量的临床多中心研究。剂量和疗程参照：IFN-α2b 每次 20 万 ~ 40 万 /kg 或 IFN-α1b 每次 2 ~ 4μg/kg，每天 2 次，连续 5 ~ 7 天。干扰素注射液肌内注射易发生流感样副作用，不建议使用。

5. 白三烯受体拮抗剂

国内共识建议，在细支气管炎发作期，短程服用孟鲁司特可有效缓解患儿临床症状，降低气道高反应性，减少住院天数。在恢复期对于有咳喘迁延，尤其是过敏体质或家族遗传倾向者，持续服用孟鲁司特治疗 4 ~ 12 周，可减少喘息反复发作，可在 6 个月以上儿童中试用，但使用疗程未达成一致意见，其作用和安全性需要通过更多研究加以验证。

6. 抗菌药物

除非有合并细菌感染的证据，否则不作为常规使用。在继发细菌或支原体感染时可酌情加用抗生素治疗。

7. 其他药物

对于重症病例或以上治疗效果不佳时尝试使用硫酸镁、静脉注射免疫球蛋白 (IVIg)，IVIg 的使用剂量为每天 400mg/kg，连续使用 3 ~ 5 天。

五、预后

大多数细支气管炎患儿经过临床治疗可以康复，但有部分患儿可能遗留气道反应性持续性增高、喘息反复发作，甚至发展为支气管哮喘。大量研究已表明，儿童哮喘和呼吸道合胞病毒关系密切，严重感染的病理损伤主要是机体产生 IgE 与病毒相互作用引起 I 型变态反应的结果，病毒侵入气道上皮细胞，引起炎症因子的释放，抑制干扰素反应，加重气道炎症反应，引起气道高反应性，诱导哮喘的发生。早期感染呼吸道合胞病毒的婴幼儿，在学龄前期或学龄期发生哮喘的风险增高，具有遗传易感性的患儿表现得更为明显。细支气管炎发展为支气管哮喘的主要危险因素包括易感基因、初次喘息时病毒种类、病情轻重、特应性体质、变应原致敏的年龄与种类、维生素 D 缺乏、呼吸道微生态失衡、早期是否充分抗感染治疗、家族过敏及哮喘史、烟草烟雾暴露等。针对高危人群应给予积极的预防和干预措施，可能会改善预后。

第二节　肺炎支原体肺炎

肺炎支原体肺炎 (mycoplasmapneumonia，MP) 系感染引起的肺部炎症。支原体是介于病毒与细菌之间的一种没有细胞壁的细胞外生存的最小病原体，大小一般在 0.3 ～ 0.5μm，呈高度多形性。肺炎支原体是呼吸道感染、肺炎的主要原因。解脲支原体、人型支原体则引起泌尿生殖道感染。

一、诊断

秋冬季是儿童肺炎的高发季节，发热、咳嗽和呼吸急促是儿童肺炎的主要临床表现。如果患儿出现长时间发热，并伴有持续性干咳或呼吸急促；肺部体征不多，仅有小水疱音或喘鸣音；胸部 X 线检查见肺门或一叶有浓密阴影，或肺叶中有网状结节样及小片状肺浸润性阴影；青霉素、头孢霉素治疗无效，则可考虑为支原体肺炎。如红细胞冷凝集素试验阳性；血清肺炎支原体抗性阳性；痰、咽拭子培养有肺炎支原体生长可明确诊断。要注意到支原体肺炎临床常表现出两个不一致，咳嗽重而肺部体征轻微；体征轻微但胸部 X 线片上的阴影显著。

(一) 临床表现

支原体肺炎好发于秋冬季节，一般呈散发，也可发生小流行。其不仅见于年长儿，婴幼儿感染率也高达 25% ～ 69%。婴幼儿起病急、病程长、病情重，以呼吸困难、喘憋和双肺喘鸣音突出，可闻及湿啰音。部分患儿可多系统受累，临床有多种多样的肺外表现，也可直接以肺外表现起病，伴有呼吸道症状。

1. 发热、畏寒

畏寒是发热的一种表现之一，患儿常感身体发冷。儿童支原体肺炎的症状首先表现为发热，支原体肺炎发热时体温一般在 37 ～ 41℃，绝大多数儿童支原体肺炎发热均在39℃左右，热程 3 天至 2 周，并且儿童支原体肺炎发热常为持续性或弛张性。当然，因个人体质不同，有些儿童支原体肺炎仅有低热，甚至不发热。

2. 咳嗽

多数儿童支原体肺炎咳嗽都较重，初期常表现为干咳，有时阵咳，咳嗽可延长至 6周左右，有时酷似小儿百日咳。咳痰是儿童支原体肺炎最常见的症状之一，儿童常咳白色清痰，偶尔略带血丝。当儿童咳嗽、咳痰时也经常会伴随出现呕吐的症状。

3. 咽喉疼痛

儿童支原体肺炎常引发儿童咽喉痛，儿童会自我感觉疼痛，继而表现出厌食、厌水的情况。

4. 头痛及胸骨下疼痛

儿童支原体肺炎患儿常感头痛，有时也会感觉胸骨下疼痛。患儿常用"胸脯痛"来表达。胸骨下疼痛也是儿童支原体肺炎的最常见症状之一。

5. 肺炎支原体感染的肺外表现

少数病例可伴发中枢神经症状，如脑膜炎、脑干脑炎、脑膜脑炎、多发性神经根炎，甚至精神失常，出血性耳鼓膜炎、胃肠炎、关节炎、血小板减少性紫癜、溶血性贫血、心包炎、心肌炎、血尿、肝炎也有发现。可有血管内溶血，溶血往往见于退热时，或发生于受凉时。肺炎支原体感染除常见的肺内表现外，可并有肺外表现，尤其以肺外症状为首发表现时，常不易想到肺炎支原体感染，以致临床误诊。

6. 重症表现

明确肺炎支原体肺炎，满足前 3 条中任意 2 条和 (或) 满足后 2 条中任意 1 条可以诊断。①大环内酯类抗生素合理治疗 7 天以上无效，或者持续发热 10 天以上；②明显气促或心动过速，其中超过 5 岁的患儿，呼吸频率≥ 30 次 / 分，心率≥ 120 次 / 分，可能有动脉血压下降 (收缩压≤ 75mmHg)、鼻翼扇动及发绀等；③胸部影像学表现为多肺叶病变或大范围肺浸润；④出现严重胸腔积液、肺不张等肺内并发症；⑤伴有其他系统严重功能障碍。

重症肺炎支原体肺炎早期识别：如持续性高热；C 反应蛋白 10 倍以上增高；单一大环内酯类抗生素治疗反应差；胸部影像学显示进行性加重等改变或大叶性实变伴不同程度胸腔积液；未能及时诊断和使用大环内酯类抗生素及抑制炎症反应的药物治疗。

急性呼吸衰竭：气道阻塞是其特点，可有呛奶、胃食管反流、气道高反应性，因气道梗阻致分泌物潴留，可表现为呼吸窘迫 (气急、呼吸困难、发绀)、呼吸暂停、抽搐、呼吸肌疲劳等，严重可出现心搏、呼吸骤停。

坏死性肺炎 (necrotizing pneumonia，NP)：继发于肺炎的肺实质缺损，同时伴多个含气或液体的薄壁空洞 (直径小于 2cm)，早期很难与大叶性肺炎相鉴别；增强 CT 无明显强化。其机制是肺炎支原体随血流到达肺血管后黏附在血管内皮上，血管内皮损伤，释放多种促凝和抗纤溶的物质；血管内凝集促使微血栓形成甚至肺栓塞形成，致肺实质缺血、坏死。临床出现持续高热、呼吸音减低、抗生素疗效不佳，肺实变基础上出现薄壁空洞或多发含气囊腔，纤支镜示黏液栓阻塞管腔，炎性指标白细胞计数、C 反应蛋白及乳酸脱氢酶异常持续时间长，D- 二聚体 3 倍以上升高应警惕 NP。NP 病程长、病变范围广、吸收慢、大部分肺实变部分吸收后残留肺不张、肺内囊变、空腔、条索、支气管扩张、胸膜病变，可留有肺萎缩、囊性变等后遗症影响肺功能及生长发育。

塑型性支气管炎 (plastic bronchitis，PB)：系气管和支气管树中形成大的橡胶状支气管管型样分泌物，可以部分或完全阻塞气道，与肺静脉回流异常、肺循环压力增高相关。婴幼儿更为常见，合并先天性心脏病时病死率较高。临床表现为发热、咳嗽、痰液黏稠坚韧、胸痛等症状；通常起病急骤，出现急性、爆发性呼吸困难，患者以呼吸道梗阻及缺氧症状为主，可有呼吸困难、低氧血症、急性呼吸衰竭，病情迅速进展，引起肺出血，合并严重感染可危及生命；如存在基础性疾病，且未完全纠正，症状容易反复出现；如系淋巴循环异常引起者，淋巴液渗出，患者痰液可呈乳白色，质地致密；伴有气道高反应者可有反复喘息及哮喘样症状，部分患者有类百日咳样咳嗽；听诊局部呼吸音减弱，"拍击音"类似风吹旗子呼啦啦的声音；影像学检查呈多样性，无特异性，如肺实变、局部肺不张、肺萎陷、代偿性过度充气、肺水肿、胸腔积液，可伴肺气肿、纵隔积气、气胸，淋巴引流异常者可见胸导管闭塞。以下应警惕塑型性支气管炎：①胸部影像学检查发现患者一侧为白肺，纵隔移位，或叶、段肺不张，经常规治疗症状无改善时；②反复性肺炎、肺不张及疑似支气管异物患者；③病情进展迅速，出现无法解释的喘息、呼吸困难、顽固性低氧血症，经气管插管常规通气仍不能改善肺通气；④支气管镜检查确诊。

呼吸窘迫综合征 (ARDS)：常为全身炎症反应，有细胞因子和炎症介质参与，使肺部病变迅速加重；损伤影响肺泡表面物质的形成，肺泡萎陷，通气血流比例失调，形成难治性低氧血症。以肺毛细血管弥漫性损伤、通透性增强为基础；以肺水肿、透明膜形成和肺不张为主要病理变化；以难治性低氧血症为临床特征，表现为进行性呼吸窘迫和难治性低氧血症；合并症有脑水肿、弥散性血管内凝血、中毒性心肌炎、脓胸和胸腔积液、肺大疱等；病死率高。

ARDS 的柏林诊断标准 (涉及病程、胸部影像学、肺水肿来源及氧合等方面)：①起病时间，从已知临床损害，以及新发或加重呼吸系统症状至符合诊断标准时间，≤ 7 天；②胸部影像学检查，双侧浸润影，不能用积液、大叶 / 肺不张或结节来完全解释；③肺水肿原因，呼吸衰竭不能用心力衰竭或液体过度负荷来完全解释，如无相关危险因素，需行客观检查 (如超声心动图) 以排除静水压增高型肺水肿；④氧合情况，轻度：PEEP 或 CPAP ≥ 5cmH$_2$O 时，200mmHg < PaO$_2$/FiO$_2$ ≤ 300mmHg；中度：PEEP ≥ 5cmH$_2$O 时，100mmHg < PaO$_2$/FiO$_2$ ≤ 200mmHg；重度：PEEP ≥ 5cmH$_2$O 时，PaO$_2$/FiO$_2$ ≤ 100mmHg。

(二) 胸部 X 线检查

胸部 X 线表现分为 4 种：①以肺门阴影增浓为主，炎症部位可见模糊云雾状或均匀一致的阴影，近肺门部较致密，向外逐渐变浅，边缘不清楚，通常不侵犯整叶；②小叶性肺炎表现；③间质性肺炎表现；④均一的肺实变。绝大多数为一叶受累，以下叶多见，左下最多，右下次之，侧位 20% 左右有少量胸腔积液，10% 左右见肺不张，偶见胸膜炎。肺部病变通常在 2 ～ 3 周吸收，完全吸收需 4 ～ 6 周。小儿约 30% 伴有肺门淋巴结肿大。

(三) 实验室检查

1. 外周血检查

白细胞总数常在正常范围内，但偶尔亦可升高。25% 的患者白细胞计数为 10.0×10^9/L，

少数可达 $(25.0 \sim 56.0) \times 10^9$/L。中性粒细胞或嗜酸性粒细胞稍增多，血小板计数减少。直接库姆斯 (Coombs) 试验可阳性。红细胞沉降率在发病初期阶段可增快。

2. 培养法

因肺炎支原体营养要求高，生长缓慢，需观察 10 ~ 30 天或更长时间，对临床诊断帮助不大。

3. 血清学方法

①间接血凝试验，主要检测 IgM 抗体。此后 7 天出现阳性。10 ~ 30 天达高峰，12 ~ 26 周逐渐降低。②酶联免疫吸附试验，用于检测 IgM 和 IgG 抗体。方法敏感、特异性高、快速、经济，是诊断肺炎支原体感染实用可靠的手段。③冷凝集试验，是一种诊断肺炎支原体感染的非特异性试验，有 33% ~ 76% 感染者为阳性 (效价 ≥ 1 ：32)。效价越高，该病的可能性越大，常在发病的第 1 周末或第 2 周初出现阳性反应，持续 2 ~ 4 个月。此试验在婴幼儿腺病毒、副流感病毒等引起的肺炎和呼吸道感染中也可出现假阳性反应。

4. 聚合酶链反应 (PCR)

于 1992 年用以检查肺炎支原体感染的临床标本。从综合结果看，PCR 法检测的阳性率明显高于培养法 (灵敏度比普通培养法高 10 ~ 100 倍)，也明显高于血清学和探针杂交法。其特异性也较强，与其他支原体无交叉反应，且不受口腔中其他菌污染的干扰。所需时间较短，因而采用 PCR 法可争取早日确诊，以指导临床合理用药。在中枢神经系统出现症状时，快速可靠的诊断更为必要。由于此法相当敏感，因此实验操作时应特别小心，避免污染。

二、治疗

小儿支原体肺炎的治疗与一般肺炎的治疗原则基本相同，需采取综合治疗措施，包括一般治疗，抗生素的应用，肾上腺皮质激素，以及肺外并发症的治疗等。

（一）一般治疗

1. 呼吸道隔离

由于支原体感染可造成小流行，且患儿病后排支原体的时间较长，可达 1 ~ 2 个月之久，婴儿时期仅表现为上呼吸道感染症状，在重复感染后才发生肺炎，同时在感染肺炎支原体期间容易再感染其他病毒，导致病情加重、迁延不愈，因此对于患儿或有密切接触史的小儿，应尽可能做到呼吸道隔离，以防止再感染和交叉感染。

2. 对症治疗

由于咳嗽是支原体肺炎最突出的临床表现，频繁而剧烈的咳嗽影响患儿的睡眠和休息，因此可适当给予镇静药，如水合氯醛或苯巴比妥。对喘憋严重者，可选用支气管扩张药，如氨茶碱口服 4 ~ 6mg/(kg·d)，每 6 小时 1 次；亦可用沙丁胺醇 (舒喘灵) 吸入等。

（二）抗生素的应用

根据支原体无细胞壁的微生物学特征，凡阻碍细胞壁合成的抗生素如青霉素、头孢菌素等，对支原体无效，因此治疗支原体感染，应选用能抑制蛋白质合成的抗生素，包括大环内酯类、氯霉素类等药物。此外，尚有林可霉素、克林霉素（氯林可霉素）、万古霉素及磺胺类如磺胺甲噁唑等，支原体感染治疗首选大环内酯类抗生素。常选用大环内酯类抗生素如红霉素、螺旋霉素、麦迪霉素、吉他霉素（白霉素）等，红霉素使用广泛，疗效肯定，对消除支原体肺炎的症状和体征效果明显，但消除支原体效果不理想，不能消除肺炎支原体的寄居，常用剂量为 30～50mg/(kg·d)，轻者分 3 次口服治疗即可，重症可考虑静脉给药，常用剂量为 20～30mg/(kg·d)，疗程一般主张不少于 2～3 周，停药过早易复发，常用口服剂有依托红霉素（无味红霉素）及红霉素肠溶片，可改善临床症状，减少肺部阴影，并可缩短病程。鉴于红霉素对胃肠道刺激大，并可引起血胆红素及转氨酶增高，以及有耐药株产生的报道，现常选用大环内酯类的新产品，如阿奇霉素、罗红霉素及克拉霉素（甲红霉素）等。阿奇霉素的使用剂量为 10mg/(kg·d)，用 3 天停 4 天为 1 个疗程，连用 2～3 个疗程，必要时疗程可延长。或首剂 10mg/(kg·d)，以后 5mg/(kg·d)，一次口服，5 天为 1 个疗程。阿奇霉素半衰期长，停药后药效尚可持续 1 周。口服易耐受，穿透组织能力强，能渗入到细胞内，半衰期长，组织浓度高于血浓度。近年来，在日本采用吉他霉素（白霉素）治疗本病效果良好，该药无明显毒副作用，比较安全，口服量为 20～40mg/(kg·d)，分 4 次服用，静脉滴注量为 10～20mg/(kg·d)，此外醋酸麦迪霉素（美欧卡霉素）、利福平和乙酰螺旋霉素亦有疗效。

（三）肾上腺皮质激素

重症患儿可加用肾上腺皮质激素。使用原则：早期、足量、全身、短疗程。

以下患者考虑应用：大环内酯类抗生素治疗超过 1 周仍有高热；急性期病情发展迅速严重的肺炎支原体肺炎；肺叶 2/3 以上显示均匀一致高密度实变阴影，CT 值＞40Hu；血乳酸脱氢酶(LDH) ≥410U/L(可评估疗效)；肺部病变迁延而出现肺不张、塑型性支气管炎、肺坏死、呼吸窘迫综合征，以及有肺外并发症者。

用法与用量：氢化可的松或琥珀酸氢化可的松每次 5～10mg/kg 静脉滴注；或地塞米松 0.1～0.25mg/(kg·d) 静脉滴注；或泼尼松 (强的松)1～2mg/(kg·d)，分次口服，一般疗程为 3～5 天。有以下情况可用大剂量甲泼尼龙 30mg/(kg·d) 3 天，加小剂量肝素抗凝治疗：持续高热＞7 天；初诊时 C 反应蛋白≥110mg/L；外周血中性粒细胞＞0.78，淋巴细胞≤0.12；血 LDH ≥478U/L，血清铁蛋白≥328μg/L；肺 CT 整叶以上均一致密实变影。伴喘息时雾化布地奈德（普米克令舒），配以沙丁胺醇。应用激素时注意排除结核杆菌感染。

重症肺炎的处理原则：①紧急纠正缺氧，通畅气道（无创吸痰、纤支镜）、有效给氧（根据病情选择）；②有效控制并发症；③积极治疗病因：有效抗感染；④适时合理使用糖皮质激素；⑤适时使用静脉注射免疫球蛋白；⑥抗凝治疗，NP 可用低分子肝素，加华法林口服。

（四）肺外并发症的治疗

目前认为并发症的发生与免疫机制有关，因此除积极治疗肺炎、控制支原体感染外，可根据病情使用激素，针对不同的并发症采用不同的对症处理办法。

第三节　气道发育畸形

一、先天性喉软骨软化

先天性喉软骨软化 (congenital laryngo-malacia，CLM) 是新生儿期和婴儿期喉喘鸣最常见的原因，其特点为出生时或出生后数周内出现的喉部喘鸣，又称先天性喉喘鸣 (congenital laryngeal stridor，CLS)。随着年龄的增长，大多于 1 ~ 2 岁时症状逐渐消失。

（一）病因与机制

病因尚不清楚，一般认为系母亲妊娠期营养不良、低血钙及其他电解质缺少或不平衡影响到喉软骨的发育所致。也有学者认为与局部神经肌肉发育不成熟有关。由于声门上喉组织过度软弱松弛，吸气时负压增大导致喉组织向内塌陷，喉腔变窄，会厌呈卷曲状，喉入口处呈狭长裂缝，两侧杓会厌皱襞互相接近和颤动而发生喘鸣。

（三）临床表现

吸气性喉喘鸣为本病的主要症状，大多数患儿出生后无喘鸣症状，一旦感冒，症状显现并持续。

1. 轻者

为间隙性喘鸣，受惊或哭闹时加重，安静或入睡后减轻或消失。有的与体位有关，仰卧时有声响，俯卧时减轻。患儿可正常哺乳，对发育和营养无明显影响。

2. 重症

为持续性喘鸣，入睡后或哭闹时更明显，伴有吸气性呼吸困难、吸气三凹征；呼吸道感染时呼吸困难加重、吸气三凹征明显，甚至伴有发绀，呼吸道分泌物增多、不易排出，痰声漉漉。患儿哭声和咳嗽声如常，无声音嘶哑。听诊有不同程度的吸气相喘鸣音或双相喘鸣音，呼吸道感染时有明显的痰鸣音或粗、中湿啰音。由于喂养困难（易呛咳、误吸）及睡眠困难，常有不同程度的营养不良。加之长期缺氧、呼吸困难、持续吸气三凹征可有明显漏斗胸或鸡胸，甚至心脏增大。

（四）辅助检查

1. 实验室检查

血清维生素 D 及离子钙的测定可提示有维生素 D 缺乏和低钙血症的存在。

2. 纤维喉镜检查

可见喉组织软而松弛，吸气时会厌上组织向后向内蜷曲，构会厌皱襞及构状软骨塌陷，阻塞喉部入口。

3. 支气管镜检查

局部所见同喉镜，越过声门至下呼吸道，可以发现和排除其他气道畸形及管腔受压导致喘鸣的疾病。

（五）诊断

根据出生后不久即有喉喘鸣史，具有以上特点，临床上需考虑先天性喉软骨软化。可行直接喉镜或纤维喉镜检查以确诊，亦可行纤维或电子支气管镜检查予以确诊，同时进一步排除导致喘息的其他疾病。

（六）治疗

精心护理、加强喂养，注意防治呼吸道感染；如母亲饮食缺钙或孕后期常有下肢酸麻情况，宜早给患儿及母亲补充维生素 D 和钙剂，并晒太阳。先天性喉喘鸣大多于 1 ～ 2 岁时症状逐渐消失。

二、气管支气管软化症

气管支气管软化症 (tracheobronchomala-cia，TBM) 主要见于婴幼儿，是由于呼吸道管腔纵行弹性纤维的萎缩或气道软骨结构破坏所致，气管或主支气管软骨硬度不够导致气管塌陷。气管支气管软化症分为先天性气管支气管软化症和继发性气管支气管软化症两类。

（一）病因

先天性气管支气管软化症原因不明，可能由早产、软骨先天性异常 (如软骨发育不全、多发性软骨炎、埃勒斯当洛综合征)、某些先天性疾病 (食管闭锁、食管气管瘘及支气管肺发育不良) 等因素引起。继发性气管支气管软化症多由于肿大的淋巴结、胸腺、占位性病变、先天性心脏病伴有心房心室的扩大、肺动脉吊带、血管环、骨骼疾病 (脊柱侧弯) 及生命初期应用呼吸机治疗而继发支气管肺发育不良所致。在长期喘鸣而接受纤维支气管镜检查的小儿中，11% ～ 15% 有气管支气管软化症。

（二）临床表现

临床症状在出生后 2 个月时渐明显。呼气性喘鸣、慢性咳嗽和反复呼吸道感染是最常见的表现。小婴儿以喘息多见，轻重不一，可常由于大气管软化段的内陷，表现为阵发性发绀和呼吸困难，哭闹时有屏气发作，症状和体征随活动增多而明显。年龄稍大儿童以慢性湿咳为主，易反复呼吸道感染而导致症状加重。若有胸腔外气管软化，则可有吸气性喘鸣。气管支气管软化症患儿常伴有其他疾病，如先天性心脏病、气管食管瘘、胃食管反流、支气管肺发育不良、发育迟缓等。

（三）辅助检查

1.胸部 X 线检查

可显示大气道管腔有无狭窄（比较呼、吸气相），也能反映肺部感染、肺气肿、肺不张情况。但对诊断 TBM 的敏感性较低。

2.胸部 CT 检查

通过 CT 平扫、三维重建成像，观察气管支气管内的解剖结构。但对诊断气管支气管软化症的敏感性低于支气管镜。增强 CT 能较好显示纵隔内心脏、血管结构，了解纵隔内有无占位性病变，排除外压性支气管软化。

3.支气管镜检查

被认为是气管支气管软化症诊断的金标准。支气管镜可进入Ⅲ级和Ⅳ级支气管，可视范围广，直观气道有无软化。内镜下气管支气管壁在呼气相时动力性内陷，致管腔内径缩小则诊断气管支气管软化。气管支气管软化症的分度尚无公认的统一标准，一般认为，管径内陷 1/3 为轻度，1/2 为中度，至 4/5 接近闭合为重度（在局部表面麻醉状态下）。

（四）诊断

对于出生后不久反复或持续性呼气性喘息、慢性湿性咳嗽和反复呼吸道感染而常规治疗效果不佳的患儿，应考虑气管支气管软化的可能。行纤维或电子支气管镜检查予以确诊。同时进一步排除导致喘息的其他疾病。

（五）治疗

大部分先天性气管支气管软化是自限性的，1～2 岁会逐渐好转。治疗以增强体质、减少呼吸道感染、保持气道通畅为主，可适当补充维生素 D、钙剂、多种维生素及矿物质等，合并感染时加用抗生素治疗。避免过度使用糖皮质激素、支气管舒张剂、镇咳药物等。

继发性气管支气管软化应积极治疗原发疾病。增大的心脏、异常或扩张的大血管压迫是常见原因，因此早期纠治心血管畸形对于改善和治愈气管支气管软化症非常重要。重度患儿死亡率较高，常需使用持续气道内正压通气或通过气管造口进行机械通气，部分病例还需行主动脉固定术、腔内或腔外支架手术等。

三、其他

先天性喉蹼、声带麻痹、声带功能障碍、声门下狭窄、声门下血管瘤、气管食管瘘、支气管桥、先天性肺叶气肿、单侧透明肺、原发性纤毛运动障碍、囊性纤维化等在婴幼儿反复喘息的病因中需鉴别诊断。

管镜技术可以逼真地模拟支气管镜下图像，从而达到一次成像同时显示气管支气管内部结构的效果，支气管桥与左主支气管形成的分叉常误认为是气管隆嵴，而起始于隆嵴的右侧主支气管则误认为是异常的气管性支气管。通过多层螺旋CT扫描重建技术可以明确显示气管隆嵴的位置及气管性支气管与支气管桥的不同，可以区分两种不同的支气管分支异常。

支气管桥的治疗取决于症状的严重程度，而症状的严重程度主要取决于左主支气管的狭窄程度，持续喘息出现难以纠正的低氧血症或高碳酸血症、持续或反复呼吸道感染、肺不张、肺气肿，需要手术切除狭窄的左主支气管或补片修补扩大左主支气管。在外科手术中，需要同时解除肺动脉吊带对支气管的压迫。

第四节　气管支气管异物

气管支气管异物的好发年龄为1～3岁，男性多于女性，农村远高于城市。临床表现多样，可表现为急性起病、剧烈呛咳、喘息、气促、呼吸困难，甚至窒息、死亡，亦可以表现为反复咳嗽、喘息、同一部位反复肺炎或伴肺不张、肺气肿久治不愈。容易漏诊、误诊。

一、病因

气管支气管异物多见于3岁以下儿童，主要系该年龄段儿童磨牙未萌出、咀嚼功能不完善、对坚果类食物不能嚼碎、吞咽功能不协调，而且进食过程中易跌倒、哭闹，均可造成误吸。异物绝大多数为外源性，以植物性异物最常见，以可食性异物为主，其中花生、瓜子、豆类、核桃、松籽等坚果类异物约占80%，动物性异物约占3%，以鱼骨、鸡骨最常见。其他异物约占5%，如塑料笔帽、金属笔套、硬币、游戏机币、大头针、自动铅笔头、图钉、纽扣、塑料玩具饰物、纸片、口哨等。

二、病理生理

病理反应取决于异物的位置、大小、种类、存留时间等因素。气管异物可立即表现为气道阻塞、呼吸困难、窒息等；支气管异物可表现为局部肺气肿、肺不张；植物性异物刺激性强，局部炎性反应明显；尖锐异物可导致出血、气肿或气胸；异物存留时间长可引起局部肉芽增生、慢性反复肺炎、肺不张等。

三、临床表现

(一) 气管异物

表现为典型的刺激性咳嗽、吸气性呼吸困难，部分有撞击声、拍击感。查体：吸气三四征，气管前听到异物拍击音和喘鸣音，两肺呼吸音对称、减弱，可闻及喘鸣音。

（二）支气管异物

表现为反复咳嗽或伴喘息，同一部位反复肺炎或伴肺气肿、肺不张久治不愈。患侧呼吸音减弱，有局限性喘鸣音。

四、辅助检查

（一）胸部 X 线检查

X 线透视下可观察到纵隔摆动、横膈矛盾运动、心影大小反常，这是支气管异物的间接证据。胸部 X 线透视对气管异物的诊断率较低，因为双肺的充气情况相同，也见不到随呼吸运动的纵隔摆动。胸部 X 线片可见肺部片状影、患侧或局部肺气肿、肺不张，可见不透 X 线的异物影，如金属、鱼刺、骨头等。

（二）CT 检查

可见气管内异物影、高密度影，肺部片状影伴局部肺气肿、肺不张等；三维重建能显示支气管树的连续性中断；仿真模拟成像可显示异物轮廓、大小、部位。

（三）支气管镜检查

为诊断气管支气管异物的金标准，可直接明确诊断并了解异物大小、形态及所处位置。镜下亦可见局部黏膜有无充血肿胀、糜烂、肉芽增生、管腔结构破坏、支气管扩张、支气管狭窄闭塞等。

五、诊断

（一）病史

1. 异物吸入史

是诊断呼吸道异物最重要的依据，高度怀疑时需反复询问。

2. 咳嗽病史

反复咳嗽或伴喘息、同一部位的反复肺炎或伴局部肺气肿、肺不张久治不愈时需注意异物吸入的可能。

（二）体格检查

1. 气管异物

两肺呼吸音对称、减弱，可闻及喘鸣音，异物在气管内活动时，气管前听诊可闻及拍击音、喘鸣音。

2. 单侧支气管异物

患侧呼吸音减弱，可闻及单侧局限性喘鸣音。

3. 双侧支气管异物

双侧呼吸音减低，双侧局限性喘鸣音，阻塞程度不一致时，呼吸音可不对称。

如异物存留时间长并发肺炎时，可闻及干、湿啰音；并发肺气肿，叩诊呈鼓音；并发肺不张，叩诊呈浊音，呼吸音减弱或消失。

（三）辅助检查详见四、辅助检查部分。

六、治疗

支气管镜检查既是气管支气管异物最直接的检查方法，也是取出异物最佳的方法。对于气管异物，可采用全身麻醉下硬质支气管镜取出异物；对于支气管异物，可采用局部麻醉或全身麻醉下用弯曲支气管镜取出异物。可配合应用网篮、球囊导管、细胞刷、冷冻探头、激光光纤等配件。在特殊情况下需行气管切开或经胸腔镜或开胸手术取出异物。

第五节 急性呼吸窘迫综合征

急性呼吸窘迫综合征 (ARDS) 是在严重感染、休克、创伤及烧伤等疾病过程中，肺毛细血管内皮细胞和肺泡上皮细胞炎症性损伤造成弥漫性肺泡损伤，导致急性低氧性呼吸功能不全或衰竭。以肺容积减少、肺顺应性降低、严重的通气/血流值失调为病理生理学特征，其临床特征是进行性低氧血症和呼吸窘迫，肺部影像学表现为非均一性的渗出性病变。尽管成人和儿童在 ARDS 存在相似的病理生理学改变，但在危险因素、病因、合并症、呼吸机设置及预后等方面均有较大差异。

儿童 ARDS 的发病率约为每年 3.5/10 万。在儿童重症监护病房 (PICU) 患儿中 ARDS 的发病率为 1.44%～2.30%，病死率为 33.7%～61.0%。随着疾病严重等级的增加，病死率也随之升高。

与其他危重症相比，ARDS 有更高的病死率、更长的 PICU 住院时间和机械通气时间。根据 2005 年中国 25 家儿童医院 PICU 调查，国内儿童 ARDS 的患病率为 1.42%，ARDS 病死率为 62.9%，占同期 PICU 病死率的 13.1%，死亡相对风险性是 PICU 平均水平的 9.3 倍，救治代价为一般危重患儿的 4～5 倍。

一、病因机制

（一）病因

ARDS 病因复杂多样，有 100 余种，包括气道直接 (如吸入胃内容物或毒性物质) 或经血流间接 (如脓毒症或创伤) 等致病因素。

ARDS 常见的危险因素：肺炎、脓毒症、非心源性休克、误吸胃内容物、严重创伤、肺挫伤、急性胰腺炎、严重烧伤、药物过量、多次输血、肺血管炎和溺水。其中，严重感染是导致 ARDS 最常见的原因。最近的流行病学研究还提出多种医院内可预防的危险因素，如多种血液制品输血、高潮气量机械通气、高浓度吸氧、过多的液体复苏、医院获得性肺炎及高风险的手术 (特别是主动脉、心脏和急腹症)。慢性肝病、免疫抑制、低蛋白血症和肥胖也与 ARDS 有关。

Flori 等报道，在儿童 ARDS 的危险因素中，肺部感染、误吸胃内容物和脓毒症分别占 35%、15% 和 13%。危险因素不同，ARDS 患病率也不同。严重感染时 ARDS 患病率可高达 25% ～ 50%，大量输血可达 40%，多发性创伤达到 11% ～ 25%；而在严重误吸时，ARDS 患病率达 9% ～ 26%。如同时存在 2 个或 3 个危险因素，ARDS 患病率将进一步升高。危险因素持续时间越长，ARDS 患病率越高，持续 24h、48h、72h，ARDS 发病率分别为 76%、85% 和 93%。

遗传因素在 ARDS 易感性、发病和治疗反应中也具有重要作用。目前已报道 ARDS 易感性与表面活性物质蛋白 -B、血管紧张素转换酶、TNF-α 和 NF-κB 等几十种基因多态性有关。

(二) 发病机制

尽管 ARDS 病因各异，但是发病机制相似。其共同的基础是各种原因导致的肺泡毛细血管急性损伤。在致病因子的作用下，中性粒细胞等炎症细胞黏附在血管内皮细胞表面并被招募到肺部，继而释放出氧自由基、蛋白分解酶和花生四烯酸代谢产物，激活多种炎症细胞 (如肺内巨噬细胞)，释放出大量的细胞因子和炎症介质 (如 IL-1、IL-6、IL-8 和 TNF-α)，形成 "瀑布样" 链锁炎症反应。因此，ARDS 是由多种病因激发的全身炎症反应在肺的表现。

强烈的肺部炎症导致肺泡毛细血管内皮细胞和肺泡上皮细胞受损，引起肺泡毛细血管通透性增加，使体液和大量含蛋白质液体从毛细血管间隙流向肺泡和肺间质，形成急性肺间质水肿和肺泡水肿。肺泡 II 型上皮细胞损伤将减少肺泡表面活性物质的生成，导致透明膜形成和肺泡群陷闭。肺部不断释放的毒素和炎症介质经循环带到肺外脏器，导致全身炎症反应综合征和多器官障碍综合征。

二、病理改变

各种原因所致 ARDS 的病理改变基本相同。其特点是肺水肿和透明膜形成，并伴有肺间质纤维化。典型的 ARDS 病理变化可分为急性期、亚急性期和慢性期，这三期相互关联且部分重叠，常伴随有其他并发症。

(一) 急性期

急性期见于发病后 1 ～ 3 天。先后可见肺泡上皮细胞广泛坏死和基膜脱落，肺泡上皮细胞和肺泡毛细血管内皮细胞通透性增加导致的肺水肿，在肺泡腔由纤维蛋白质和基质蛋白质构成的透明膜形成，中性粒细胞和巨噬细胞等炎症细胞渗出并聚集在肺泡。

（二）亚急性期

亚急性期见于发病后 3 ～ 7 天，显著增生出现在发病后 2 ～ 3 周。部分的肺水肿被重吸收，肺泡Ⅱ型上皮细胞大量增生，伴有纤维细胞增生和胶原沉积。

（三）慢性期

若病变迁延不愈超过 3 ～ 4 周，则进入纤维化期。中性粒细胞浸润减少，肺泡间隔内纤维组织增生而致肺泡隔增厚，ID 型弹性纤维被 I 型胶原纤维替代，肺容积明显缩小。

三、病理生理改变

（一）肺容积减少

由于肺水肿、肺泡塌陷、肺泡内渗出导致不同程度肺容积减少，肺总量、肺活量、潮气量和功能残气量明显低于正常。其中，以功能残气量减少最为明显。1986 年，Gattinoni 对 ARDS 患儿行胸部 CT 扫描，结果发现大量肺泡塌陷，参与通气的肺泡仅占肺容积 20% ～ 30%，其功能仅相当于 5 ～ 6 岁儿童的肺，称为"婴儿肺"。

（二）肺顺应性降低

由于肺水肿和肺泡塌陷引起肺不张，导致 ARDS 肺顺应性降低，表现为肺压力 - 容积曲线向右下方向移位，即获得同样潮气量，需要较高气道压。肺顺应性降低是 ARDS 患儿呼吸困难的主要机制。

（三）通气 / 血流值降低

广泛的肺泡水肿、肺泡萎陷、小气道闭塞和潮气量降低引起肺泡通气不足。而循环于毛细血管内的静脉血却照常灌注，不能充分氧合，会造成动脉血内有静脉血混杂和通气 / 血流值降低，产生肺内分流。ARDS 早期肺内分流率可达 10% ～ 20%，后期高达 30% 以上。大量肺内分流和通气 / 血流值降低引起顽固性低氧血症。

（四）肺动脉高压

ARDS 早期的肺动脉高压主要与缺氧性肺血管收缩、肺微小血栓形成和具有缩血管作用的炎症因子有关。ARDS 后期的肺动脉高压不但与炎症因子有关，还与肺血管的重塑相关。

四、临床表现

临床表现取决于原发病和受累脏器的数目与类型。典型的 ARDS 分为急性肺损害期、潜伏期、急性呼吸衰竭期、严重生理异常期或终末期。由于原发病引起的肺损伤过程隐匿且难以辨别或病情发展迅速，往往不易确定急性肺损害期及潜伏期，多到急性呼吸衰竭才明确诊断。对于有潜在肺损伤易感因素的患儿，应尽早识别并处理 ARDS。

(一)症状

大多在各种原发病过程中逐渐出现。脓毒症和创伤在 24h 内发生 ARDS 的概率分别为 54% 和 29%，90% 以上患儿发病在危险因素出现后的 5 天内，100% 在 7 天内达到诊断标准。在此期间的临床表现多为原发病的表现。

呼吸频速和呼吸窘迫是 ARDS 最常见的症状，其严重程度与基础呼吸频率和肺损伤严重程度有关。有些婴儿呼吸急促不明显，但很快出现潮式呼吸等中枢呼吸衰竭。除非有严重贫血或恰当治疗纠正了低氧血症，否则很容易见到发绀。这种发绀常常不能被鼻导管或面罩吸氧所缓解，需要用持续气道正压通气 (CPAP) 才能纠正，也不能用原发病来解释。肺顺应性进行性下降，常需要依赖较高气道压力进行机械通气。

(二)体征

可无明显的肺部体征。有的出现发绀、双肺湿啰音和哮鸣，后期可有肺实变。

(三)辅助检查

1. 影像学

早期病变以间质性改变为主，胸部 X 线片常无明显改变。病情进展后，可出现肺内实变，可见散在斑片状密度增高阴影，有时可见支气管充气征，实变影呈区域性重力性分布，以中下肺野和肺外带为主。后期为大片实变，支气管气相明显，呈"白肺"改变。如果既往存在呼吸系统疾病或 ARDS 的病因为中毒性肺炎、吸入毒性气体或胃内容物，可有明显影像学变化或与上述改变重叠。值得注意的是，ARDS 胸片改变较临床症状延迟 $4 \sim 24h$，而且受治疗干预的影响很大。

胸部 CT，尤其是高分辨 CT，可清晰地显示病变部位、范围和形态。ARDS 胸部 CT 表现显示病变分布不均匀，在重力依赖区 (仰卧位在背部) 呈实变影，常见支气管充气征，中间区域呈毛玻璃样影。通过 CT 扫描评估的肺重量在 ARDS 时增加，并且与 ARDS 的严重程度呈正相关。CT 有利于对肺泡出血、急性间质性肺炎、过敏性肺炎、急性嗜酸细胞性肺炎、支气管炎伴机化性肺炎等疾病进行鉴别诊断。胸部 CT 有助于评估肺复张和合理设置呼气末正压 (PEEP)。

2. 血气分析

PaO_2 和 PaO_2/FiO_2 是主要的客观诊断指标。顽固性低氧血症 ($PaO_2 < 60mmHg$ 和 $PaO_2/FiO_2 < 300mmHg$) 是常用的诊断依据。ARDS 早期至急性呼吸衰竭期，常表现为呼吸性碱中毒和不同程度的低氧血症，肺泡 – 动脉血氧分压差升高 ($> 35 \sim 45mmHg$)。除表现为低氧血症外，ARDS 换气功能障碍表现为无效腔通气增加，ARDS 后期往往表现为动脉 $PaCO_2$ 升高和 pH 下降。

3. 超声心动图

美国欧洲共识会议 (AECC) 标准中将肺动脉楔压 (PAWP) $\geqslant 2.4kPa(18mmHg)$ 作为排除心源性肺水肿的指标。测定 PAWP 需要置入 Swan-Ganz 气囊漂浮导管。临床无法做到对每例患儿进行该检查。建议采用超声心动图对 ARDS 患儿进行床旁心功能检查，测定时间为胸片显示有肺水肿时，间隔不超过 24h。若＞ 18mmHg，考虑心源性肺水肿，不能诊断 ARDS。肺静脉血流频谱 AR 波流速＞ 0.3m/s 或时间＞ 30ms，不能诊断 ARDS。射血分数＜ 50% 或短轴缩短率＜ 30%，不能诊断 ARDS。

4. 肺超声

评估胸腔积液、气胸、肺间质综合征、肺实变、肺脓肿、肺复张或再萎陷等情况，可以在床旁准确判断肺形态的变化和帮助调节 PEEP。

5. 生物学标志物

肺泡灌洗液中 IL-8、血清脂多糖结合蛋白都能作为判断 ARDS 高危因素的指标。血浆中克拉拉细胞蛋白 (CC16) 显著高于无 ARDS 患儿。如果以 CC16 ≥ 18ng/mL 作为诊断 ARDS 的标准，敏感性为 80%，特异性为 92%。

五、诊断与鉴别诊断

ARDS 诊断标准必须联合危险因素、临床表现、氧合指标、影像学变化甚至生物学标志物等进行综合考虑。1994 年，AECC 提出 ARDS 及急性肺损伤 (ALI) 的诊断标准。然而，该标准缺乏判断急性的明确标准、动脉血氧分压 (PaO_2)/ 吸入氧体积分数 (FiO_2) 值对机械通气设置的改变较敏感、胸部影像学缺少可靠的评判标准、较难判断是否存在由静水压升高引起的肺水肿等。2012 年，欧洲危重病医学会与美国胸科学会组成的委员会发表的柏林标准在 AECC 标准基础上提出更加详细的诊断标准 (表 1-2)。但是，柏林标准也有一定局限性：儿童使用动脉导管的频率少于成人，需要增加动脉血氧饱和度 (SpO_2) 等无创性的监测指标；对于存在慢性心源性肺疾病或机械通气的患儿，没有具体说明诊断细节；以 $5cmH_2O(1cmH_2O=0.098kPa)$ 定为 PEEP 最小值可能不合适；使用高频振荡通气时，缺乏 PEEP 数据。

表 1-2　2012 年 ARDS 柏林诊断标准

诊断指标	轻度	中度	重度
发病时机	有已知危险因素或加重呼吸道症状，1 周内急性发作		
低氧血症 (PaO_2/FiO_2)[a]	201 ～ 300mmHg	≤ 200mmHg	≤ 100mmHg
	且 PEEP ≥ $5cmH_2O$	且 PEEP ≥ $5cmH_2O$	且 PEEP ≥ $5cmH_2O$
肺水肿原因	无法用心功能衰竭或液体负荷过多解释的呼吸衰竭；如果没有危险因素，则需要客观评估 (如心脏超声检查) 排除静水压升高的肺水肿		
胸部影像学[b]	双肺浸润影	双肺浸润影	累及 3 个象限的浸润影
生理改变	无	无	VECorr ＞ 10L/min 或 CRS ＜ $40mL/cmH_2O$

a. 如果海拔超过 1000m，应根据如下公式进行校正：PaO_2/FiO_2×(大气压 /760)。

b. 胸片或 CT 扫描。VECorr-VE×PaCO$_2$/40 为校正分钟呼出通气量，VE 呼出潮气量，CRS 为静息时呼吸系统顺应性。

为了解决儿童 ARDS 诊疗方面的问题，2015 年，由来自 8 个国家的 27 名专家组成的儿童肺损伤诊疗专家组对儿童 ARDS 诊断、治疗及预后等 9 个方面提出 151 条专家建议，制订儿童 ARDS 的诊断标准（表 1-3）及高危人群的识别标准（表 1-4），弥补了 2012 年柏林标准的不足。

表 1-3　儿童 ARDS 诊断标准

项目	定义
年龄	除外围生期相关性肺疾病患儿
发病时间	病因明确的损害发生在 7 天以内
肺水肿原因	无法完全用心力衰竭或者液体超负荷来解释的呼吸衰竭
胸部影像学	胸部影像学发现与肺实质疾病一致的新发浸润影
氧合程度	无创机械通气，无严重程度分级，全面罩双水平正压通气或 CPAP > 5cmH$_2$O，P/F 值 ≤ 300，S/F 值 ≤ 264 有创机械通气，轻度 4 ≤ OI < 8，5 ≤ OSI < 7.5；中度 8 ≤ OI < 16，7.5 ≤ OSI < 12.3；重度 OI ≥ 16，OSI ≥ 12.3
特殊疾病	
紫绀型心脏病	符合以上关于年龄、发病时间、肺水肿原因及胸部影像学的标准，且急性氧合障碍不能用自身的心脏疾病来解释
慢性肺疾病	符合以上关于年龄、发病时间、肺水肿原因、胸部影像学表现为新发浸润影，且氧合水平从患儿自身基线水平有明显下降，符合以上氧合障碍标准
左心功能障碍	符合以上关于年龄、发病时间、肺水肿原因、胸部影像学表现为新发浸润影，氧合障碍符合以上标准且不能用左心功能障碍来解释

注：CPAP，持续气道正压通气；PaO$_2$，动脉血氧分压；FiO$_2$，吸入氧体积分数；SpO$_2$，动脉血氧饱和度；OU，氧合指数，OI=FiO$_2$× 平均气道压 ×100/PaO$_2$；OSI，血氧饱和度指数，OS1=FiO$_2$× 平均气道压 ×100/SpO$_2$；对于使用无插管辅助通气或鼻导管吸氧的患儿，具体见高危患儿识别标准；当 PaO$_2$ 可被获取时，优先使用基于 PaO$_2$ 的氧合参数；当 PaO$_2$ 不能被获取时，暂停 FiO$_2$ 维持 SpO$_2$ ≤ 97% 并计算出 OSI 或 SpO$_2$/FiO$_2$ 值。ARDS 根据 OI 或 OSI 的严重程度分级不适用于常规接受有创机械通气的慢性肺疾病儿童或紫绀型先天性心脏病的儿童。

表 1-4　ARDS 高危患儿识别标准

项目	定义
年龄	排除早产相关肺疾病的患儿
时间	7 天内出现已知的临床损害
肺水肿原因	呼吸衰竭不能完全以心力衰竭或液体超负荷解释
胸部影像	胸部影像出现符合急性间质性肺炎表现的新发浸润性改变
	无创通气，经鼻或面罩 BiPAP 或 CPAP FiO$_2$ ≥ 40% 才使 SpO$_2$ 达到 88%～97%
氧合程度	面罩、鼻导管或高流量吸氧，以最小吸氧流量维持 SpO$_2$ 为 88%～97%。< 1 岁：2L/min；1～5 岁：4L/min；5～10 岁：6L/min；> 10 岁：8L/min
	有创通气，通过氧供维持 SpO2 ≥ 88% 但 OI < 4 或 OSI < 5

注：BiPAP，双水平气道正压通气；CPAP，持续气道正压通气；PaO$_2$，动脉血氧分压；FiO$_2$，吸入氧体积分数；SpO$_2$，动脉血氧饱和度；OI，氧合指数，OI=FiO$_2$× 平均气道压 ×100/PaO$_2$，OSI，血氧饱和度指数，OSI=FiO$_2$× 平均气道压 ×100/SpO$_2$；考虑到可获取的数据不足，当患儿使用混合氧气吸氧时，风险氧流量 =FiO$_2$× 氧流量 (L/min)；当 PaO$_2$ 不能被获取时，暂停 FiO$_2$ 维持 SpO$_2$ ≤ 97% 并计算出 OSI。

（一）儿童 ARDS 诊断标准

2015 年，儿童 ARDS 诊断标准具有以下特点：抛弃先前的 ALI 和 ARDS 分类，根据 ARDS 的严重程度进行分级；选择氧合指数 (OI)，在动脉血气不可获取的情况下采用氧饱和度指数 (OSI)，而不是以 PaO$_2$/FiO$_2$(P/F) 值去判定儿童 ARDS 的严重程度；去除辨别双肺和单肺浸润的差别；不设年龄划分，新生儿达到标准也可诊断；增加非侵入正压支持治疗的使用；强调 ARDS 的早期干预；提出先天性心脏病和慢性肺疾病合并 ARDS 的定义。

(1) 年龄。包括从新生儿到青春期所有年龄段。ARDS 的排除标准包括围生期特有的急性低氧血症原因，如早产儿相关性肺疾病、围生期肺损伤 (如胎粪吸入综合征及分娩期间获得的肺炎和脓毒症)、其他先天异常 (如先天性膈疝或肺泡毛细血管发育不良)。

(2) 发病时间。必须在 7 天以内。

(3) 在满足所有其他 ARDS 标准的情况下，如果急性低氧血症和近期的胸部影像学变化不能由急性左心衰竭或液体超负荷来解释时，可以诊断儿童 ARDS。

(4) 胸部影像学上出现与急性肺实质病变一致的新浸润影是诊断 ARDS 的必要条件。

(5) 确定低氧血症。对于进行有创通气治疗的患儿，推荐 OI，即 OI=FiO$_2$× 平均气道压 (P$_{aw}$)×100/PaO$_2$，作为肺疾病严重程度的主要指标，优于 P/F 值。对于接受无创面罩通气 (CPAP 或者 BiPAP) 且 CPAP 不小于 5cmH$_2$O 的患儿，P/F 值应该用于诊断 ARDS。对于接受有创机械辅助通气的患儿，当 OI 指数无法获得时，应用 OSI，即

$OSI=FiO_2×P_{aw}×100/SpO_2$，评估低氧血症对患儿 ARDS 的风险程度分层。对于接受无创面罩通气 (CPAP 或者 BiPAP) 且 CPAP 不小于 $5cmH_2O$ 的患儿，当 P/F 值无法获取时，SpO_2/FiO_2 可以作为 ARDS 的诊断指标。

(6) 慢性心肺疾病。对于存在慢性肺部疾病接受吸氧、无创通气或者气管切开术进行有创通气治疗的患儿，如果出现符合 ARDS 标准的急性表现 (急性起病、损害病因明确、影像学表现为新发的肺实质改变)，氧合情况从基础值急剧恶化符合 ARDS 氧合诊断标准，可以考虑 ARDS。对于紫绀型先天性心脏病患儿，如果出现符合 ARDS 标准，氧合情况急剧恶化且不能用基础疾病解释，可以考虑存在 ARDS。接受机械通气的慢性肺部疾病或紫绀型先天性心脏病的患儿，若急性发作时满足 ARDS 标准，不应依据 OI 或 OSI 进行风险分层。

(二) 鉴别诊断

1. 重症肺炎

主要产生 II 型呼吸衰竭，经过控制感染、改善通气和换气功能，多数患儿可以迅速好转。如果肺炎过程中或肺炎一度好转后，呼吸困难又明显加重，临床症状与肺部体征不相符合；肺部湿啰音突然广泛或增多；在肺炎病变基础上出现肺部弥散浸润影或增厚影；血气分析仅有 PaO_2 降低，$PaCO_2$ 早期降低，晚期升高；一般方法给氧无效，不能解除发绀和呼吸困难等症状；有效镇静、强心、利尿不能改善病情时，就应考虑 ARDS。

2. 心源性肺水肿

有心血管病史或过量快速输液史，因左心衰竭使肺循环静脉压增高而致血管内液体外漏产生压力性肺水肿。急性起病，不能平卧，咳粉红色泡沫痰，呼吸困难，双肺可闻及大量湿啰音和哮鸣音，胸部 X 线片检查心脏影显著增大，双肺蝶翼样阴影。可产生轻度低氧血症，经吸氧后明显好转，对强心、利尿和扩血管等治疗反应好。对于鉴别困难者，可行肺动脉导管血流动力学检测，PAWP < 18mmHg 可排除心源性肺水肿，但 PAWP > 18mmHg 并不能只诊断为心源性肺水肿而除外 ARDS，也要考虑两者同时存在的可能性。如肺水肿液蛋白浓度明显增高而 PAWP > 18mmHg，提示可能同时存在压力性肺水肿和渗透性肺水肿，需慎处理。

3. 其他疾病

与肺弥漫性病变 (如急性间质性肺炎、特发性肺纤维化) 和肺栓塞等鉴别。

六、治疗

(一) 综合性治疗和药物治疗

1. 积极治疗原发病和避免医源性高危因素

积极控制原发病和遏制其诱导的全身失控性炎症反应是治疗的关键。严重感染是引起 ARDS 首位高危因素，也是影响 ARDS 的首要原因。因此，应积极控制感染，抢救休克，尽量少用库存血，及时的进行骨折复位和固定等措施也很重要。

2. 液体管理

ARDS 患儿在最初 3 天的液体量呈负平衡，可显著降低患儿的病死率。2006 年，美国心肺和血管研究院公布了 ARDS 协作网"水分与导管治疗项目"(FACTT) 结果，限制性液体管理策略使呼吸机脱机天数缩短，肺生理学指标得到相应的改善，ICU 外的治疗天数延长，并且使 60 天内的死亡率下降，这些数据表明限制性液体管理策略对于 ARDS 患儿的预后效果更好。应用利尿剂减轻肺水肿能改善氧合、减轻肺损伤、缩短 ICU 住院时间。但是，应用利尿剂减轻肺水肿可能会导致有效循环血量下降和器官灌注不足。因此，在维持循环稳定和保证组织器官灌注前提下，以最低有效血容量来维持循环功能，实施限制性液体管理 (利尿和限制补液)，保持体液负平衡，一般按生理需要量的 70% 给予。必要时可放置 Swan-Ganz 漂浮导管，动态监测 PAWP，保持 PAWP 在 14 ～ 16cmH$_2$O。若无测定 PAWP 条件，应仔细观察患儿尿量、血压，随时调整输入液体量，避免输液过多过快。值得注意的是，尽管在 FACTT 研究中表明限制性液体管理策略有较好的预后，但休克的患儿是否如此，尚待进一步研究；对于脓毒症的早期治疗不宜限制液体量，进行早期有目标性的治疗 (大量液体复苏) 可以改善预后；由于没有将需要透析治疗的患儿考虑在 FACTT 的研究之中，关于这类患儿还没有明确的液体管理策略可供参考。

采用晶体液还是胶体液进行液体复苏存在争论。低蛋白血症是严重感染发生 ARDS 的独立危险因素，可导致 ARDS 病情恶化，机械通气时间延长，病死率增加。尽管白蛋白联合呋塞米治疗未能明显降低伴低蛋白血症 ARDS 患儿的病死率，但与单纯应用呋塞米相比，氧合明显改善、休克时间缩短。对于有低蛋白血症的患儿，在补充白蛋白等胶体液时联合应用呋塞米，有助于实现液体负平衡。

3. 营养支持

应尽早给予营养支持，首选肠内营养，强调个体化治疗和采用持续泵入。在 ARDS 早期应采用允许性低热卡的能量供给原则，避免过度喂养。适当降低糖类比例，降低呼吸商。采取充分措施，避免反流和误吸。

Puntes-Arruda 等 Meta 分析显示，给予含有高浓度的二十碳五婦酸和 γ- 亚油酸和 w-3 脂肪酸的肠内营养能增加氧合、减少 ICU 停留时间和降低 28 天死亡率。在标准营养配方基础上，添加鱼油、亚麻酸与抗氧化剂的营养配方可能为 ALI 患儿更理想的选择。最近 Rice 等发现，每天 2 次给予 n-3 脂肪酸、γ- 亚油酸和抗氧化剂并不能缩短机械通气时间和降低 60 天死亡率。

4. 糖皮质激素

作用于 ARDS 的多个发病环节，糖皮质激素很早就已经用于 ARDS 的治疗。但是，糖皮质激素给药的时机和剂量备受争议。

Peter 等使用多层贝叶斯模型方法对 1996—2007 年所有随机对照试验进行 Meta 分析，结果显示糖皮质激素在预防 ARDS 方面并没有明显优势，高危患儿使用糖皮质激素反而易使患儿发展为 ARDS，并增加死亡率，不建议常规使用糖皮质激素防治 ARDS。Kim 等对来自韩国 2009 年 245 名 H1N1 流感患儿进行研究，糖皮质激素治疗组 30 天的病死率高于非激素治疗组，笔者认为对于 H1N1 流感病毒感染而导致的 ARDS 患儿不建议早期给予糖皮质激素治疗，可能与糖皮质激素可延长病毒的复制有关。然而，对于其他因素导致的 ARDS，早期给予糖皮质激素可能改善预后，Seam 等对美国 4 家三级医院 ICU 共 79 名患儿实施 2：1 随机对照研究 (RCT)，结果显示早期给予甲基泼尼松龙持续性治疗可通过明显降低重要炎症和凝血指标改善临床症状和预后，但需要进一步大规模 RCT 进行证实。

既往应用糖皮质激素治疗 ARDS 的研究中，所采用的甲泼尼龙剂量不一。Tang 等对 1967—2007 年所有使用低剂量甲泼尼龙 $0.5 \sim 2.5mg/(kg \cdot d)$ 治疗 ARDS 的研究进行 Meta 分析，结果显示低剂量持续使用糖皮质激素治疗 ARDS 有利于改善患儿的预后 (包括死亡率)，并且未见糖皮质激素相关不良反应增加。Lamontagiie 等进行应用糖皮质激素高、低剂量组之间预后的比较，发现对于 ARDS 及重症肺炎使用低剂量糖皮质激素持续治疗可降低病死率，改善预后。

5. 粒细胞 – 巨噬细胞集落刺激因子 (GM-CSF)

维持肺稳态的重要成分，也是肺泡上皮细胞生长因子、肺泡细胞修复来源物质。目前的研究结果存在争议，需要更大样本量研究 GM-CSF 在 ARDS 中的疗效和安全性。

6. 输血

在临床稳定、有充分氧输送证据 (除外紫绀型心脏病、出血、严重低氧血症) 的患儿，建议将血红蛋白浓度 70g/L 作为 ARDS 患儿红细胞输注的临界值。

7. 血液净化

在高容量血液滤过的情况下，连续性血液净化可清除 1 万～ 30 万的中分子量细胞因子，通过吸附机制清除 IL-6 等细胞因子，减少肺血管外的肺水含量、维持内环境稳定和机体容量调节，改善氧合。但是，血液净化确切疗效尚待进一步研究。

8. 干细胞治疗

儿科报道较少。大部分成果为病例报道或动物实验，证据可信度不高。因此，2015 新指南未将干细胞治疗纳入治疗措施中。

9. 其他

研究表明，β_2 受体激动剂并不能降低 ARDS 死亡率。因此，不推荐使用 β_2 受体激动剂。前列腺素 E_1、酮康唑、己酮可可碱、内毒素和细胞因子单克隆抗体、重组人活化蛋白 C 等药物的作用不确定，需要进一步研究明确。

(二) 呼吸支持治疗

呼吸支持治疗是纠正或改善顽固性低氧血症的关键手段，可以防止肺泡塌陷、减轻肺水肿、改善肺泡氧合和防止呼吸肌疲劳。

1. 氧疗

氧疗是纠正 ARDS 低氧血症的基本手段，使 PaO_2 达到 $60 \sim 80mmHg$。根据低氧血症改善的程度和治疗反应调整氧疗方式。首先使用鼻导管，当需要较高的吸氧浓度时，可采用面罩或头罩吸氧。但是，氧疗常常难以奏效。

2. 无创支持通气

在 ARDS 高危患儿中，早期无创正压通气可以改善气体交换、降低呼吸功，避免潜在的有创通气并发症。对于免疫功能低下的 ARDS 患儿，早期可以首先试用无创支持通气。但是，2015 年指南不推荐有严重疾病的 ARDS 患儿进行无创支持通气。

接受无创支持通气患儿若临床症状无明显改善或有恶化的表现，包括呼吸频率增加、呼吸功增加、气体交换障碍、意识水平改变，则需要气管插管和有创机械通气。ARDS 患儿接受无创通气时，应该使用口鼻或全面罩，实现最有效的人机同步，应该密切监测潜在的并发症，如皮肤破裂、胃腹胀满、气压伤及结膜炎等。接受无创正压通气时，强烈推荐进行加温加湿。

3. 常频机械通气

(1) 时机选择：ARDS 患儿经高浓度吸氧 (> 50%) 不能改善低氧血症 ($PaO_2 <$ 60mmHg) 时，应气管插管。早期机械通气能更有效地改善低氧血症、降低呼吸功、缓解呼吸窘迫、改善全身缺氧和防止肺外器官损害。

(2) 体位：气管插管可导致声门关闭功能丧失、胃内容物反流并误吸到下呼吸道。因此，平卧位机械通气容易出现呼吸机相关肺炎 (VAP)，而半卧位则显著降低 VAP。如果没有脊髓损伤等体位改变的禁忌证，ARDS 患儿应采用 $30° \sim 45°$ 角半卧位。

(3) 通气模式：压力限制型通气模式易于与患者的自主呼吸同步，可减少或避免应用镇静剂和肌松剂；提供的气流为递减波型，有利于气体的交换和增加氧合；压力波形近似方形，产生同样潮气量所需压力明显要比容量限制型通气模式低；ARDS 肺部病变多为不均匀分布，若有一持续压力平台，可率先使一些顺应性好的肺泡得到充气，随着压力的持续及时间的推移，另一些顺应性稍差的肺泡亦得到充气而不致压力过高，从而避免了呼吸机相关肺损伤 (VALI)。

在压力限制型通气模式的常用通气模式，如压力辅助通气 (PAV)、压力控制通气 (PCV)、压力支持通气 (PSV) 和压力控制 - 同步间歇指令通气 (PC-SIMV) 中，在 ARDS 的早期阶段，选用 PCV，因为 PCV 比 PAV、PSV 和 PC-SIMV 可提供更多的通气辅助功，从而减少患儿自主呼吸功和氧耗量。在撤机时，可改用 PC-SIMV 或 PSV，以锻炼患儿的呼吸肌力量。

采用保留部分自主呼吸的通气模式是 ARDS 呼吸支持的趋势。部分通气支持模式可部分减少对机械通气的依赖，降低气道峰值压，通过提高心排血量而增加全身氧的输送，改善通气 / 血流值，保留患儿主动运动能力和呼吸道清洁排痰能力，减少对血流动力学和胃肠运动的干扰。一项前瞻性对照研究显示，与控制通气相比，保留自主呼吸的患儿镇静剂使用量、机械通气时间和 ICU 住院时间均明显减少。因此，在循环功能稳定、人机协调性较好的情况下，ARDS 患儿机械通气时有必要保留自主呼吸。常用的自主呼吸模式。

①压力支持通气 (PSV)：需要自主呼吸触发，触发后每次吸气时呼吸机给予一定支持压力，呼吸频率完全决定于患儿，潮气量大小决定于压力大小和患儿呼吸力量。该模式除有定压型模式的优点外，尚有比较完善的自主呼吸特点，需患儿有较好的自主呼吸触发能力。PSV 非常符合 ARDS 患儿具有较强的自主呼吸、较大的吸气流速、较快的呼吸频率和较大通气量的特点。早期研究提示，ARDS 患儿应尽早使用 PSV+PEEP 治疗，以减轻呼吸肌营养不良和缩短呼吸机时间。近年来，PSV 改善 ARDS 观点受到挑战。随着 PSV 支持水平增加，潮气量明显增加，吸 – 呼气转换时间明显延迟，触发延迟时间显著延长，人机难以同步。神经电活动辅助通气 (NAVA) 是应用实时监测膈肌电活动信号实施机械通气的新技术，通过膈肌电活动信号触发吸气和呼气切换，根据膈肌电活动信号的幅度决定通气支持水平。吴晓燕等研究提示，与 PSV 相比，NAVA 通气支持时间、通气支持水平与自身呼吸形式更加匹配，应用 NAVA 更能改善 ARDS 患儿人机同步性。

②反比通气 (IRV)：当吸气时间超过 1/2 呼吸周期，称为 IRV。IRV 可使气道平均压增高，肺内分流减少，而伴以较低的 PEEP 和 PIP 水平。因为呼气时间缩短，产生内源性 PEEP，可增加功能残气量。但是，IRV 与自主呼吸不协调，且可能对血流动力学产生影响，并不能降低死亡率，主要用于正比通气无效的患儿。

③双相正压通气 (BiPAP)：让患儿的自主呼吸交替地在两种不同的气道正压水平上进行，以两个压力水平间转换引起呼吸容量的改变而达到机械通气辅助的作用，其实质是自主呼吸 + 双水平的持续气道正压。BiPAP 可满足从指令到间歇指令和自主呼吸的不同需要，不仅允许自主呼吸间断出现，也允许在两个压力水平上持续存在，克服传统机械通气自主呼吸和控制通气不能并存的特点，改善人机对抗。研究表明，肺复张手法联合 BiPAP 比单纯小潮气量容量控制 / 辅助通气具有迅速改善氧合、肺顺应性明显增加、缩短带机时间、稳定血流动力学及减少镇静药物的使用等优点。

(4) 镇静、镇痛和肌松：机械通气需要考虑用镇静镇痛剂，以缓解焦虑、躁动、疼痛，减少过度的氧耗。镇静方案包括镇静目标和评估镇静效果的标准。根据镇静目标来调整镇静剂的剂量，常用 Ramsay 评分来评估镇静深度、制订镇静计划。以 Ramsay 评分 3 ～ 4 分作为镇静目标。每天均需中断或减少镇静药物剂量直至患儿清醒，以判断患儿的镇静程度和意识状态。

恰当的肌松剂应用能增加胸壁顺应性，促进入机同步，减少机体氧耗和呼吸功，甚至可能会降低呼吸机相关肺损伤 (VALI)。不合理应用肌松剂会导致痰液引流障碍、肺不张、通气 / 血流值失衡和 ICU 获得性衰弱等严重并发症，延长机械通气时间和住院时间。机械通气的 ARDS 患儿应尽量避免使用肌松剂。如确有必要使用肌松剂，应监测肌松水平，以预防膈肌功能不全。

(5) 肺保护性通气策略 (限制潮气量和平台压)：自 1972 年以来，应用大潮气量 (10 ～ 15mL/kg) 一直是 ARDS 正压通气的标准用法。20 世纪 90 年代，VALI 受到重视，并提出保护性机械通气策略。其中，小潮气量通气是最为接受的一种模式。研究显示，肺保护性通气措施可明显减少 VALI。大潮气量通气可引起肺泡过度扩张和呼气时肺泡萎陷，反复的潮气性肺泡过度牵拉可诱发病理改变与 ARDS 相似的弥漫性肺泡损伤；损伤的肺可诱导释放炎性细胞因子进入循环，引起多器官功能衰竭。2000 年，美国 ARDS 协作网进行的大样本多中心 RCT 显示，小潮气量 (6mL/kg 理想体重) 的病死率 (31%) 比常规通气组 (12mL/kg 理想体重) 的病死率 (39.8%) 降低 9%，28 天内平均上机天数明显减少。小潮气量通气还能降低炎性介质和细胞因子水平，对 ALI 患儿具有良好的抗炎和屏障保护作用。Meta 分析显示，小潮气量通气可显著降低气胸发生率和病死率。

气道平台压是指吸气平台时的气道压力。气道峰压包括用于扩张肺泡的压力 (约等于平台压) 和用于扩张气道的压力。因此，肺泡压以平台压而不是气道峰压表示更为准确，平台压能更直接地反映 VAU 的危险程度，高平台压不仅可引起气压伤，也可引起类似 ARDS 的弥漫性肺损伤。Terragni 等研究发现，大约 1/3 的严重 ARDS 患儿，尽管用 6mL/kg 理想体重的潮气量进行通气，根据胸部 CT 扫描，仍有肺泡过度扩张的证据；对于使用 6mL/kg 潮气量，气道平台压仍在 28 ～ 30cmH$_2$O 以上的患儿，逐步减小潮气量至 4mL/kg，以控制气道平台压在 25 ～ 28cmH$_2$O，72h 后肺泡灌洗液中 IL-lb、IL-6、IL-8 及 IL-Ra 等炎症因子的表达均显著下降。对于重症 ARDS 患儿即使设定 6mL/kg 的潮气量，若平台压仍在 28 ～ 30cmH$_2$O 以上，仍有可能导致 VALI，需要结合平台压进一步降低潮气量。

由于不同 ARDS 患儿的正常通气肺组织容积差异较大，可能出现同一潮气量通气时不同 ARDS 肺组织所受应力水平存在显著差异。因此，ARDS 患儿潮气量的选择应强调个体化，还应综合考虑患儿病变程度、平台压水平、胸壁顺应性和自主呼吸强度等因素的影响。如对于胸壁顺应性显著降低的患儿 (如严重肥胖、腹腔高压)，常因胸腔内压力异常增加导致大量肺泡塌陷，为增加跨肺泡压复张塌陷肺泡，此时平台压水平有可能会超过 30cmH$_2$O。对于重度 ARDS 患儿，过强的自主吸气会显著增大跨肺泡压和增加肺泡过度牵张的风险，此时应适当降低平台压水平或抑制自主呼吸强度。

对于任何机械通气的患儿，在控制通气模式下，应该根据肺的病理状态和呼吸系统顺应性设置潮气量。2015 年指南推荐，以患儿的年龄或者体重为依据 (5 ～ 8mL/ 预计千克体重)，控制潮气量在患儿生理潮气量范围之内或以下。呼吸系统顺应性差的患儿，潮气量应为预测每千克体重 3 ～ 6mL。对于肺顺应性保持较好的患儿，潮气量应更接近生理范围 (5 ～ 8mL/ 预测千克体重)。在没有跨肺压数值的情况下，吸气平台压力不超过 28cmH$_2$O。胸壁弹性增加 (即胸壁顺应性减小) 的患儿可以允许吸气平台压稍高 (29 ～ 32cmH$_2$O)。

(6) 允许性高碳酸血症：在保证 ARDS 患儿氧合的同时，允许 PaCO$_2$ 在一定范围内缓慢升高，即允许性高碳酸血症 (PHC)。应用小潮气量通气难免发生高碳酸血症和呼吸性酸中毒。PHC 是肺保护性通气策略的结果，并非 ARDS 的治疗目标。目前采用 PHC 策略的安全性还有争议。大多数研究提示实施 PHC 策略是安全的。但在缺血性心脏病、左心衰竭或右心衰竭、肺动脉高压和颅脑损伤时应禁用。目前尚无理想的 $PaCO_2$ 上限值，一般主张保持 pH > 7.2，$PaCO_2$ 不超过 9.33kPa(70mmHg)。对于非常严重的二氧化碳潴留患儿 (经积极处理后 pH 仍低于 7.2)，不推荐常规补充碳酸氢盐。有条件单位此时可考虑联合应用体外膜肺氧合 (ECMO)、体外二氧化碳清除技术。

(7) 确定最佳 PEEP：ARDS 肺泡塌陷不但可导致顽固性低氧血症，且部分可复张的肺泡周期性塌陷开放而产生的剪切力会导致或加重呼吸机相关肺损伤。PEEP 在具有导致肺复张效应的同时，也具有肺泡过度膨胀的双刃剑效应。肺复张与高 PEEP 联合使用有可能使原来正常通气的肺泡过度膨胀，导致 VALI 和加重 ARDS。ARDS 应采用防止肺泡塌陷的最佳 PEEP。

在过去 10 余年，已有 3 个 RCT 研究评价两种不同 PEEP 法对 ARDS 患儿病死率的影响，在应用小潮气量通气的基础上积极加用高 PEEP 可明显改善 ARDS 患儿的氧合，但是不能降低 ARDS 的死亡率和 VALI 的发生率。Meta 分析显示，高 PEEP 加小潮气量通气不能改善成人 ARDS 的病死率。虽然高 PEEP 与低 PEEP 法的 RCT 未能证明降低 ARDS 的病死率。然而，从总体上看，最佳 PEEP 的选择应强调个体化设置。高 PEEP 对于重度 ARDS 患儿是有好处的。对于轻度 ARDS(或急性肺损伤) 患儿，应慎重使用高 PEEP。

设置最佳 PEEP 的方法有很多，包括 FKVPEEP 递增法、低位转折点法、最大顺应性法、肺牵张指数法、胸部 CT 导向的 PEEP 递减法和最佳氧合法。Amato 和 Villar 研究显示，在小潮气量通气的同时，以静态压力 - 容积 (P-V) 曲线低位转折点压力 +2cmH₂O 来确定 PEEP 能遏制肺部炎症介质的释放，降低 ARDS 的死亡率。Villar 多中心 RCT 显示，用 FiO_2/PEEP 递增法治疗 ARDS 的住院死亡率为 55.5%，而低位转折点设置 PEEP 治疗 ARDS 的住院死亡率明显降低为 34%。若有条件，应根据静态 P-V 曲线低位转折点压力 +2cmH₂O 来确定最佳 PEEP。

2015 新指南推荐：通过缓慢增减 PEEP 达到肺复张目的，同时严密监测氧合水平和血流动力学改变；而对于 PEEP 的调节，重度 ARDS 患儿使用中等水平的 PEEP(10 ～ 15cmH₂O) 并缓慢增加直至出现可被观察到的氧合水平和血流动力学反应；当 PEEP 水平高于 15cmH₂O 时，平台压需要一定限制。一般情况下，PEEP 初调时，可用 3 ～ 5cmH₂O，FiO_2 维持在 30% ～ 50%；若氧合不佳，可参考 FiO_2 逐步上调 PEEP，每次可调 2cmH₂O，儿童 PEEP 一般用 10 ～ 15cmH₂O 已经足够，最高根据年龄可调至 16 ～ 20cmH₂O。

(8) 肺复张：是在设定潮气量的基础上，在短暂时间内 (一般是 30 ～ 120s) 以较高的 CPAP 或 PEEP，一般是 30 ～ 45cmH₂O，使萎陷的肺泡尽可能复张，促使塌陷肺泡复张、增加肺容积、改善氧合。肺复张是肺保护性通气策略的重要手段。

常用的肺复张手法包括控制性肺膨胀、PEEP 递增法及压力控制法。尽管研究显示肺复张联合高 PEEP 保持肺泡开放可持续改善患儿的氧合状况，儿童患儿应用肺复张手法 (采用恒压通气、吸气压 30 ～ 40cmH₂O，持续时间为 15 ～ 20s) 后 6h，FiO_2 可降低 6.1%。但是，ARDS 协作网经 550 例的临床验证，认为肺复张手法可短暂改善氧合而不能改善病死率，可增加气胸发生率肺复张的效果与 ARDS 的病因、肺损伤的严重程度、ARDS 病程、实施肺复张的压力和时间、患儿的体位及肺的可复张性等因素有关。肺复张治疗 ARDS 是否安全也无定论。Fan 等发现肺复张手法还可引起 8% ～ 12% 患儿出现短暂而显著的低血压及低氧血症，实施过程中需要密切关注正常通气肺泡是否出现过度膨胀甚至发生气压伤。

2015 年指南不推荐常规应用肺复张，仅用于威胁生命的难治性低氧血症，建议对中重度 ARDS 患儿实施肺复张，不建议对 ARDS 患儿进行持续肺复张，对血流动力学不稳定和有气压伤高危风险患儿实施肺复张应慎重。

(9) 吸入气氧浓度 (FiO_2)：对于不同病情的 ARDS 患儿，氧合目标的设定应根据患儿是否存在组织缺氧的危险因素 (如血红蛋白下降、血容量不足和心排血量降低) 进行适当调整 FiO_2 水平并维持 SpO_2 为 88% ～ 95% 和 PaO_2 为 55 ～ 80mmHg。一旦氧合改善，应及时降低 FiO_2。对于严重的低氧血症，为达到该目标可能需进行高浓度吸氧，甚至需要 100% 吸氧。尽管可能出现氧中毒，但是没有研究证实单独高浓度吸氧会加重 ARDS 肺损伤。如果不及时纠正严重的低氧血症，则会危及患儿的生命安全。

(10) 俯卧位通气：通过减少肺组织压缩，促进肺内液体移动，改善通气 / 血流值，明显增加氧合。PALISI 研究显示，俯卧位通气可显著改善急性肺损伤儿童的氧合，但是对脱离呼吸机天数、死亡率、肺损伤恢复时间、无肺外器官衰竭天数和认知功能损害等无显著改善。最近研究显示，俯卧位通气优于仰卧位通气，可以降低严重 ARDS 患儿的死亡率。Rival 等研究发现，俯卧位通气联合肺复张可显著改善氧合。

俯卧位通气主要用于治疗早期重度 ARDS(PaO_2/FiO_2 < 100mmHg)，尤其对于 PEEP 水平 > 10cmH₂O 患儿，2015 年指南不推荐将其作为常规治疗。如果无严重低血压和室性心律失常等禁忌证，可考虑俯卧位通气作为短期的抢救措施。需要注意预防婴儿猝死综合征、气道阻塞、低血压、呕吐和意外拔管。

(11) 撤离机械通气：不同病种导致的呼吸衰竭儿童中，拔管失败率为 2% ～ 20%，最常合并上气道水肿。对于儿科患儿 (包括新生儿)，预防使用糖皮质激素既能减少拔管后喘鸣的发生，又可减少再插管的次数。只要患儿一般情况好，神志清醒，有较强的咳痰能力，PEEP 降至 5cmH₂O 以下，FiO_2 降至 40% 以下，PaO_2 > 60 ～ 70mmHg，即可停机。一旦达到撤机指征，应立即撤机，无须感染完全控制或病变完全恢复正常；避免加用经面罩机械通气"康复"或"过渡"，或进行所谓的"序贯通气"。

4. 高频震荡通气 (HFOV)

高频震荡通气 (HFOV) 是一种完全不同于传统机械通气的呼吸支持方式，气道内气体在设定的平均气道压力水平上进行高频振荡，从而产生小于解剖无效腔的潮气量 (1 ～

4mL/kg)和高通气频率(3～15Hz,BP180～900次/分)。IIFOV通过较高的平均气道压持续维持肺泡开放,改善氧合;因其潮气量很小,能避免肺泡过度牵张,减少VALI发生。

Meta分析显示,HFOV虽可改善氧合但不能改善患儿病死率。2015新指南推荐,在低氧性呼吸衰竭患儿的呼吸道平台压超过28cmH$_2$O而又没有胸壁弹性下降证据的情况下,HFOV可作为一种替代的通气模式,且应被考虑在中重度急性呼吸窘迫综合征(PARDS)患儿中使用。

在HFOV时,可调节的参数有FiO$_2$、平均气道压力(MAP)、振幅及呼吸频率(1Hz=60次/分)。参数调整需要根据患儿实际情况、胸部X线片和血气结果来进行。HFOV参数初设时,应用稍高于常频通气时的MAP(2～3cmH$_2$O),以达到合适的肺容量(功能残气量),保持肺泡扩张和良好的氧合。若氧合不满意,可每次1～2cmH$_2$O的幅度提高MAP。FiO$_2$可先设置为100%,后根据患儿的血氧饱和度调整。振幅可先置于30～35cmH$_2$O,以可触及良好的胸廓抬举为准,根据患儿的二氧化碳潴留情况调整3呼吸频率初设需按不同的年龄段设置(婴儿10～15Hz,儿童6～10Hz,成人4～7Hz),每次调整不超过0.5～1.0Hz;吸/呼值通常为0.33。每次调整好参数后,应及时复查血气,定期复查胸片。

当病情稳定好转后,使用HFOV的患儿很少直接撤机,通常转为常频机械通气。转为常频机械通气时,应考虑患儿原发病的治疗情况及氧合、通气状况。当原发病好转,NO$_2$降至60%以下,MAP降至10～20cmH$_2$O,若能维持正常氧合,无二氧化碳潴留,可转为常频通气。

HFOV的危险主要有肺泡过度膨胀、气漏。尽管气胸是应用HFOV的适应证,但是有报道HFOV气压伤总体发病率与常频通气相近或更高。在使用HFV时,气道湿化不充分、MAP过高、感染或气管供血减少,则可能出现呼吸道黏膜缺血坏死,导致坏死性气管支气管炎;使用较高的MAP可能会导致静脉回流减少而出现低血压,对于接受HFOV的患儿需加强对循环系统的监测。HFOV可增加脑室内出血和脑室周围白质软化的机会,增加颅内出血的危险。HFOV治疗早期过度通气会造成低二氧化碳血症,使脑血流减少,造成缺血性脑损伤,还存在继发呼吸机相关性肺炎、高浓度氧所致氧中毒的风险。

5. 体外膜肺氧合(ECMO)

体外膜肺氧合(ECMO)是重症ARDS的救援措施。目前静脉-静脉ECMO是较理想的选择,对新生儿、儿童的治疗效果优于成人。体外生命支持组织报道1990—2010年共44824例用ECMO治疗患儿,接受ECMO的ARDS儿童存活率为54%。2009年英国的常规通气支持与ECMO治疗成人重型呼吸衰竭的多中心研究显示,ARDS早期接受ECMO治疗6个月生存率63%,而传统机械通气组6个月存活率仅47%,对于严重ARDS接受高浓度氧吸入或较高压力支持治疗超过7天的患儿,ECMO的疗效明显下降;建议Murray评分>3或pH<7.2的成人重症ARDS都有指征者早期进行ECMO治疗。在2009年H1N1大流行性期间,多个研究显示,采用ECMO治疗的成人和儿童严重

ARDS 存活率都在 70% 以上，ECMO 能够降低严重 ARDS 患儿住院死亡率，改善远期预后。然而，对现有的 9 篇 (包括 3 篇随机对照研究) 文献的 Meta 分析表明，ECMO 不能改善成人 ARDS 的预后。2015 新指南建议，重度 ARDS 患儿如果呼吸衰竭被考虑是可逆的或适合进行肺移植的，应该考虑接受 ECMO；对可能从中获益的患儿不应作太多限制，但若其生存分析结果有限的话，则不建议使用。

6. 体外二氧化碳清除技术 (ECCO$_2$R)

体外二氧化碳清除技术 (ECCO$_2$R) 能有效清除二氧化碳。目前临床上可选择无泵式体外肺辅助系统 (pECLA) 或低流速驱动泵静脉二氧化碳清除系统。

与单独使用小潮气量通气或高频通气相比，ECCO$_2$R 能减少肺损伤和显著改善 ARDS 预后。Terragni 等以 pH 作为启动指征，当 ARDS 患儿平台气道压在 28 ～ 30cmH$_2$O 时，按每千克体重 1mL 降低潮气量直到平台气道压在 25 ～ 28cmH$_2$O，同时为保证清除二氧化碳和缓冲 pH，可以增加呼吸频率直到 40 次 / 分及每小时 20mmol 输注碳酸氢钠，如经过上述治疗后，pH 仍小于 7.25，立即启动 ECCO$_2$R。

7. 非机械通气辅助治疗

(1) 肺表面活性物质：ARDS 患儿多伴有肺表面活性物质 (PS) 减少或功能缺失，易引起肺泡塌陷。1980 年日本 Fuji-wara 等首次用牛 PS 治疗 10 例新生儿呼吸窘迫综合征患儿获得成功。PS 能增强肺顺应性、减少呼吸功，维持肺泡稳定性，促进肺水清除，降低前脉细血管张力，对肺泡上皮细胞有保护作用。2005 年，Willson 等对 153 例 1 ～ 21 岁的 ARDS 患儿采用 2 次经气管滴入 80mL/m^2 小牛 PS，显示小牛 PS 可显著增加氧合和降低病死率。但是，Meng 等 Meta 分析纳入 9 个临床试验共 2575 例 ARDS 患儿，给予外源性 PS 仅能改善给药后 24h 内的氧合，并不能改善患儿死亡率，而且氧合超过给药后 120h，会有较高的不良反应发生率。此外，也尚未解决 PS 最佳用药剂量、给药时间和间隔等问题。2015 新指南推荐，外源性 PS 不能作为常规治疗。

(2) 一氧化氮吸入：是内源性血管扩张剂。吸入一氧化氮可选择性扩张肺血管，显著降低肺动脉压，减少肺内分流，改善通气 / 血流值失调，同时具有抗炎的特性。Afshari 等 Meta 分析 14 个随机对照研究，共纳入 1303 例 ARDS 患儿，结果显示吸入一氧化氮仅能一过性提高开始 24h 氧合，不能降低死亡率、机械通气时间和住院时间，反而可能增加肾功能不全风险。2015 新指南推荐，吸入一氧化氮不作为儿童 ARDS 的常规治疗，可用于被证实有肺动脉高压或严重右心室功能不全的患儿和作为重度患儿的抢救措施或转换体外生命支持的桥梁。

七、监测

(1) 监测所有 ARDS 患儿或者 ARDS 高危人群生命体征，评估潮气量及肺顺应性。

(2) 有创通气的 ARDS 患儿，持续监测呼出潮气量和吸气压，避免损伤性肺通气。在压力控制模式时，以峰值压力为基础监测吸气压。在容量控制模式时，以平台压为基础监测吸气压。对于怀疑胸壁顺应性异常或有自主呼吸的患儿，评估吸气压要谨慎。监测流速－时间曲线和压力－时间曲线，检测呼气流量受限程度或人机是否不同步。在婴儿和低龄儿童中，应在气管插管末端监测呼气相潮气量，并对呼吸通路的顺应性进行适当补偿。

(3) 监测氧合参数、严重程度评分及二氧化碳。监测 FiO_2、SpO_2、P_{aw} 和 PEEP，评估 ARDS 的严重程度。根据 ARDS 严重程度、无创监测指标，调整监测血 pH 和 $PaCO_2$ 频率；不推荐采集外周静脉血气监测 ARDS 患儿病情。

(4) 对于有创机械通气的儿童，建议采用呼气末二氧化碳－时间曲线、二氧化碳体积图和（或）经皮二氧化碳测量连续监测二氧化碳水平。

(5) 至少每天对患儿的临床和生理条件进行评估，避免不必要的长时间机械通气，尽早脱离呼吸机。

(6) 复查胸部影像学的频率要根据临床情况决定。

(7) 血流动力学监测可用于评价机械通气及疾病对于心功能的影响或氧转运情况。对疑似伴有心功能不全的 ARDS 患儿，建议完善超声心动图，评估心功能、前负荷状态及肺动脉压力。对于严重的 ARDS 患儿，要留置外周动脉导管，连续监测动脉血压和血气分析。

第二章　神经系统疾病

第一节　中枢神经系统细菌感染

细菌性脑膜炎 (bacterial meningitis，BM) 是各种化脓性细菌感染所致的脑膜炎症，又称化脓性脑膜炎 (purulent meningitis，PM)，简称化脑，是儿童时期常见的中枢神经系统感染。以发热、颅内压增高、脑膜刺激症状及脑脊液呈化脓性改变为特征。随着诊治本病水平的不断提高、疫苗的推广应用，化脑的发病率和病死率均已明显下降，但仍是目前死亡率较高的儿童感染性疾病，并有较高的致残率。早期诊断、及时合理的治疗可显著改善预后。

一、临床表现

（一）起病

多数患儿急性起病，发病前常有上呼吸道、胃肠道、泌尿道或皮肤感染等前驱感染症状。脑膜炎奈瑟菌感染所致的流行性脑膜炎起病急骤，呈暴发性，迅速出现皮肤瘀点瘀斑、休克、弥散性血管内凝血及多脏器功能衰竭，重者可在 24 小时内死亡。

（二）感染中毒症状

为全身感染或菌血症所产生的感染中毒症状，如发热、精神萎靡、易激惹、食欲下降、疲乏，皮肤瘀点、瘀斑、血压下降等症状。新生儿及 < 3 个月的婴儿可有发热或体温不升、反应差、易激惹、皮肤苍白、黄疸、目光呆滞等。

（三）中枢神经系统表现

1.脑膜刺激征

为脑膜炎的特征性表现，表现为颈项强直、Kernig 征和 Brudzinski 征阳性，但新生儿及小婴儿由于肌肉不发达，脑膜刺激征可不明显。

2.颅内压增高

典型症状为剧烈头痛、喷射性呕吐，可伴有血压增高、心动过缓、呼吸节律改变。小婴儿可出现尖叫、皱眉、前囟膨隆或紧张、头围增大或颅缝分离。严重者可出现去皮质和去大脑强直、谵妄、昏迷或脑疝。如出现视盘水肿，则提示颅内压增高时间较长，需考虑脑脓肿、硬膜下积液、静脉窦阻塞等慢性病变。

3. 惊厥

20%～30%的患儿可有惊厥发作，与脑实质炎症、梗死或电解质紊乱有关。病程急性期的惊厥发作与预后无关，若惊厥持续不好转，或发作难以控制，常提示预后不良。新生儿和＜3月龄幼婴常表现为微小惊厥发作，如眨眼、面部抽动、肢体局灶或多灶性抖动、局部或全身性肌阵挛。

4. 意识障碍

表现为嗜睡、反应迟钝、昏睡、谵妄或昏迷，与颅内压增高、脑实质损害、低血压等相关。若发生昏迷，则常提示预后不良。

5. 局灶体征

约10%～20%患儿出现局灶体征，表现为偏瘫、感觉异常、脑神经受损等。一般由血管炎症闭塞所致。肺炎链球菌脑膜炎出现局灶性体征的发生率较高，约为30%以上。

二、并发症

(一) 硬膜下积液

发生率约为10%～60%，多见于1岁以下婴幼儿，尤其是4～6个月，1岁半以后少见，严重者发生硬膜下积脓。以流感嗜血杆菌最为常见，其次是肺炎链球菌和脑膜炎双球菌感染，大肠埃希菌感染并发硬膜下积液或积脓的发生率逐渐增多。

硬膜下积液的发生可能与炎症状态下脑血管壁通透性增加、血浆成分外渗至硬膜下腔，或硬膜下桥静脉炎性栓塞引起渗出或出血、局部渗透压增高导致水分进入硬膜下腔等两方面有关。临床考虑并发硬脑膜下积液的指征。

(1) 经合理、规则的抗生素治疗3～5天后，体温不降或退而复升，而脑脊液好转。

(2) 病程中出现进行性前囟饱满或颅缝分离、头围增大、呕吐等颅内压增高表现。

(3) 一般情况好转后，再次出现意识障碍、局灶性体征、持续性惊厥发作。临床可行颅骨透照试验，或头颅B超、CT、MRI等影像学检查助诊。硬膜下诊断性穿刺液＞2mL，蛋白定量＞0.4g/L时即可确诊。发生硬膜下积脓时，穿刺液涂片及细菌培养可发现致病菌。

(二) 脑室管膜炎

因致病菌血行播散至脉络膜裂隙直接蔓延或经脑脊液逆行累及脑室管膜所致。多见于新生儿或小婴儿革兰氏阴性杆菌脑膜炎，延误治疗者发生率更高，是预后不良和遗留严重后遗症的重要原因。在有效抗生素治疗下，仍持续高热、频繁惊厥或惊厥持续状态、意识障碍不改善，颈强直甚至角弓反张，脑脊液持续异常，应考虑本并发症。头颅MRI或CT显示脑室扩大，增强见脑室管膜、脉络丛强化支持诊断。侧脑室穿刺液呈炎性改变，白细胞≥50×10^6/L，蛋白质＞0.4g/L，糖＜1.6mmol/L，细菌学阳性，即可明确诊断。

（三）脑积水

主要由于炎性渗出物造成脑脊液流出道如第四脑室侧孔、正中孔或大脑导水管阻塞，脑脊液循环障碍，或蛛网膜颗粒因炎症阻塞或粘连影响脑脊液重吸收所致。常见于治疗延误或治疗不当时，尤其是新生儿和小婴儿。临床上出现进行性头围增大、颅内压增高、神经功能障碍时应考虑。头颅影像学检查可以确诊。

（四）抗利尿激素分泌异常综合征 (syndrome of inappropriate secretion of antidiuretic hormone，SIADH)

约发生于 20% 的患儿。表现为低钠血症、血浆渗透压下降，使脑水肿进一步加重，促使惊厥发作、意识障碍，甚至昏迷。

（五）其他

炎症累及脑神经如视神经、听神经等，可出现失明、耳聋。脑实质损害可发生症状性癫痫、瘫痪、智力障碍、学习和认知功能障碍，下丘脑和垂体病变可继发中枢性尿崩症。

三、诊断与鉴别诊断

早期诊断和及时治疗是改善患儿预后的关键。发热患儿，若伴有头痛、呕吐、意识障碍、惊厥、脑膜刺激征阳性、前囟饱满等，应尽早行腰椎穿刺取脑脊液检查，以明确诊断。对新生儿、小年龄婴幼儿及不规则抗生素治疗者，其临床表现不典型，可能出现脑脊液改变不明显，应结合病史、症状体征及治疗过程综合分析，以免延误诊治。

脑脊液检查是确诊化脑的主要依据。在没有禁忌证时，应尽早进行腰椎穿刺脑脊液检查。但在以下情况，禁忌或暂缓腰穿。

(1) 颅内压明显增高，特别是有早期脑疝可能性者，如出现第Ⅲ或Ⅵ组脑神经麻痹，伴意识障碍，或血压升高、心动过缓伴呼吸异常等。

(2) 病情危重，严重心肺功能不全及休克急需抢救者。

(3) 腰骶部皮肤软组织感染。

(4) 有严重凝血功能障碍，如血友病。

(5) 疑有颅内占位性病变。在颅内压明显增高而又必须行腰椎穿刺术时，可先静脉注射 20% 甘露醇，待颅内压降低后再评估是否适合检查，以防脑疝发生。

除化脓性细菌外，多种病原均能引起脑膜炎，如结核分枝杆菌、病毒、真菌等，需结合不同的临床特点，特别是脑脊液改变 (表 2-1) 和病原学检测，进行鉴别诊断。

（一）病毒性脑膜（脑）炎

起病可稍缓于化脑，全身感染中毒症状相对较轻，病程自限，一般 2 周左右开始稳定。脑脊液外观多清亮，白细胞计数可正常或轻 - 中度增高，以淋巴细胞增高为主，蛋白正常或轻度升高，糖、氯化物正常。病毒培养或病毒抗原检测可阳性。

（二）结核性脑膜炎

易与抗生素不规则治疗后的化脑相混淆。结核性脑膜炎多呈亚急性起病，病情缓慢进展，可有结核接触史，结核中毒症状，其他部位可有结核病灶。脑脊液外观呈毛玻璃样，白细胞数达数十万，以淋巴细胞为主，蛋白明显增高，糖、氯化物明显降低，确诊有赖于脑脊液薄膜涂片找到抗酸杆菌、结核菌培养或抗原检测阳性。

表 2-1　常见颅内感染性疾病的脑脊液改变特点

项目	压力 (kPa)	外观	潘氏试验	白细胞数 (10/L)	蛋白 (g/L)	糖 (mmol/L)	氯化物 (mmol/L)	病原学
正常	0.69～1.96	清亮透明	－	0～10	0.2～0.4	2.8～4.5	117～127	
化脓性脑膜炎	高	米汤样混浊	＋～＋＋	数百～数千，多核为主	明显增高	明显降低	多数降低	涂片或培养可发现致病菌
病毒性脑炎	正常或轻度增高	清亮	±～＋	正常～数百，淋巴为主	正常或轻度增高	正常	正常	特异性抗体阳性，可分离出病毒
结核性脑膜炎	增高	微浊，毛玻璃样	＋～＋＋	数十～数百，淋巴为主	明显增高 (通常 1.0g/L 以上)	降低	降低	薄膜涂片或培养可发现抗酸杆菌
隐球菌性脑膜炎	增高或明显增高	微浊	＋～＋＋	数十～数百，淋巴为主	增高	降低	多数降低	涂片墨汁染色或培养可发现隐球菌

（三）真菌性脑膜炎

以新型隐球菌、白色珠菌感染较为多见。临床上呈亚急性或慢性起病，以进行性颅内高压为主要改变，头痛明显，有脑膜刺激症状，眼底检查常见视盘水肿。脑脊液改变与结核性脑膜炎相似，墨汁染色检测到隐球菌、真菌培养阳性可确诊。

四、治疗

（一）抗生素治疗

1.治疗原则

应选用对病原菌敏感、易透过血脑屏障、在脑脊液中能达到杀菌浓度的抗生素，尽早、足量、足疗程、静脉给药。常规剂量能透过血脑屏障，在脑脊液达到有效治疗浓度的抗菌药物有氯霉素、磺胺类、异烟肼、利福平、甲硝唑等；大剂量用药或有脑膜炎症时，在脑脊液可达到有效治疗浓度的有青霉素和二、三代头孢菌素等；在较大剂量用药或脑膜炎时，脑脊液中可能达到一定治疗浓度的药物有四环素、万古霉素、红霉素、乙胺丁醇等；脑脊液中不能达到有效浓度的药物有氨基糖苷类、多黏菌素类。

2. 早期经验性治疗

临床疑为细菌性脑膜炎的患儿，建议入院后 1 小时内行血和脑脊液培养后，开始经验性抗菌治疗；但若有任何原因使腰椎穿刺延迟，在行血培养后也应立即开始抗菌治疗。根据患儿年龄、当地细菌株流行特点和耐药情况选用能覆盖最可能病原菌的药物，目前首选三代头孢菌素，如头孢曲松或头孢噻肟；对头孢菌素过敏者，可选用美罗培南替代治疗。由于耐药细菌的增加，1 月龄以上的患儿可选用万古霉素联合三代头孢菌素治疗；怀疑为李斯特菌感染，选择阿莫西林 / 氨苄西林，必要时联合头孢噻肟或氨基糖苷类；考虑为革兰氏阴性菌脑膜炎时，可选择三代头孢加氨基糖苷类，或美罗培南治疗。常用药物剂量为：头孢噻肟 200 ～ 300mg/(kg·d)，头孢曲松 80 ～ 100mg/(kg·d)，头孢他啶 100 ～ 150mg/(kg·d)，万古霉素 40 ～ 60mg/(kg·d)，美罗培南 80 ～ 120mg/(kg·d)。

3. 针对性治疗

患儿脑脊液细菌培养明确病原后，应根据病原和药敏试验结果，及时调整抗生素（表 2-2)。

4. 疗程

所有化脑均应进行足疗程抗生素治疗，而不同病原疗程不同。流感嗜血杆菌脑膜炎 7 ～ 10 天，肺炎链球菌脑膜炎 10 ～ 14 天，脑膜炎奈瑟菌脑膜炎一般 7 天左右，而金黄色葡萄球菌脑膜炎需 4 ～ 8 周，革兰氏阴性杆菌脑膜炎需 3 ～ 4 周。病原不明时，疗程一般为 2 ～ 3 周。

对于常见病原菌所致无并发症的化脓性脑膜炎，无须反复复查脑脊液，仅需在接近疗程结束时复查一次，以指导下一步治疗。抗生素停药指征：临床症状消失，体温正常至少 1 周，脑脊液恢复正常，细菌培养阴性。若治疗不顺利，特别是新生儿脑膜炎，则应及时复查脑脊液，并行必要的影像学检查除外脑内并发症，并延长治疗疗程。

（二）对症治疗

对所有患儿均应密切观察生命体征，维持水、电解质、酸碱平衡，保证水分和热量供给，同时警惕抗利尿激素分泌异常综合征。及时处理高热、惊厥。有颅内压增高时，使用脱水剂或利尿剂减轻脑水肿，控制颅内高压。对感染重、存在免疫功能低下者，积极输注新鲜血、血浆或免疫球蛋白支持治疗。

表 2-2　　常见病原菌脑膜炎的抗生素选择

病原菌	药敏结果	标准治疗	替代治疗
流感嗜血杆菌	β- 内酰胺酶阴性	阿莫西林、氨苄西林	头孢曲松、头孢噻肟、氯霉素
	β- 内酰胺酶阳性	头孢曲松、头孢噻肟	头孢吡肟、环丙沙星、氯霉素
	β- 内酰胺酶阴性且氨苄西林耐药	头孢曲松/头孢噻肟＋美罗培南	环丙沙星
肺炎链球菌	青霉素敏感	青霉素、阿莫西林、氨苄西林	头孢曲松、头孢噻肟、氯霉素
	青霉素耐药，三代头孢菌素敏感	头孢曲松、头孢噻肟	头孢吡肟、美罗培南、莫西沙星
	头孢菌素耐药	万古霉素＋利福平、万古霉素/利福平＋头孢曲松/头孢噻肟	万古霉素＋莫西沙星、利奈唑胺
脑膜炎双球菌	青霉素敏感	青霉素、阿莫西林、氨苄西林	头孢曲松、头孢噻肟、氯霉素
	青霉素耐药	头孢曲松、头孢噻肟	头孢吡肟、美罗培南、环丙沙星、氯霉素
金黄色葡萄球菌	甲氧西林敏感	氯氟西林、萘夫西林、苯唑西林	万古霉素、利奈唑胺/利福平、磷霉素、达托霉素
	甲氧西林耐药	万古霉素	复方磺胺甲唑、利奈唑胺、利福平、磷霉素、达托霉素
	万古霉素耐药	利奈唑胺	利福平、磷霉素、达托霉素
革兰氏阴性杆菌	头孢菌素敏感	头孢曲松、头孢噻肟	头孢呋辛、头孢哌酮、亚胺培南、美罗培南、阿米卡星
	头孢菌素耐药	美罗培南、美罗培南＋庆大霉素/阿米卡星	多黏菌素 B
病原不明		头孢曲松/头孢噻肟＋氨苄西林	头孢呋辛、氨基糖苷类

（三）肾上腺皮质激素

可降低血管通透性，减轻脑水肿和颅高压，抑制脑内炎症介质如 PGE_2、TNF、IL-1 等的产生，减少抗生素溶菌作用后继发的炎症反应。荟萃分析提示，糖皮质激素可有效减少病原体所致脑膜炎并发的耳聋和神经系统后遗症。因此目前推荐在流感嗜血杆菌或肺炎链球菌脑膜炎患儿应用地塞米松，也可用于急性期严重颅内压增高者或脑脊液循环受阻时。小于 6 周的患儿不推荐使用皮质激素。临床常用地塞米松，剂量为

0.6mg/(kg·d)，分 4 次静脉注射，在首剂抗生素治疗之前或开始抗菌治疗 4 小时内使用，疗程 2～4 天。

（四）并发症的治疗

1. 硬膜下积液

少量积液可自行吸收，不必处理，不建议穿刺放液或局部给药抗感染治疗。如积液量多，有明显颅内压增高症状、引起反复惊厥发作、出现神经系统局灶体征时，需行硬膜下穿刺放液。每日或隔日穿刺 1 次，每次放液一侧不超过 15mL，两侧不超过 30mL，症状好转后可延长穿刺间隔时间，一般共需 2～3 周。必要时外科治疗。有硬膜下积脓、积血时，难以自行吸收，可请外科评估是否手术干预治疗。

2. 脑室管膜炎

全身应用抗生素疗程延长至 6～8 周，必要时侧脑室穿刺引流缓解症状。如脑室液压力增高或侧脑室积脓者，可早期行侧脑室持续引流或 omaya 囊预埋引流，不仅可缓解颅内压力，也有利于控制脑室内细菌感染。

五、预后

化脑的预后与病原菌、患儿年龄、脑脊液中细菌数量、治疗开始的时间、用药是否合理、有无并发症等相关。肺炎链球菌脑膜炎的死亡率为 15%～20%，且病情易于复发、再燃，约 20% 患儿出现严重后遗症。流感嗜血杆菌脑膜炎的病死率为 5%～10%，金黄色葡萄球菌脑膜炎病死率高达 50%。大约 25%～50% 的化脑患儿可遗留神经系统后遗症，包括听力障碍、认知和语言发育障碍、行为问题、学习困难、运动障碍、癫痫、视力受损和脑积水等。

第二节　中枢神经系统结核菌感染

结核性脑膜炎 (tuberculous meningitis，TBM) 是由结核分枝杆菌引起的脑膜非化脓性炎症，常累及蛛网膜、脑实质及脑血管等，占中枢神经系统结核病的 70%，是结核病中最严重的类型。本病多见于儿童，临床表现特异性不强，误诊率、病死率和致残率都很高，早期诊断和合理治疗是改善预后的关键。近年来，随着结核病疫情在全球范围内的加剧，结核性脑膜炎的发病率及病死率也呈日益回升的趋势，值得重视。

一、临床表现

（一）典型表现

儿童多在结核原发感染后 3 个月内发展为结核性脑膜炎，大部分可追溯到结核接触史。本病临床主要表现为亚急性脑膜炎，按临床表现可将自然病程分为 3 期，如不治疗，绝大多数患者在 5 ～ 8 周内死亡。

1. 前驱期（早期）

约 1 ～ 3 周，主要表现为精神、性格改变，如烦躁易激惹、疲倦少动、精神不振或眼神呆滞等。此外可有低热、食欲减退、睡眠不安、消瘦、盗汗、感觉过敏、便秘或呕吐等一般结核中毒症状。值得注意的是婴幼儿可起病急骤，前驱期很短或无。患儿格拉斯昏迷评分 (Glasgow coma scale, GCS)15 分，无局灶性神经系统体征，无脑膜刺激征。

2. 脑膜刺激期（中期）

约 1 ～ 2 周，主要表现为前驱期症状加重，并且出现脑膜刺激的表现，如持续性头痛、恶心、呕吐、嗜睡，脑神经麻痹发生率高达 50%，可出现脑实质或脊髓受损症状及自主神经功能障碍。可有惊厥发作，但一般尚未出现惊厥持续状态。常见体征有前囟饱满或膨隆、颈强直，偏瘫、锥体束征阳性、脑神经麻痹（如复视、眼外肌瘫痪、瞳孔散大或不等大、周围性面瘫）等。部分患儿出现脑积水及严重颅压高的表现，如呼吸节律不整、视盘水肿等。患儿 GCS 评分 11 ～ 14 分，或 GCS 评分 15 分但合并局灶性神经系统损害的体征。

3. 昏迷期（晚期）

约 1 ～ 3 周，主要表现为早中期症状逐渐加重，持续高热，意识障碍逐渐加重，最终进入昏迷。惊厥发作频繁或呈持续状态。脑积水及颅压增高更为明显，甚至发生脑疝。四肢肌肉逐渐松弛、瘫痪或呈去大脑强直，出现尿潴留，一切反射消失。最终多死于呼吸及心血管运动中枢麻痹。患儿 GCS 评分 ≤ 10 分。

（二）不典型表现

病原体不同基因型、耐药模式（耐多药结核病）、HIV 合并感染、婴儿期起病等均可导致结核性脑膜炎临床表现不典型。如表现为急性甚至急骤起病，快速进展，早期出现惊厥、昏迷、呼吸循环衰竭；以惊厥或偏瘫等脑实质损害表现为首发症状起病，随后出现结核性脑膜炎其他表现；表现为在数月甚至数年内缓慢进展性的痴呆，其特征是人格改变和记忆缺陷等；在开始抗结核治疗后出现反常反应 (paradoxical reaction, PR)，表现为发热、精神异常等，如发生在合并 HIV 感染患者中可被称为免疫重建炎症综合征 (immune reconstitution inflammatory syndrome, ISIS)。

二、诊断和鉴别诊断

对儿童结核性脑膜炎诊断仍依赖于仔细评估病史、详细的体格检查和及时的临床检验，如有典型的临床表现，结合脑脊液或脑组织中检出抗酸杆菌可诊断。本病临床症状早期不典型，诊断试验欠敏感，早期诊断困难。因此，Marais 等提出结核性脑膜炎量化诊断标准：在符合临床进入标准（包括下列一项或多项脑膜炎的临床表现：头痛、烦躁、呕吐、发热、颈强直、抽搐、局灶性神经功能障碍、意识改变或嗜睡）的基础上，结合结核性脑膜炎诊断评分系统 (表 2-3) 及相应的病原学实验室检查，将结核性脑膜炎诊断分为 3 类。

(1) 确诊的结核性脑膜炎：满足①或②可诊断

①符合临床进入标准并且具备以下一项或多项条件：脑脊液检出抗酸杆菌、脑脊液结核分枝杆菌培养阳性、脑脊液结核分枝杆菌核酸扩增试验阳性。

②脑组织或脊髓组织发现抗酸杆菌或呈结核病病理改变，并且患者有相应临床症状体征和脑脊液改变，或尸检呈现脑膜炎症反应。

(2) 很可能的结核性脑膜炎：符合临床进入标准，排除了其他疾病并且诊断评分 ≥ 10 分 (未行神经影像学)，或 ≥ 12 分 (行神经影像学) 者，但诊断评分中必须有 ≥ 2 分来自脑脊液或神经影像学评估。

(3) 可能的结核性脑膜炎：符合临床进入标准，排除了其他疾病并且诊断评分 6 ～ 9 分 (未行神经影像学)，或诊断评分 9 ～ 11 分 (行神经影像学)，但未行腰椎穿刺或神经影像学检查不能确定或排除本层次的诊断。值得注意的是，本标准在不同国家结核性脑膜炎患者中敏感性及特异性波动范围较大，分别为 78％～ 90％及 43％～ 90％，目前仅可作为临床诊断的参考依据。

本病在神经系统症候出现前应与上呼吸道感染、肺炎、消化不良、伤寒等其他系统疾病相鉴别，脑脊液检查即可鉴别。在出现脑膜刺激征后，或在脑脊液检查结果不典型时，需与中枢神经系统其他疾病鉴别。包括以下方面。

(1) 其他病原感染：真菌性脑膜炎 (隐球菌病、组织胞浆菌病、芽生菌病、球孢子菌病)、病毒性脑膜脑炎、化脓性脑膜炎、脑脓肿、脊髓硬膜外脓肿、神经梅毒、神经布鲁氏菌病、寄生虫性脑膜炎。

(2) 免疫性疾病：神经结节病。

(3) 肿瘤性脑膜炎：淋巴瘤及其他恶性肿瘤。

表 2-3　结核性脑膜炎诊断评分系统

诊断标准	诊断评分
临床表现	最大分值 6 分
症状持续时间 > 5 天	4
有结核感染的全身症状 (一项或多项)：体重下降 (或儿童体重增长缓慢)，盗汗，或持续咳嗽 > 2 周	2
近期 (1 年内) 有肺结核接触史或结核菌素试验阳性或 γ- 干扰素释放试验阳性 (仅限于 10 岁以下儿童)	2
局灶性神经功能缺损 (不包括脑神经麻痹)	1
脑神经麻痹	1

诊断标准	诊断评分
意识障碍	1
脑脊液	最大分值 4 分
外观清亮	1
细胞数 $(50 \sim 500) \times 10^6/L$	1
淋巴细胞占优势 (> 50%)	1
蛋白浓度 > 1g/L	1
CSF 葡萄糖与血葡萄糖比例 < 50% 或 CSF 葡萄糖 < 2.2mmol/L	1
脑影像学	最大分值 6 分
脑积水	1
脑膜强化	2
结核瘤	2
脑梗死	1
非增强 CT 中基底脑池的高信号	2
其他部位结核的证据	最大分值 4 分
胸部 X 线片显示有活动性结核：肺结核征 (2 分)；粟粒性结核 (4 分)	2/4
CT/MRI、超声在 CNS 外发现结核灶	2
CNS 外的标本显示抗酸染色阳性或结核分枝杆菌培养阳性	4
CNS 外的标本显示结核菌核酸扩增检测阳性	4

三、治疗

(一) 抗结核药物疗法

考虑结脑病原学诊断困难，其预后与是否早期治疗密切相关，延误诊治显著增加致残、致死率。因此当临床高度疑似结脑时，可给予经验性抗结核治疗，一旦开始经验治疗，建议完成足疗程，除非确诊为其他疾病。结脑患儿接受正规抗结核治疗后，体温和脑脊液成分常需要数周至数月才恢复正常，因此短期内患儿对抗结核治疗的反应不能作为判断诊断是否正确的依据。

治疗上应以早期、联合、足疗程的抗结核治疗为策略。抗结核一线药物为异烟肼 (INH)、利福平 (RFP)、吡嗪酰胺 (PZA) 和乙胺丁醇 (EMB)，现已证实，EMB 在推荐剂量下 20mg/(kg·d) 和有限的时间内，视神经炎的发生风险低，因此 EMB 替代链霉素成为结脑的一线治疗，低龄儿童可行视觉诱发电位检查，进行严密监测。治疗过程中应密切监测肝毒性、耳毒性、周围神经炎、视神经炎等药物毒副作用，并及时进行药物调整。药物性肝损害最常见，如果发生，停药的指征应比肺结核控制松一些，因为停药可以增加结脑死亡率。单纯谷丙转氨酶增高 3～5 倍以下没有症状，严密观察无须特殊处理；谷丙转氨酶升高达到正常的 3～5 倍以上时，停用吡嗪酰胺，每天监测转氨酶；当血白蛋白下降、凝血时间延长或谷丙转氨酶继续上升，停用 INH、RFP，给予链霉素 (SM) 和EMB；一旦转氨酶正常，立即重新给予 INH、RFP，建议 7 天缓慢加量。1、2 天 5mg/(kg·d)，3～5 天 10mg/(kg·d)，5～7 天 10～20mg/(kg·d)；加量完成后 14 天如果肝功能正常，可以缓慢加 PZA。每周监测 3 次肝功能。如果 INH、RFP 加到治疗量后，可以停用 SM；如果 PZA 不能耐受，整个疗程应该延长到 18 个月。上述依据肝功能改变而调整抗结核药物的方法主要适用于成人患者，儿童是否合适还需进一步研究。

1. 强化治疗阶段

为最初的 2 个月，联合使用 INH、RFP、PZA 及 EMB。常用剂量为 INH 每日 10～15mg/kg(最大量＜ 300mg，疗程 12 个月)，RFP 每日 10～20mg/kg(最大量＜ 600mg，疗程 12 个月)，清晨空腹顿服，PZA 每日 30～34mg/kg(最大量＜ 2000mg，疗程 2 个月)，EMB 每日 15～25mg/kg(最大量＜ 1000mg，疗程 2 个月)。利福平进入脑脊液的浓度不足血浆的 10%，已经证实在给予 10mg/(kg·d) 时，脑脊液浓度＜ 1μg/mL，这通常不足以杀灭细菌。因此推荐＜ 10kg 的儿童采用最大推荐剂量，10～20kg 的儿童至少15mg/kg。更高的剂量是安全的和更有效的。

2. 巩固治疗阶段

继用 INH、RFP。总疗程 12 个月。

（二）糖皮质激素

结核性脑膜炎患儿颅内的炎症反应可以导致脑膜炎、结核瘤形成、血管炎、梗阻性脑积水等，并对预后起决定作用。糖皮质激素能抑制炎症反应，从而减少颅底的渗出粘连，减轻血管炎症状，降低脑积水、颅高压、脑梗死的发生率，并可改善患者一般状态，从而降低结核性脑膜炎患者的死亡率，但并不显著减少神经系统后遗症，甚至可能导致严重残疾的幸存者比例增加。在积极抗结核的基础上，早期使用效果较好。常用泼尼松，2mg/(kg·d)，最大剂量 60mg/d，2 周后逐渐减量 (每周减少 10mg)，疗程 8～12 周。在HIV 阳性的患儿中应用需要谨慎，如结核瘤导致颅内高压、脑水肿时推荐使用。其他情况需要评估 CD4 细胞计数、颅压、疾病分期和是否存在机会感染后决定是否应用。

（三）其他

激素疗效欠佳时可以考虑抗肿瘤坏死因子的生物制剂，如英夫利昔单抗和 γ- 干扰素。沙利度胺可同时作用于血管内皮细胞生长因子 (vascular endothelial growth factor，VEGF)并降低脑脊液中 TNF-a 浓度，大剂量 12～24mg/(kg·d) 导致儿童结脑患儿病情恶化，小剂量 3 ～ 5mg/(kg·d) 可能对儿童视交叉结核瘤、结核脓肿有效。但生物制剂对结核性脑膜炎的疗效及安全性需要进一步研究。小剂量阿司匹林可以用于预防脑卒中发生，但其有效性没有得到证实。

（四）并发症治疗

结脑的并发症包括颅高压、脑积水、低钠血症和脑卒中等，与不良预后密切相关，需要严密监测、积极处置。

1. 颅高压、脑水肿

颅压增高、感染相关的血管炎、卒中、低血容量和组织缺氧可以影响脑灌注和氧合。脑积水是导致颅高压常见的原因，血管源性脑水肿、细胞毒性脑水肿、高碳酸血症、低碳酸血症、低钠血症和高热也可增加颅内压。增高的颅内压使动脉痉挛、梗死、视力损害、脑干功能损害的概率增加，致死率、致残率增高。

治疗目标是维持颅内压＜ 20mmHg 的同时保证脑灌注压＞ 50mmHg，以避免继发性缺血损伤。因此临床上应严密监护，严重颅高压时要求患儿绝对卧床，头正中位抬高 15°～ 30°；保证体温、血压、水电解质平衡，及时纠正气体交换障碍或组织缺氧，对于有抽搐风险的患者可适当使用镇静剂。

临床常用高渗性脱水剂，20％甘露醇 0.5 ～ 1g/kg 快速静脉注射（10 ～ 15 分钟以上），每 4 ～ 6 小时重复一次，或频繁小剂量使用（0.25g/kg，每 2 ～ 3 小时 / 次），但无大样本研究证实其有效性，使用时需要监测 24 小时出入水量、电解质、肾功能；对常规治疗无效的顽固性颅内高压，静脉输入高渗盐水，可以降低颅内压，增加脑灌注，不会导致渗透性利尿和血容量过低的并发症，特别适用于合并低血容量、低血压或肾功能损害的患儿。常用的剂量 3％的盐水 2 ～ 6mL/kg，以每小时 0.1 ～ 1mL/kg 速度连续注入，在使用时应密切观察血钠的变化。

2. 脑积水

儿童结核性脑膜炎并发脑积水的发生率高达 71％。当出现轻到中度交通性脑积水致颅高压时，可以进行连续腰穿放液，严密监测病情变化，一旦病情恶化或出现局灶性神经系统体征，可考虑侧脑室腹腔分流术或脑室镜三脑室造瘘；出现梗阻性脑积水，大多数学者认为早期脑室腹腔或脑室心房分流术能显著改善预后。结合笔者自己的经验和已有报道已经证实，急性期行分流手术不会导致结核扩散。如果患者有严重的代谢紊乱、脑干功能障碍、循环动力学不稳定，不能耐受麻醉和手术，给予侧脑室外引流，病情稳定后再行分流术。

3. 控制惊厥

频繁或长时间的惊厥发作可加重脑损伤，严重影响远期预后，故应积极处理。可给予地西泮每次 0.3 ～ 0.5mg/kg，静脉注射。考虑继发癫痫时，建议完善长程视频脑电图检查，给予正规抗癫痫治疗。

4. 水、电解质紊乱的处理

结脑时丘脑下部视上核和室旁核受炎症刺激，使垂体分泌抗利尿激素增多，造成稀释性低钠血症，或因心房利钠肽分泌增加，钠排出增多，造成脑性失盐综合征。大量高渗性脱水剂的使用也大大增加尿钠的排出，加重低钠血症。严重的稀释性低钠血症和脑性失盐综合征可加重中枢神经系统症候，两者鉴别比较困难，前者治疗主要为限制液体摄入，后者为补钠。但没有证据表明液体限制对脑膜炎患儿有益，相反可能会导致血容量不足和脑灌注不足加重脑损伤。同时，结脑可诱发高凝状态，在脑灌注不足的情况下可增加静脉血栓形成和梗死的风险。必要时 (血钠 < 120mmol/L，或出现水中毒、低钠血症的症候) 可用 3%氯化钠液静滴，每次 6 ～ 12mL/kg(提高血钠 5 ～ 10mmol/L)。低钾血症宜用含 0.2%～ 0.3%氯化钾的溶液静滴，或口服补钾。

四、预后

一项系统性综述回顾了 19 项研究，共纳入 1636 例接受了治疗的结核性脑膜炎儿童患者，结果显示儿童结核性脑膜炎死亡率为 19%，存活患者中 54%出现神经系统后遗症。而在成人中的研究显示结核性脑膜炎后遗症发生率更高 (78.5%)。常见后遗症包括认知功能障碍、运动障碍、视神经萎缩、其他脑神经麻痹、癫痫发作等。目前认为缺血性脑卒中是结核性脑膜炎患者发生神经系统后遗症的明确危险因素，然而已有针对结核性脑膜炎神经系统后遗症危险因素的研究相当少见，需要强化对此领域的研究。

第三节 急性中枢神经系统病毒感染

急性中枢神经系统病毒感染，根据其累及中枢神经系统的部位不同，引起病毒性脑炎或病毒性脑膜脑炎。如果感染仅累及脑实质或者脑膜，称为病毒性脑炎或者病毒性脑膜炎，如果感染同时累及脑膜和脑实质，则称为病毒性脑膜脑炎，急性中枢神经系统病毒感染常常累及脑实质，以病毒性脑炎常见。其在西方人群中的发病率约为 (6.3 ～ 7.4)/10万，呈现双峰分布，其中儿童及老年人群的发病率更高，儿童中的发病率约为 (10.5 ～ 13.8)/10 万。

一、临床表现

不同病毒引起的急性中枢神经系统感染临床表现差异较大，主要取决于神经系统受累的部位、病毒的致病强度、患儿的免疫反应等。即使是同一病毒引起的感染，不同患者的临床表现也可轻重不一。

(一) 前驱症状

急性中枢神经系统病毒感染一般以非特异性的全身症状起病，如发热，不适，恶心，呕吐，头痛或者肌痛等。

（二）脑膜受累（脑膜炎）的症状和体征

表现为剧烈头痛，呕吐和颈部、后背的疼痛，体格检查有颈强直、布氏征、克氏征阳性。一般来讲，病毒性脑炎的脑膜受累症状并不突出，当患儿表现为脑膜炎的突出症状时，更应注意是否为其他病原的感染，如化脓菌、结核菌等。

（三）脑实质受累（脑炎）的症状和体征

表现为不同程度的意识改变和（或）性格行为改变、惊厥发作、局灶性神经系统异常等。意识改变包括嗜睡、易激惹甚至昏迷。惊厥发作约占病毒性脑炎患儿的 $15\% \sim 80\%$，以局灶性抽搐为主。局限性神经损伤症状根据受累部位的不同而异，如皮质运动区受累表现为肢体瘫痪，边缘系统受累则精神行为异常突出，小脑受累一般出现共济失调，基底节受累易出现震颤、多动、肌张力改变，脑干受累可有肌阵挛发作、震颤、瞳孔异常、呼吸抑制、休克等。脑炎患儿查体可有腱反射亢进、巴氏征阳性、共济失调、认知障碍、语言困难、偏瘫等。脑实质受累表现是病毒性脑炎的突出脑部表现，对于症状较轻，如仅有烦躁或性格行为改变者，常为中枢损伤早期表现，临床中应注意识别并引起警惕。

（四）颅内高压表现

典型颅内高压三联征为头痛、呕吐、视盘水肿。头痛表现为弥漫性、持续性，在咳嗽、用力时加重。呕吐为喷射样，不伴恶心，与进食无关。颅缝未闭的婴幼儿，颅内压增高往往表现不典型，可为前囟饱满或张力增高，头围增大。

二、辅助检查

急性中枢神经系统病毒感染的检测包括血常规、脑脊液、病原学、脑电图和神经影像学等检查。一旦怀疑急性中枢感染，在无腰穿禁忌证的情况下，首先应积极进行脑脊液的检查，头部 MRI 作为病毒性脑炎诊断和鉴别诊断的重要依据，应在疑诊时即进行检查，在病程中必要时应复查。

（一）血常规检查

应常规检查，可协助判断感染的性质，急性中枢神经系统病毒感染时，血白细胞计数正常或轻度升高，分类以淋巴细胞为主。

（二）脑脊液检查

急性中枢神经系统病毒感染时脑脊液压力正常或增高，外观无色透明，细胞数正常或轻度增高，范围 $(5 \sim 500) \times 10^6/L$，起病 $8 \sim 12$ 小时内分类计数可以多核细胞为主，以后以淋巴细胞为主。蛋白正常或轻度增高，糖和氯化物正常。

（三）脑脊液病原学检测

脑脊液病毒分离和培养可找到相关病毒。脑脊液病毒核酸检测（如 PCR）则是目前推荐的检测手段。此外特异性病毒抗体检查对病原学诊断有参考意义，脑脊液中病毒特异性 IgM 抗体阳性或 IgG 抗体在疾病恢复期较急性期有 4 倍以上升高时具有诊断价值。

（四）血及脑脊液中自身抗体检测

脑脊液中自身免疫相关抗体 (如 NMDA 受体抗体) 检测对于中枢神经系统病毒感染与自身免疫性脑炎的鉴别非常重要，抗体阳性提示自身免疫脑炎的存在。

（五）血病原学检测

中枢神经系统以外的病原学检测不能用于直接诊断中枢神经系统病毒感染，但具有辅助诊断价值。

（六）脑电图检查

脑电图是脑功能变化早期敏感指标，对于脑损伤的存在和严重程度，以及惊厥或非惊厥性持续状态具有诊断价值，尤其是对于重症中枢神经系统感染，可实施动态连续监测，但脑电图原则上不具备急性感染的感染性质或病原的诊断价值。急性中枢神经系统病毒感染时，可有弥漫性或局限性慢波及癫痫样放电。

（七）影像学检查

头颅 MRI 比 CT 在急性中枢神经系统病毒感染中的应用价值更大，虽然多数急性中枢神经系统病毒感染脑部影像学检测无阳性发现，但个别病毒感染具有特征性的影像学改变，如 HSV-1 感染常见颞、眶额叶受累，通常延及岛叶和扣带回，乙型脑炎病毒感染常见丘脑损害，EV-71 感染引起脑干病变。急性中枢神经系统病毒感染 MRI 检查的另一重要价值在于明确是否存在脱髓鞘改变，以判断是否合并免疫损伤或鉴别中枢免疫性疾病，具有重要的鉴别诊断价值。

（八）脑组织活检病毒分离或培养

是中枢病毒感染的金标准，但临床极少使用，在急性中枢神经系统病毒感染更罕有应用。

三、诊断与鉴别诊断

急性中枢神经系统病毒感染的诊断主要依据病史、临床表现、体格检查、脑脊液常规生化、病原学 PCR、血清学和影像学检查 (如头颅 MRI) 等综合判断。

（一）症状和体征

急性中枢神经系统病毒感染时，临床上的某些症状或体征具有一定的病原学提示意义，可能提示相应的病毒感染，如：

1. 突出的精神症状

提示颞叶、眶额叶皮层和边缘结构受累，常见于 HSV-1 等感染。

2.自主功能障碍、肌阵挛和脑神经损伤症状

提示脑干脑炎的可能，常见于 EV-71 等病毒。

3.震颤和运动障碍

提示丘脑等基底区病变，多见于黄病毒，如西尼罗河病毒和乙型脑炎病毒感染。

4.急性弛缓性麻痹

可见于脊髓灰质炎、EV-71 及黄病毒等。

5.伴有胃肠道症状

肠道病毒，如轮状病毒等。

6.皮疹

如水疱常见于手足口病、水痘带状疱疹感染等。

（二）病史

询问有无动物咬伤（狂犬病）或昆虫叮咬伤（虫媒病毒）等病史，也可提供相应的诊断线索。

（三）直接病原学诊断

虽然中枢神经系统病毒感染诊断的金标准是脑组织活检病毒分离或培养，但临床很难实施，仅适合于诊断困难以及慢性中枢神经病毒感染的病例。临床实践中，可以获得包括脑脊液、血液，甚至其他局部器官的病原学感染证据，一般来讲，脑脊液中病毒病原学检测阳性可以基本肯定诊断，如 HSV-1 核酸 PCR 检测阳性，或脑脊液中某种病毒的特异性 IgM 抗体阳性或 IgG 恢复期滴度高于急性期 4 倍以上；如果脑脊液病原学为阴性而血清中为阳性，则可能性较低；如脑脊液与血清病原学检测均为阴性，仅身体局部器官如口咽部病原学为阳性，则可能性不大。

（四）鉴别诊断

当无法获得病原学证据时，需排除其他病因所致的脑炎或脑膜炎后方可诊断急性中枢神经系统病毒感染。需要鉴别的主要疾病包括其他病原微生物感染，如细菌、结核、寄生虫、真菌、立克次体等，各种免疫性炎症如急性播散性脑脊髓炎、自身抗体脑炎，以及由于代谢，中毒或中枢神经系统外脓毒症、肿瘤如脑膜白血病等。临床表现中存在以下情况时，更应注意鉴别：既往类似发作病史，对称性的神经系统病变，肌阵挛，肝衰竭，不伴发热，酸中毒或碱中毒等。某些情况下，病毒性脑炎也应与复杂性热性惊厥相鉴别。

四、治疗与预后

病毒感染多呈自限性，常常缺乏特异性治疗。急性中枢神经系统病毒感染时，急性期正确的对症支持治疗是保证病情顺利恢复、降低病死率和致残率的关键。治疗包括一般治疗、对症支持治疗和抗病毒治疗。

（一）一般治疗

密切观察患儿的病情变化和生命体征。对昏迷不能进食的患儿，应采用鼻饲喂养或给予静脉营养，以提供足够的能量。注意保持呼吸道通畅，防止误吸。勤翻身，防止发生褥疮和深部静脉血栓等。

（二）对症支持治疗

1. 止惊

按照惊厥或惊厥持续状态相应章节的介绍进行及时处理。

2. 降低颅内高压

一般选用 20%甘露醇 0.5 ～ 1g/kg，根据颅内压增高的程度选择其他药物，并调整用药间隔。

3. 维持内环境的稳定

维持水、电解质、酸碱平衡等。

（三）抗病毒治疗

一旦怀疑病毒性脑炎，应早期积极进行无环鸟苷或阿昔洛韦抗病毒治疗，并根据后续检查结果，调整用药。阿昔洛韦用于疱疹病毒性脑炎的治疗，剂量为10mg/kg，每 8 小时一次，疗程 2 ～ 3 周。更昔洛韦对巨细胞病毒脑炎有效，剂量为 5mg/kg，每 12 小时一次。

（四）康复治疗

一旦生命体征平稳，即可行床旁早期康复介入，有神经后遗症者应坚持后续的长期综合康复治疗。

第四节　慢性中枢神经系统病毒感染

一、慢病毒疾病

慢病毒疾病是一组由普通病毒引起的以慢性进行性脑病为主要表现的综合征，是神经系统慢性持续性病毒感染的结果。目前发现的属于本组的人类疾病包括：麻疹病毒感染所致的亚急性硬化性全脑炎 (subacute sclerosis panencephalitis，SSPE) 和麻疹包涵体脑炎 (measles inclusion body encephalitis，MIBE)、人类乳头多瘤空泡病毒感染所致进行性多灶性白质脑炎 (progressive multifocal leukoencephalitis，PML)；以及进行性风疹全脑炎、直接逆转录病毒脑病、人类免疫缺陷病毒脑炎。

（一）临床表现

SSPE 多见于儿童及青少年，好发年龄为 4～12 岁，高峰发病年龄为 8～10 岁。儿童发病率约为 (4～11)/100 万，男童发病率高于女童，约 2～4：1；农村发病率高于城市。SSPE 的临床症状多于感染麻疹病毒 6～15 年后出现，呈亚急性隐匿起病。根据其典型的临床表现，本病可分为 4 期：

1. 第 1 期（早期）

典型表现包括行为改变、嗜睡、疲倦、学校适应困难、非频发性癫痫发作、多动、性格变化等。症状常隐匿出现，程度轻微。此期症状持续时间不等，从数周至数年，但仍保留大部分正常的神经功能。神经功能障碍量表定量分析发现神经功能下降水平不超过 30%。此期的进展速度因人而异，取决于大脑皮层炎症的严重程度以及病变向皮层下发展的快慢程度。当大脑皮层灰质病变恶化并向下波及皮层下白质和深部灰质时，肌阵挛逐渐明显，即进展到本病的第 2 期。

2. 第 2 期

肌阵挛、痉挛、失张力发作是本期的特征性表现，常随病程发展渐渐发生，并逐渐累及全身所有肌群，特别是躯干轴部肌群。发作特点包括弥漫性、重复性和频发性，大多为对称性出现，常有相对固定的间隔，一般每 5～10 秒发生一次。其发作是锥体外系广泛的刺激性病变所致，而非大脑皮层神经元异常放电所致的癫痫发作。除有明显的不自主运动外，出现中枢神经运动或感觉长束受累的明确体征，癫痫和痴呆也进一步恶化。此期持续时间也不一样，通常为 3～12 个月。

3. 第 3 期

此期始于病变进展累及皮层下灰质核团和脑干后，以进行性智力、运动衰退为标志。脑损伤进一步加重引起特征性锥体外系症状，如舞蹈手足徐动症等。出现明显的长束性感觉和运动障碍，智力明显恶化，提示大脑皮层灰质开始了破坏性变化。代表锥体外系刺激性病变的肌阵挛消失。此期通常持续 3～18 个月。

4. 第 4 期

由于大脑功能丧失及脑干、脊髓上段的广泛受累，出现昏迷、无运动性缄默、自主神经功能衰竭，最终死亡。

大多数 SSPE 患者发病后具有典型的临床表现，按上述 4 期顺序发展，每期持续数月，于 2～4 年左右死亡。研究发现 SSPE 的病期和神经功能丧失的程度密切相关。若将所有 4 期神经功能丧失的总量定为 100%，则在 1～4 期中神经功能丧失的构成比例依次为 0～30%、31%～55%、56%～80%、81%～100%。而对各类症状进行分析比较发现 100% 患者会出现运动倒退，86% 存在认知下降，74% 出现肌阵挛（痉挛、失张力），16% 出现全面性癫痫，10% 发生局灶性癫痫，少部分患者以视觉障碍为首发表现。

部分患者起病后未按上述 4 期顺序发展，约 10% 患者出现暴发性病程，病情进展十分迅速，在最初 3 个月内出现 66％的神经功能障碍或起病后 6 个月内死亡，目前研究发现出现暴发性起病的危险因素包括：2 岁内感染麻疹病毒，病毒毒性强以及合并其他病毒感染，免疫缺陷患者或患者母亲患免疫缺陷综合征，创伤也可能诱发暴发性起病；母孕期患麻疹或母体内不完整的抗体传输给胎儿是早发暴发性 SSPE 的高危因素。而少部分患者则进展缓慢，至死亡时未进展至第 4 期。此外，在 SSPE 的任何一期都有可能出现病情相对静止，或呈波动性病程。

有人建议根据病情进展速度将 SSPE 分为 3 型。

(1) 急性型：3 个月内神经功能至少丧失 66％，有典型分期。

(2) 亚急性型：在 9 个月内神经功能丧失 66％，有典型分期。

(3) 慢性型：发病 9 月以后神经功能丧失不足 66％，没有典型的临床分期。

（二）辅助检查

1.脑脊液和血清学检测

脑脊液常规、生化可以正常或仅有细胞数和蛋白的轻度增加；脑脊液免疫球蛋白 IgM、IgG 增高，并可出现寡克隆带。脑脊液中抗麻疹病毒 IgG 抗体可高达 1 ：40 ～ 1 ：1280，而脑脊液－血清抗麻疹病毒 IgG 抗体的比值增加达 5 ：1 ～ 40 ：1。

2.脑电图检查

65％～ 83％患者可见特征性的脑电图改变即 SSPE 综合波：低背景电活动基础上周期性出现双侧同步对称的 100 ～ 1000mV，1 ～ 3Hz 巨大 δ 波，或中间混杂尖棘波。起病初期外界刺激后该类脑电活动可消失，随着疾病进展，SSPE 综合波周期性出现，且外界刺激也不能消除。

3.头颅影像学检查

其改变与临床分期并不相对应，而主要与病程相关。早期头颅影像学检查正常或在脑后部皮层或皮层下呈非对称性损伤，随着病损逐渐累及皮层下深部组织，并向脑室周围、脑前部、脑干、脊髓上段扩展，影像学检查显示皮层萎缩、脑室扩大、脑白质区多灶性病变。磁共振波谱分析早期可发现乙酰天冬氨酸减少、胆碱增加，提示神经脱髓鞘和炎症反应，脑组织代谢活动增加可引起乳酸增加；后期以脑萎缩和胶质增生病变为主，磁共振波谱可发现乙酰天冬氨酸－肌酸酐比值减少、胆碱－肌酸酐，以及肌醇－肌酸酐比值增加。

4.脑组织活检

可见典型的病理改变。

（三）诊断和鉴别诊断

SSPE 的诊断主要依赖临床表现和相关辅助检查综合分析，需符合下述 5 项条件中至少 3 项：

(1) 典型的临床表现。

(2) 特征性脑电图改变。

(3) 脑脊液球蛋白超过总蛋白的 20%。

(4) 血清和脑脊液麻疹抗体滴度升高，血清中＞1∶24，脑脊液中＞1∶8(补体结合抗体)。

(5) 脑活检或尸检有典型病理发现。

SSPE 应与快速进展性痴呆、肌阵挛性癫痫、急性播散性脑脊髓炎、急性病毒性脑炎、多发性硬化、代谢性脑白质病、慢性 Rasmussen 脑炎、青少年神经元蜡样质脂褐质沉积症、神经氨酸苷酶缺乏症等脑病相鉴别，但麻疹病史、典型的 4 期临床表现，以及特征性脑电图改变和脑脊液中抗麻疹病毒抗体有助于鉴别诊断。

(四) 治疗与预后

迄今尚缺乏特效治疗方法，患者预后差，约 5% 的 SSPE 患者可自行缓解，95% 患者于诊断后 5 年内死亡。目前所采用的治疗主要为减缓疾病进展、延长存活期、防治并发症。

1. 常规抗病毒治疗

异丙肌苷、干扰素、利巴韦林联合治疗较单药治疗效果好，为增强疗效可鞘内注射干扰素，对轻症者延缓病情进展效果较好，但对重症者无效。

2. 新型抗病毒治疗

随着基因治疗和 RNA 干扰技术的研究进展，推动对新的治疗方法的探索。目前提出融合抑制肽和神经递质 P 物质可抑制麻疹病毒与细胞膜融合，预防病毒在脑内传播，但还需进一步研究以提高两者在脑内的含量和活性达到治疗效果。此外，SiRNA 干预可使目标基因降解、失活有望成为治愈 SSPE 的方法，但 SiRNA 干预技术的临床应用还有诸多问题待解决。

3. 对症治疗

包括止惊、防止感染、理疗及护理等，可减少并发症，延缓死亡，改善患者及家庭的生活质量。

二、非传统性进行性脑病

与慢病毒感染不同，非传统性进行性脑病的病因是比病毒还小的致病因子－朊蛋白 (prion)。体内正常朊蛋白 (PrP^C) 编码基因 PRNP 发生突变或正常朊蛋白与所感染的致病性朊蛋白 (PrP^{SC}) 结合形成新的 PrP^{SC}，PrP^{SC} 异常折叠不能被蛋白酶有效清除而在神经系统中不断堆积并增殖，引起神经系统退行性变，最终导致痴呆、死亡。此类疾病的临床特点与慢病毒感染十分相似，故大多习惯于将它们归为一类描述。与儿童神经有关的非传统性进行性脑病包括两个综合征：库鲁病和克－雅病 (CJD)。

(一) 库鲁病 (Kurudisease)

首先发现于新几内亚。当地人有食人习性，接触者大多在死亡仪式上获得感染。妇女和儿童由于承担为食人者准备尸脑的任务，故受到感染的机会较大。初次接触病原后大约 4～20 年发病。近些年来由于这类死亡仪式逐步被禁止，该类病也逐渐减少或消失。

Kuru 病患者以小脑性共济失调伴震颤、舞蹈样动作和手足徐动为主要特征，同时还有进行性痴呆、情绪改变等。部分患者起病前会经历持续数月的前驱期，表现为头痛、四肢疼痛，少数出现关节疼痛，由下肢逐渐累及上肢。起病后病情进展大致可分为 3 个阶段：早期为可行走阶段，表现为轻微震颤、步态不稳，逐渐进展为不能站立、共济失调、躯干和下肢肌肉运动协同障碍、静止性震颤、构音障碍，50% 患者出现意向性震颤，部分患者还会出现双眼水平汇聚不良、眼球震颤、偏侧面肌痉挛及核上性面神经瘫痪。起病早期闭目难立征可阴性，随着病情进展呈阳性，当不借助外力无法行走后进入第二个阶段（久坐期）。久坐期，患者共济失调、震颤、构音障碍进一步加重，深反射增强，但足底反射可以引出、巴氏征阴性。当不借助外力无法独坐时进入第三阶段（终末期），患者卧床不起，言语不能，原始反射逐渐出现，肌张力障碍、手足徐动、舞蹈样动作、痴呆。病程数月至 2 年不等，多数 1 年内死亡。

辅助检查包括脑脊液分析、病毒分离和抗体测定，均常无阳性发现。头颅 MRI 检查结果类似克-雅病。诊断主要靠病理检查，病理异常局限于中枢神经系统，可见弥漫性神经元变性、小胶质增生、星形胶质细胞肥大以及大脑皮层灰质海绵样变，小脑、脑干和基底节病变尤为严重。全脑可见圆形淀粉样变斑块，形态与在疯羊病脑内所见的纤丝相似。

迄今本病尚无特效疗法，目前提出免疫治疗等手段，但仍处于实验阶段。

（二）克-雅病 (Creutzfeldt-Jakobdisease，CJD)

见于 50～60 岁成人，儿童少见。散发性发病。起病隐匿，首发症状多为疲倦、抑郁和体重减轻。精神异常发生较早，表现为记忆力减退、判断力下降、异常行为和人格改变，提示高级皮层的特异性受累。早期最常见的运动症状是协同障碍，常逐渐进展至典型的小脑性共济失调。发病数周至数月以内出现其他神经体征，如强直、动作缓慢、静止时面部表情丧失、静止性震颤等。中期患者出现肌阵挛，常可为突然的感觉性刺激所诱发。随后可出现惊厥。CJD 典型的特征是快速进展的痴呆，伴有视觉障碍、感觉障碍、构音障碍等。最终发展至植物状态并很快死亡。通常病程为 1～15 个月，平均 6～7 个月。

CJD 的脑脊液可仅有轻度蛋白升高；脑电图均有异常，随病程进展脑电图呈进行性慢化，某些病例呈周期性异常，表现为高波幅慢波和尖波暴发，继为相对低平活动。头颅 MRI 检查对 CJD 的诊断具有重要意义，美国旧金山加州大学 2011 年提出的诊断标准，根据 MRI 的不同改变，可以确诊、疑诊及可能性小、排除 CJD 的诊断（表 2-4）。本病的诊断也有赖于病理检查，病理特点是：大脑皮层各层均有神经细胞丢失，伴明显星形细胞增生，肉眼一般均可见大脑皮层萎缩。海绵样变在皮质深层尤为明显，镜下改变更为显著。小脑改变以颗粒细胞减少为主，伴各层致密纤维胶质增生。进展迅速的病例海绵样变更突出，死亡较晚的病例则出现更明显的胶质增生。

表 2-4 CJD 的 MRI 诊断标准

诊断	MRI 特点
确诊 CJD	以下部位 DWI 信号高于 FLAIR 信号：
	1. 皮层 (累及 1 个以上脑回) 和纹状体确诊依据：扣带回、纹状体和累及 1 个以上新皮层脑回
	皮层下受累依据：纹状体前后信号梯度 a、ADC 呈低信号
	皮层受累依据：非对称性中线部位新皮层或扣带回受累
	2. 仅皮层 (累及 3 个以上脑回脑回)
疑诊 CJD	1. 单侧纹状体或皮层受累不超过 3 个脑回
	2. 双侧纹状体或后中部丘脑
	3.FLAIR 信号高于 DWI 信号
CJD 可能性小	1. 仅边缘区域 FLAIR/DWI 信号异常，ADC 图形正常
	2.DWI 高信号为伪像
	3.FLAIR 信号高于 DWI 信号
排除 CJD	不符合上述标准

a：纹状体尾部高信号而后壳部信号相对减低；ADC：Apparent diffusion coefficient，表观扩散系；DWI：Diffusion-weightedimaging，弥散加权成像；FLAIR：Fluid-attenuated inversion recovery，液体衰减反转恢复序列

本病目前尚缺乏特效治疗，只能对症处理。在动物实验和临床研究发现采用戊聚糖多硫酸酯、奎纳克林、两性霉素 B 治疗能够延缓病情进展，同时免疫治疗也取得不错的进展，但对于临床应用还有较多问题亟待解决。

第五节 新型隐球菌性脑膜炎

新型隐球菌性脑膜炎是临床上最常见的真菌性脑膜炎，由新型隐球菌感染脑膜和 (或) 脑实质引起的亚急性或慢性脑膜炎，可并发脑脓肿、肉芽肿或囊肿。1905 年，von Hansemann 首次描述了隐球菌所致脑膜脑炎病例，我国 1946 年首次正式报道本病。本病在获得性免疫缺陷综合征 (AIDS) 流行之前十分罕见。然而 20 世纪 80 年代以来，随着全球 AIDS 的蔓延、广谱抗菌药物、化疗药物、免疫抑制剂的广泛使用及免疫缺陷性疾病和器官移植病例的增加，发病率逐渐上升。但在国内，相当部分患者的免疫功能正常。由于该病早期临床表现不典型，误诊率、病死率和致残率都很高。

一、临床表现

多数患者呈亚急性或慢性病程，免疫功能低下者可起病急骤。临床症状主要取决于治疗开始时的真菌载量、宿主的免疫状态和地域及种族因素。首发症状为发热、头痛、精神和神经症状（嗜睡、定向力障碍、易激惹、行为改变、精神错乱等），其中最为典型的表现是渐进性头痛，头痛可持续数周至数月。其他中枢神经系统的症状包括脑积水（交通性和非交通性）、视盘水肿引起的视盲、突发性感音性耳聋、脑神经麻痹、运动和感觉功能缺损、小脑功能障碍和癫痫。和 HIV 阳性患者相比，免疫功能正常的患者更容易发生脑水肿、昏迷、抽搐和脑积水，但高热、脑实质病变少见。由于隐球菌脑膜炎早期症状隐匿、临床表现非特异性，导致误诊率很高，需要临床医生提高警惕。

神经体征包括颈抵抗、克氏征等脑膜刺激征，可逐渐出现意识障碍，重症患者可昏迷。约 1/3 患者有病理反射和脑神经受累，最常见累及视神经。可因视神经盘水肿和视网膜渗出导致视觉障碍、眼球震颤及瞳孔扩大等。

二、诊断与鉴别诊断

根据典型临床表现、实验室检查并在脑脊液中查到新型隐球菌可以确诊。

临床上本病需要与结核性脑膜炎、其他病原所致脑脓肿、颅内肿瘤进行鉴别。特别是结核性脑膜炎极易和本病混淆，单纯通过临床症状、体征及一般实验室检查很难鉴别。结核接触史、抗结核治疗有效可支持结核性脑膜炎诊断。颅脑影像学上隐球菌和结核分枝杆菌感染均常累及基底池，但后者强化更明显，因此如位于基底节区和脑室旁的血管周围间隙，表现为无强化的囊性病灶则提示隐球菌感染的可能性更大。最终确诊仍需依赖脑脊液中查找到病原菌。

三、治疗

治疗的目标为消除或减轻临床症状；清除脑脊液中的隐球菌；预防中枢神经系统后遗症发生。

（一）抗真菌治疗

本病一经确诊，需立即抗真菌治疗。能有效对抗隐球菌的经典抗菌药物为多烯类（两性霉素 B 制剂）、唑类和氟胞嘧啶。棘白菌素类抗真菌药对新型隐球菌没有显著作用，不应选用。在治疗方案上，目前国内外均建议采取分期（诱导期/巩固期/维持期）治疗的方式进行，其中诱导期治疗是否成功显著影响了患儿的病死率和后遗症发生率，现在被广泛认可的诱导期标准方案仍为两性霉素 B/ 或两性霉素 B 脂质体联合 5- 氟胞嘧啶的治疗，病情稳定后改用氟康唑巩固、维持治疗。两性霉素 B 毒性较强，常见副作用包括恶心、呕吐、畏寒、发热和贫血、低钾血症等，其中最为严重的毒副作用是肾脏损害。氟胞嘧啶常见副作用有食欲减退、恶心、血象异常、皮疹、嗜睡、肝肾功能损害等，特别注意其骨髓毒性，停药后一般能缓解。因此，在治疗过程中，必须严密监测血常规、血清电解质和肝、肾功能。值得注意的是，近年来对于包括免疫功能正常患者在内的非 HIV/AIDS 相关隐球菌性脑膜炎治疗方案仍存在一定的争议：美国感染病学会 (IDSA) 在 2010 年重新修订的隐球菌病治疗指南中推荐参照 HIV/AIDS 相关隐球菌性脑膜炎的治疗方案，即诱导期首选两性霉素 B 0.7 ～ 1.0mg/(kg·d) 联合氟胞嘧啶 100mg/(kg·d)，疗程在 4 周以上，病情稳定后改用氟康唑巩固维持治疗。然而，根据笔者经验，在诱导期选择低剂量两性霉素 B 或两性霉素 B 脂质体联合氟胞嘧啶治疗方案并且适当延长诱导期 (大于 8 周)，在非 HIV/AIDS 相关隐球菌性脑膜炎中可减少药物副作用且有较好的疗效；我国 2018 年隐球菌脑膜炎诊治专家共识中也推荐诱导期较低剂量两性霉素 B 0.5 ～ 0.7mg/(kg·d) 联合氟胞嘧啶 100mg/(kg·d) 治疗非 HIV/AIDS 相关隐球菌性脑膜炎，具有较好的疗效和安全性。

(二) 处理颅内高压

高颅压是导致隐球菌性脑膜炎患者死亡和发生各种并发症的一个重要原因。处理高颅压的方法有药物治疗 (甘露醇等) 和脑脊液引流 (如反复腰穿间断引流脑脊液、置管持续外引流、脑室腹腔分流等)。药物降颅压的长期效果不明确。腰穿引流脑脊液是目前最为有效、快速的降颅压方法，如果脑脊液压力 ≥ 250mmH$_2$O，每天进行腰椎穿刺，直到脑脊液压力 < 200mmH$_2$O。如果经充分抗真菌治疗且其他控制颅内压方法无效时，可给予脑室腹腔分流术。在进行抗真菌治疗时分流术通常不会引起隐球菌感染的扩散。

(三) 处理免疫重建炎症综合征 (IRIS)

HIV 阳性患者同时进行抗病毒治疗时、器官移植患者减量免疫抑制剂时、免疫功能正常患者异常增高的炎症反应时 (少见) 均可发生 IRIS。其表现为临床症状突然加重，但 CSF 培养持续阴性，隐球菌抗原滴度持续下降，且 CSF 中白细胞数增多，糖含量降低，蛋白增加。此时并非直接抗真菌治疗失败造成，而是炎症反应所致。治疗上应及时使用糖皮质激素。

(四) 激素的应用

基于多中心前瞻性随机双盲对照研究显示，即使在早期激素能迅速缓解颅内高压，但死亡率并未下降，激素导致不良反应和残疾发生率明显增高。但是，在出现免疫重建炎症综合征样反应时应使用皮质类固醇。

(五) 支持治疗

对于意识清楚的患者应鼓励进食高蛋白高营养食物，补充各种维生素，注意治疗过程中容易出现低血钾及其他水电解质紊乱，应及时复查与纠正。

(六) 手术治疗

对局限性的脑部隐球菌肉芽肿等可采用手术切除。

四、预后

本病死亡率高，未经治疗者常在数月内死亡，存活患者超过半数可留有长期神经系统后遗症。

早期被误诊、用药剂量或疗程不足、合并多种基础疾病、长期脑脊液压力过高、应用激素或抗生素时间过长者预后较差。

HIV 阳性患者如果出现脑脊液中隐球菌抗原水平高 (抗原滴度＞ 1 ： 1024)、体重低、脑脊液炎症反应差 (脑脊液白细胞计数＜ 20/μL)，以及就诊时存在神志改变，均提示不良结局。

第六节　脑囊虫病

囊虫病又称囊尾蚴病，是由猪带绦虫的幼虫 (即囊尾蚴) 寄生于人体组织内引起的疾病，脑是最容易受累的部位之一，占囊虫病的 60％～ 80％。脑囊虫病是中枢神经系统最常见、最严重的寄生虫病，可造成严重的临床损害，是引起继发性癫痫的最常见的原因之一。

一、临床表现

临床表现取决于囊虫病灶存在的部位、数量及机体免疫炎症反应。通常脑实质内囊虫病主要表现为癫痫及头痛。脑实质外囊虫病主要表现为颅高压症状 (头痛、恶心、呕吐) 及精神障碍。少见的症状包括占位效应、视力障碍、局灶神经体征、精神障碍及脑膜炎症状。脑囊虫病通常无发热，神经系统查体无特殊。

(一) 脑实质内囊虫病

脑实质内囊虫病最常见，占脑囊虫病的 60％以上，多在感染后 3 ～ 5 年出现症状。癫痫是最常见的症状之一，主要为局灶运动性发作，可泛化为全面性发作。儿童典型的脑囊虫病表现为癫痫发作及影像学的单个增强灶。若脑实质内存在大量囊虫病灶，加之机体强烈的免疫反应导致广泛的脑水肿，可出现类似于脑炎的症状，如惊厥、头痛、恶心、呕吐、意识障碍、视力减退、偶尔可伴发热。这些症状也可发生在驱虫药物治疗时 (由于大量囊虫死亡释放大量异体蛋白引发强烈免疫反应所致)。这种表现更多见于儿童。本型的预后取决于病灶的数量及炎症反应程度，仅有单个增强病灶的患者预后较好。

(二) 脑实质外囊虫病

脑实质外的囊虫感染可寄生于蛛网膜下腔、脑室内、脊髓及眼睛等部位。蛛网膜下腔的囊虫病可导致慢性蛛网膜炎，伴发脑积水、脑膜炎、卒中及血管炎等。脑基底部软脑膜及蛛网膜炎性增厚可导致脑神经麻痹，增殖性血管炎可引起脑梗死。蛛网膜下腔的囊虫，尤其寄生于外侧裂（缺乏周围组织限制）的囊虫可生长至 10cm 或更大，称巨型囊尾蚴，可引起占位效应及局灶神经缺陷。寄生在脑室内的囊虫可引起脑室流出道梗阻，导致梗阻性脑积水及颅内压增高，临床表现为头痛、恶心、呕吐、精神症状及视力改变（视盘水肿）。当患儿头部急剧活动时，存在于第三、第四脑室的囊虫可随之漂浮移动，引起间歇性梗阻，出现恶心、呕吐、平衡障碍或意识丧失，称布龙氏征 (Brun's syndrome)。

二、诊断及鉴别诊断

脑囊虫病的诊断需要结合流行病学史、临床表现、神经影像学检查、血清及脑脊液免疫学检查综合判断。典型脑囊虫病的诊断依靠临床表现及头颅影像学检查，免疫学检查可帮助诊断，极少需要脑活检等侵袭性检查。

鉴别诊断注意与以下影像改变的疾病相鉴别：单发或多发环状或结节状增强灶还可见于结核瘤、脑脓肿、真菌性肉芽肿及脑肿瘤；脑实质钙化可见于代谢性疾病、血管畸形、颅内肿瘤及先天畸形；伴脑室扩大的蛛网膜炎可见于结核性脑膜炎及真菌性脑膜炎。

三、治疗

治疗原则为驱绦虫（成虫），灭囊虫，对症治疗（高颅压、癫痫），必要时外科干预。

（一）驱绦虫成虫

常规推荐处理成虫。单剂量口服吡喹酮 5mg/kg 或氯硝柳胺 2mg/kg，可有效消灭存在于肠道中的绦虫成虫。

（二）消灭囊虫

针对脑囊虫治疗应该是个性化的，基于临床表现、囊虫数量及部位及囊虫的生存期等不同而异。

1. 阿苯达唑

阿苯达唑是治疗囊虫病的首选药物，疗效在 98% 以上。阿苯达唑与抗癫痫药物无相互作用，与皮质激素同服不影响其血清浓度。剂量每日 15mg/kg（最大剂量 800mg），分二次服用。与食物同服，可增加其生物利用率。根据囊虫病灶部位及数量的不同，疗程可为 8～30 天。仅有一个脑实质病灶，服药 3～7 天即可达到理想治疗效果；脑实质内多发灶疗程需要 10～14 天；蛛网膜下腔囊虫病或存在巨大囊虫病灶者，至少服用 1 个月。根据影像变化酌情使用 2～3 个疗程，或更多。疗程间可休息 7～10 天。服药后患儿可能出现临床症状加重，尤其治疗后第一周，需要住院治疗。由于虫体被杀死后，虫体周围炎症反应加重，脑水肿加重，可使颅内压进一步增高，症状加重或出现新的症状。因此，治疗前颅内压较高者，应使用脱水剂减低颅内压后，再进行驱虫治疗，应同时使用肾上腺皮质激素如地塞米松等，以减轻虫体死亡后的炎症反应及水肿，必要时同时使用甘露醇等脱水剂，以保证治疗的安全进行。

(2) 吡喹酮：吡喹酮为杀虫剂，作用较快，因此虫体被杀死后引起的不良反应也较大，临床应谨慎使用。剂量为每天 50mg/kg，分 3 次口服，共服 15 天。可用于阿苯达唑治疗失败者。

影像显示为非活虫期 (肉芽肿期及钙化期) 患者。大部分专家建议无须使用抗囊虫药物。此外，眼型及脊髓型驱虫治疗可导致虫体周围炎症反应加重，可引起不可逆的损伤，驱虫治疗前常规眼科检查以排除脊髓及眼部囊虫病。

(三) 对症治疗

1. 抗癫痫治疗

囊虫病引起的癫痫为症状性癫痫，根据不同的癫痫形式选择用药，多选用局灶性癫痫的药物，如奥卡西平、卡马西平、拉莫三嗪等，推荐抗癫痫药物使用到影像学检查病灶吸收，无癫痫发作 1 ～ 2 年。

2. 脱水降颅压及抗感染治疗

存在颅内高压者需使用皮质激素或甘露醇脱水降颅压治疗。使用阿苯达唑或吡喹酮同时可给予皮质激素，以减轻虫体死亡引起的炎症反应导致的脑水肿及颅内高压。多项随机对照研究显示，灭囊虫治疗的前几天加用皮质激素，癫痫控制效果较对照组好，影像病灶消失时间也短于对照组。通常使用泼尼松 1mg/(kg·d)，或地塞米松 0.1mg/(kg·d)，5 ～ 10 天。

(四) 手术治疗

外科手术可切除具有占位效应的肿块，切除引起脑室梗阻的肿物，分流脑脊液改善脑积水，眼型囊虫病需要外科切除。

第三章　消化系统疾病

　　人体的消化系统由消化道和与之相连的消化腺两部分组成。消化道包括口腔、咽、食管、胃、小肠和大肠。消化腺分为小消化腺和大消化腺两种，小消化腺主要分布于消化道各部的管壁内，大消化腺包括唾液腺、肝和胰，肝脏是人体最大的消化腺，是机体代谢的枢纽。消化腺主要分泌消化液，每日总量可达 6～8L。

　　消化系统的基本生理功能是摄取、转运、消化食物，吸收营养，为机体新陈代谢提供物质和能量来源，而未被消化吸收的食物残渣，最终以粪便形式排除体外。胃可容纳摄入的大量食物，通过机械性和化学性消化，形成食糜随着胃的运动而逐渐排入小肠。小肠是消化、吸收的主要场所，食物进入小肠后，受到胰液、胆汁和小肠液的化学性消化和小肠蠕动的机械性消化后形成小分子物质，后者经消化道黏膜上皮细胞进入血液和淋巴液而被吸收。大多数营养物质在小肠被吸收，难于消化吸收的食物残渣则进入大肠。大肠仅有一定的吸收功能，主要是吸收水分、电解质，以及形成、贮存、排泄粪便。

　　小儿消化道解剖生理特点有以下几点：

　　小儿处于不断的生长发育时期，营养物质的需要量相对较成人多，消化系统的负担较重，但功能尚未发育完善，这就形成了小儿生理功能和机体需要不相适应的矛盾，具体表现在小儿消化系统的解剖生理特点上，掌握这些特点对预防小儿消化道疾病的发生非常有益。

　　1. 小儿口腔黏膜

　　小儿口腔黏膜柔嫩，血管丰富，容易损伤出血，故忌用毛巾擦口腔黏膜，以免损伤口腔黏膜而导致感染。

　　2. 新生儿唾液腺

　　新生儿唾液腺发育不完善，唾液分泌量小，随年龄增长唾液发育趋于完善。5～6个月以后的婴儿，由于出牙而增加唾液分泌，且小儿尚未形成吞咽唾液的习惯，故出现生理性流涎。新生儿期淀粉酶分解碳水化合物的作用较弱，以后才逐渐加强，故4～5个月以后才宜添加淀粉类食物。

　　3. 小儿食管、胃

　　新生儿及乳儿的食管缺乏腺体，食管壁肌肉发育未臻完善，再加之婴儿胃呈水平位，胃的肌层亦发育不全，且贲门较宽，括约肌不发达，其关闭作用不够强，故婴儿易发生呕吐和溢乳。胃的位置比较水平，待小儿能站立和行走后，胃的位置逐渐变为垂直。婴儿胃排空时间与食物种类有关，母乳为2～3小时，牛乳为3～4小时，水仅为1～1.5小时。因此儿一般3小时左右喂一次奶。

4. 婴儿肠

婴儿肠的总长度相对较成人长，总长度约为其身长的 6 倍 (成人约为 4 倍)。且小肠长度占大肠长度的比例较高。小儿处于生长发育阶段，新陈代谢旺盛，有较大的小肠消化面积有利于消化与吸收。但小儿肠壁薄，黏膜脆弱，肠液中大多数酶含量较低，对完成消化吸收功能不利。婴儿回盲目部系膜固定未完善，游动度较大，黏膜与黏膜下层较松，故易发生肠套叠。婴儿肠道蠕动较强，故排便次数较多。肠的运动形式有两种，一种是钟摆式运动，它能促进肠内容物的消化和吸收；另外一种是蠕动式的运动，它可以推动食物向下运转。食糜的刺激可增强肠蠕动。食物通过肠道的时间，个体差异很大，从 12 ～ 36 小时不等，人工喂养者可延长到 48 小时。同时由于植物神经功能不完善，肠道蠕动功能和分泌消化液的功能极易受外界影响，引起消化不良或腹泻。

5. 小儿粪便

新生儿出生后数小时开始排出胎便，呈黑绿或深绿色，黏稠状，无臭味。2 ～ 3 天后逐渐过渡为普通婴儿粪便。人乳喂养的婴儿其大便次数较多，每日排便 2 ～ 4 次，质较软，呈糊状，偶或稀薄。1 周岁以后，便次可一日一次。人工喂养儿的大便次数较人乳喂养者为少，约每日排便 1 ～ 2 次，有的隔日一次甚至便秘。其原因是牛、羊乳较人乳所含的蛋白质的比率为多，在胃中形成的乳块凝集较大，难于消化，加之小儿肠壁肌层发育不全，肠蠕动力量不够大，造成残糜在肠内停留时间加长，水分被吸收，粪便变得较硬，难于排出。当然，小儿每天排便次数因人而异，多少不等。小儿排便是反射性，只要按时坐盆，在 2 岁前后即可养成定时排便的习惯。

6. 小儿消化系统以外疾病

如感冒、肺炎和其他传染病，均容易影响小儿消化功能，导致食欲不佳、呕吐或腹泻。有时，这些表现在原发病痊愈一段时间后才能恢复。

第一节 呕 吐

一、概述

小儿呕吐是指小儿胃或部分小肠内容物被强制性地经口排出常伴有恶心并有强力的腹肌收缩。由于小儿胃肠功能尚未健全，呕吐是常见症状。但如得不到及时正确的治疗则会影响患儿营养物质的摄入，严重者则引起脱水和电解质紊乱。

二、病因病理

1.病因

(1) 消化道器质性梗阻，新生儿及小婴儿因先天性消化道畸形引起不同部位的肠道闭锁或狭窄。年龄较大者则为肠套叠及各种原因引起的肠梗阻。

(2) 消化道感染性疾病、胃炎、肠炎、阑尾炎等，由于炎症刺激而引起反射性呕吐。

(3) 全身感染性疾病和代谢障碍引起消化道功能异常也可以引起呕吐。

(4) 神经系统疾病，如脑炎、脑膜炎、脑肿瘤等多种病因引起颅内压增高可引起呕吐为喷射性，呕前无恶心。

(5) 各种中毒，如食物、药物、有机磷中毒等均可引起呕吐。

(6) 其他如小儿肠寄生虫病可引起呕吐蛔虫伴腹痛。喂养方法不当也可引起呕吐。

2. 病理改变

呕吐为复杂而又高度协调的反射过程，通过延髓呕吐中枢介导完成。呕吐中枢接受来自胃肠道、内脏神经的冲动，以及中枢神经系统通过视觉、嗅觉与味觉传来的刺激和第四脑室底部化学感受器触发区发出的神经冲动。当这些刺激超过一定阈限时，再由呕吐中枢发出冲动，通过传出神经即迷走神经、膈神经、脊神经等将呕吐信号传至各有关的效应器，引起一系列复杂而协调的肌肉运动。即腹肌、膈肌收缩和腹压升高。下食管括约肌、胃底贲门松弛，继之胃肠道逆蠕动将胃内容物逆流到食管经口腔排出体外。当消化系统、泌尿系统、心脏和呼吸系统病变时，呕吐信号通过内脏神经、体神经传入呕吐中枢，引起呕吐。药物和一些化学毒素则是通过血液传至化学感受器触发区引起呕吐的。

小儿容易发生呕吐与其解剖生理特点有关：①新生儿食管相对较短，蠕动弱；②贲门松弛；③幽门肌肉相对较紧张；④胃呈水平位置；⑤小儿腹腔压力大于胸腔。

三、临床表现

呕吐的类型可分为三型：

1. 溢乳

系哺乳量过多及贲门松弛所致，常表现胃内乳汁，由口角少量外溢。发生在小婴儿。与其生理解剖特点有关，不属病态。

2. 一般呕吐

此种呕吐常伴有恶心，呕吐物量多少不定。多见于胃肠道感染性疾病。

3. 喷射状呕吐

喷射状呕吐是指大量呕吐物从口鼻喷涌而出，除医生检查咽部按压舌面不当及家长喂药刺激外，常见于吞入大量空气，幽门肥大性狭窄及中枢神经系统疾病。

四、理化检查

1. 粪、尿常规及其他检查

疑肠道感染或肠寄生虫可行大便常规或集卵检查。疑尿路感染或周期性呕吐须检查尿常规及酮体。疑肝肾疾患、糖尿病及电解质紊乱者，可相应作肝功、肾功、血糖、血钾、血钠、血氯、二氧化碳结合力及 PH 值等检查。疑苯丙酮尿症或半乳糖症者可选作尿三氯化铁试验，尿黏液酸试验有助于诊断。

2. X 检查

疑颅内占位性病变或脑出血，有条件者可进行 CT 或核磁共振检查。疑有先天性食管闭锁或食管一气管瘘时，可用 8 号导尿管，在 X 线透视下，由鼻咽腔插入食道，若多次返折或 8～10cm 处受阻，可经导管注入碘油 0.5～1mL 有助于诊断及确定畸形部位。疑有食管贲门松弛症或先天性幽门肥大性狭窄时，可作钡餐检查，以明确诊断。疑及肠梗阻时，应作腹部 X 线透视或摄片，高位者可见盆腔内缺乏气体；低位者可见梗阻以上肠段扩张、充气且有液平面，梗阻以下肠段则无气体。诊断标准小儿呕吐的病因非常多，正确的诊断有赖于详细的病史、全面的体检与必要的实验室检查。此外了解患儿的发病年龄、起病缓急、呕吐物的性质、伴随症状与体征对确定诊断都有很大的意义。

(1) 病史：注意询问发病的缓急、与呕吐相关的疾病、流行病史、用药史、呕吐方式及呕吐物性质。

(2) 体征：精神状态、营养状况、腹部体征、神经系统体征和相关疾病的体征。

(3) 实验室检查：根据不同疾病进行有针对性的实验室检查，如：

1) 血、尿、粪常规，血电解质、血糖、肝肾功能、内分泌化验、脑脊液等相应检查。

2) 腹部 X 线片，消化道造影，腹部平片。

3) B 超、CT、心电图。

4) 必要时进行纤维胃镜检查。

4. 发病年龄

(1) 出生后数小时至 1～2d 内呕吐者：多见于消化道畸形，如食管、肛门直肠闭锁、咽下羊水、颅内出血。新生儿期呕吐者还可见于胃扭转、胃肠旋转不良、胎粪样肠梗阻。

(2) 小婴儿期：先天性肥厚性幽门狭窄、幽门痉挛、喂养方法不当、肠套叠、神经系统疾病等。

(3) 学龄前及学龄期：常见于感染性疾病、急腹症、阑尾炎、肠梗阻、继发性肠套叠、神经系统疾患、各种中毒等。

5. 呕吐方式

(1) 喷射性呕吐：多见于颅内压增高、先天性肥厚性幽门狭窄、肠梗阻。

(2) 持续性呕吐：见于消化道炎症、消化道梗阻等。

(3) 间歇性呕吐：可见于幽门痉挛、胃黏膜脱垂等。

6. 呕吐物性质及伴随症状

(1) 呕吐物的性质：①呕吐原奶者，提示病变在食管。②呕吐物有乳凝块而无胆汁者，提示病变在幽门或十二指肠上端。③呕吐物含胆汁者，提示病变在十二指肠壶腹以下。④呕吐物含粪便者，提示低位肠梗阻。⑤呕吐物带血者，提示消化性溃疡、胃黏膜脱垂、食管裂孔疝、食管贲门黏膜撕裂综合征。

(2) 伴随症状：①呕吐伴腹痛者，提示肠套叠、肠蛔虫症、胆道蛔虫、细菌性痢疾、急性出血坏死性肠炎、急性阑尾炎、胰腺炎等。②呕吐呈喷射状伴头痛，多见于颅高压、颅内感染或占位病变。伴有眩晕应除外内耳前庭系统疾病。③呕吐伴腹胀，见于幽门梗阻、肠梗阻等。④呕吐伴发热者，提示感染或传染性疾病。

五、鉴别诊断

首先鉴别是溢乳还是呕吐，是喂养不当还是疾病因素引起；其次鉴别是胃肠道疾病还是全身性疾病因素引起，是由内科疾病还是内外科疾病引起，以进一步检查，早期明确诊断，及时予以处理。

顽固性呕吐鉴别：

1. 急性胃肠炎

小儿多见类型为急性单纯性胃炎。可因饮食不当或服用药物所致。表现为上腹部不适、疼痛、恶心、呕吐、食欲减退，一般不严重。临床上常见由于进食被细菌污染的食物所引起急性胃肠炎，症状轻重不一，进食后数小时或24h内发病，恶心、呕吐，腹痛较剧烈，常伴水样腹泻。重者伴发热、失水、酸中毒甚至休克。一般病程较短，经治疗1～2天病情即好转。

2. 病毒性肝炎

起病早期常出现呕吐，黄疸出现后呕吐渐减轻。

3. 胆道蛔虫

本病为阵发性右上腹剧烈绞痛，伴频繁呕吐，常吐蛔虫或胆汁。

4. 急性阑尾炎

其主要症状是腹痛，可伴恶心、呕吐或腹泻。呕吐多在腹痛开始后数小时发生，一般不重。

5. 先天性食管闭锁

先天性食管闭锁共分5型，其中第Ⅲ型（食管上端为盲管伴食管下端气管瘘）最为常见，约占总数的85%～95%。孕妇常有羊水过多史。最早的症状是唾液增加；生后不久即见唾液从口腔和鼻孔不断涌出；生后第1次喂水或乳即发生呕吐、呛咳、青紫、呼吸困难甚至窒息，吸引口鼻分泌物后，症状可缓解。易合并吸入性肺炎和肺不张，由口腔插入8号尿管至8～12cm时，受阻折回，摄X线造影即可确诊。

6. 先天性肥厚性幽门狭窄

大多由于幽门环肌神经组织发育异常或变性，致幽门环肌肥厚，造成幽门狭窄。发生率约1：300～1：2000，多见于男性第一胎。呕吐为本病主要表现，多于生后2～3周左右开始出现，呈持续性，进行性加重。呕吐为喷射性，量多，呕吐物含乳凝块及胃液，但不含胆汁。腹部检查见上腹部膨隆，可见逆蠕动波，于进食或扪压腹部后明显。常有消瘦，粪便量少。呕吐严重时可合并脱水、低氯、低钾、碱中毒或酸中毒。部分可伴有黄疸。90%以上的病例，在右上腹肋缘下、腹直肌外缘处的深部能触及橄榄大小坚硬的肿物，是本病的重要体征。钡餐造影示胃扩张，蠕动强烈，胃排空延迟，幽门管呈线样狭窄。

六、治疗

1. 病因治疗

积极治疗原发病。积极处理原发疾病十分重要。如因肠道内或肠道外感染所致者应控制感染。消化道畸形或机械性肠梗阻应及时外科手术解除梗阻。停用引起呕吐的药物，纠正不恰当的喂养方法。急性中毒应及时洗胃。

2. 一般治疗

严密观察病情，记出入量，注意呕出物及大便的性状。注意体位，多采取头高、右侧卧位或平卧位，呕吐小儿头侧向一边，以防呕吐物吸入呼吸道。呕吐剧烈者或疑为外科性疾患应暂时禁食。对新生儿吞咽羊水所致的呕吐可用 1% 碳酸氢钠或清水洗胃 1 次。

3. 对症治疗

溢乳者应改善哺乳方法，喂乳时注意采取正确的婴儿体位，喂后将其抱起伏在成人肩上同时拍背，使胃中气体充分排出。严重者可根据情况使用解痉剂 (如阿托品、颠茄合剂)、镇静剂 (如氯丙嗪、异丙嗪、苯巴比妥)。甲氧氯普胺 (灭吐灵 2.5 ～ 5mg/ 次) 有中枢镇吐作用。须注意婴儿由于血脑屏障不健全，可致锥体外系统症状。外科性疾患如机械性肠梗阻、肠穿孔腹膜炎等致的呕吐，上述药物应慎用。有水、电解质及酸碱失衡者应静脉补液给予纠正。明显腹胀者应胃肠减压。

4. 药物治疗

既往所用甲氧氯普胺 (胃复安) 因为容易引起锥体外系副作用，诱发扭转性痉挛，现已不用。近年来发现西沙必利 (普瑞博思) 可引起腹痛、腹泻及严重心律失常等不良反应，应用时也要十分谨慎。目前比较安全有效的止吐药为多潘立酮 (吗丁啉)，是具有抗多巴胺作用的苯米唑衍生物，多潘立酮 (吗丁啉) 能增加下段食管括约肌的张力，改善胃、十二指肠动力，促进胃排空，因而有较好的止吐作用。剂量：每次 0.3mg/kg，3 次 /d，餐前 15 ～ 30min 口服。多潘立酮 (吗丁啉) 单纯作用于胃，不作用于肠，因而无腹痛腹泻等副作用，多潘立酮 (吗丁啉) 只具外周作用不易渗入脑，因而罕有锥体外系副作用，但对 3 个月以下小婴儿由于其血脑屏障通透性高，仍要慎用。其他尚有氯丙嗪 (冬眠灵)，有镇静与止吐作用，剂量：每次 1mg/kg，口服或肌注 (可采用复方冬眠灵)。

5. 液体疗法

较重的呕吐多伴有水和电解质紊乱应予纠正。此类患儿多伴有酸中毒、酮血症、酮尿症及血糖降低。应给输葡萄糖、碱性液。纠正低血糖，消除酮血症。一般病例输液每次 30 ～ 50mL/kg，可采用 4 ：3 ：2 溶液或 1 ：1 加碱液 (即 10% 葡萄糖 100 ：0.9% 氯化钠 100mL，5% 碳酸氢钠 10mL)。有尿后适量加钾。如有严重脱水及电解质紊乱则参照血生化检查结果予以纠正。

6. 饮食

轻症病例仍然可以进食，但要注意补充液量防止脱水，可照常喂母乳，或给半流饮食，加服米汤加盐溶液或 ORS 溶液。对于严重频繁呕吐则应短期禁食 (4 ～ 8h)，给予输液。待呕吐控制后，逐渐恢复正常饮食。

第二节　厌　食

一、概述

厌食是指较长时期食欲减退或消失的症状。多见于 1 ～ 6 岁小儿。常见的病因有不良饮食习惯，感染，胃肠道疾病，代谢及内分泌疾病，以及营养障碍，包括近年较为增多的维生素 A、D 中毒等。长期厌食可致营养不良，生长发育障碍和精神行为异常。厌食在小儿时期很常见，主要的症状有呕吐、食欲不振、腹泻、便秘、腹胀、腹痛和便血等。这些症状不仅反映消化道的功能性或器质性疾病，且常出现在其他系统的疾病时，尤其多见于中枢神经系统疾病或精神障碍及多种感染性疾病时。因此必须详细询问有关病史，密切观察病情变化，对其原发疾病进行正确的诊断和治疗。

二、病因病理

小儿厌食首先是一种摄食行为异常的表现，临床可伴或不伴胃肠道功能的异常。其病因除与急、慢性感染性疾病及药物影响有关外，还与喂养方式、饮食习惯、精神心理、社会环境、自然环境等因素有关。

1. 未及时添加辅食

有研究证实婴儿对于辅食的添加有不同的敏感期，味觉敏感期在婴儿期 4 ～ 6 个月时，食物质地敏感期在婴儿期 6 ～ 7 个月。有学者认为如果此期未给予各种味道、各种质地的食物，婴儿往往在一岁后拒食新口味和不同质地的食物，因而造成偏食和食谱单调。国内有人分析了传统喂养与儿童厌食症的关系，发现婴儿期日夜频繁喂乳、断乳年龄过大、加辅食年龄太晚、品种和方式不当可使小儿在一岁左右发生厌食。

2. 疾病及药物因素

大多数疾病都可导致孩子的食欲下降。患胃肠炎、消化性溃疡、肝炎或结核等病时，厌食尤其突出。孩子在患病并伴有发热时，可使其消化吸收功能降低，引起不思饮食现象。另如肠道寄生虫感染、长期便秘或因患肾脏疾病而长期低盐饮食时，亦可引起食欲下降。服用一些药物（如红霉素、磺胺药物等）后，因其对胃黏膜的刺激作用，除引起孩子厌食，还可能伴有腹痛和恶心、呕吐等现象，此外，给孩子服过多的钙片、维生素 A 或 D，则孩子亦可出现食欲减退现象。

3. 饮食习惯不良或饮食结构不合理

平素给孩子吃较多的零食；夏天摄入冷饮、饮料过多以及吃饭不定时；父母过分注意孩子的饮食情况等不良因素，均可影响孩子食欲。部分父母对孩子过于溺爱，在饮食结构安排中，蛋白质（蛋、肉、乳类）或糖类（甜食、巧克力等）所占比例过大，长期如此，不仅造成孩子偏食、挑食的不良习惯，还可引起胃肠消化吸收功能发生障碍。

4. 精神因素

中枢神经系统受人体内外环境不良刺激的影响，通过交感神经系统的内脏反应使消化功能的调节失去平衡引起食欲减退。儿童受到不良心理刺激，如惊吓、恐惧、紧张等，可能引起消化功能紊乱，食欲减退；父母对孩子要求过高，限制孩子的活动，如禁止与其他儿童玩耍，在进餐前和餐桌上训斥孩子，都会影响儿童情绪和食欲；当孩子食欲不振时，采用强制手段或威吓办法逼迫孩子进食，往往使孩子产生逆反心理而拒绝进食。

5. 气候因素

天气过热或湿度过大，可影响神经调节功能和消化液的分泌而引起孩子食欲不振。所以一年中以夏天孩子的胃口不佳现象为明显，又将此特称为夏季厌食症。

6. 维生素 B、微量元素锌缺乏

缺锌影响了核酸和蛋白的合成，从而影响了味觉素的合成。还可使唾液中磷酸酶减少及黏膜增生，阻塞产生味觉的神经－味蕾，使味蕾的功能减退。B 族维生素缺乏亦可引起小儿味觉功能和胃黏膜消化功能的降低，使小儿没有食欲和消化能力减弱。

综上所述，小儿厌食症的发病因素既有内在因素，亦有食物及环境的外部因素。良好的食欲是小儿健康的标志之一，长期厌食必然影响小儿的体质和智力发展。全面了解小儿厌食的病因，尽可能将疾病控制在发生阶段，"未病先防"，具有一定的现实意义。

三、发病机制

1. 疾病影响

急慢性疾病可导致胃肠动力不足（功能性消化不良）引起的厌食，当今已受到重视。几乎所有抗生素长期应用都会引起肠道菌群紊乱，微生态失衡，造成腹胀、恶心与厌食。

2. 气候

气温高、湿度大，可影响胃肠功能，降低消化液分泌、消化酶活性降低、胃酸减少等，致消化功能下降引起厌食。

3. 喂养不当

正常儿童每隔 3～4h 胃内容物排空、血糖下降，就会产生食欲。喂养不当或饮食习惯不良，如吃饭不定时，饭前吃零食或糖果，胃内总有东西、血糖不下降，就不会有食欲。

4. 情绪因素

强迫喂食，引起儿童反感，各种影响儿童情绪的因素，均可导致厌食。

5. 顽固性神经厌食

患儿内分泌检查，尿内 17- 羟类固醇排出低于正常，血浆皮质醇的含量正常或偏高，下丘脑-垂体-肾上腺系统对地塞米松的反应受到抑制。这些变化亦可见于重度营养不良。有人提出此类患者可能有间脑-神经内分泌功能缺陷，是为病理基础。此外神经性厌食时，血浆生长激素对低血糖反应减弱，而其他营养不良则正常或加强。厌食患儿对左旋多巴的反应亦受损害。这两种反应与边缘系统下丘脑的功能有密切关系。有人怀疑与下丘脑调节食欲的整合中枢功能紊乱有关。

四、临床表现

1. 年龄

1岁以下的婴儿，特别是新生儿有明显食欲低下者，多为疾病所致，特别应注意败血症、结核病、佝偻病和各种营养缺乏症等。幼儿和年长儿要特别注意各种不良饮食习惯和情绪等神经精神因素的影响。

2. 家庭环境情况

家庭条件较好的子女，因过分溺爱，过分担忧小儿健康和营养，采取诱骗、打骂、多给零食等方法，企图让小儿多吃，结果常适得其反；一些父母对子女不够关心，影响小儿情绪和食欲。

3. 食欲减退的程度

轻度食欲不良可能是正常个体差异或零食过多等不良习惯所致，严重食欲减退或拒食常提示潜在疾病的存在。

4. 有无伴随症状

虽有轻度食欲不良，但小儿活泼、愉快、精神饱满无症状者，多为正常。伴有疲倦、精神萎靡、低热者，多系结核或其他感染。伴有腹疼和便血者应注意胃、十二指肠溃疡，寄生虫等。伴反应迟钝，皮肤粗糙，少汗和发育不良者，应注意甲状腺功能低下。伴多汗、肋骨串珠、方额、颅骨软化等骨骼改变系佝偻病。

五、理化检查

(1) 胃肠道出血时胃管内抽出咖啡样物质及粪便隐血试验阳性，血红蛋白水平降低。

(2) 血清电解质、血糖、血气、血浆渗透压反映机体内环境是否平衡。

(3) 腹胀者肝肾功能、血清心肌酶谱等监测观察全身各脏器功能损伤程度。

(4) 纤维胃镜检查是早期确诊应激性溃疡的主要方法，选择性血管造影可见造影剂外溢成一团积聚在血管旁而久不消散，X线平片见腹腔内有游离气体时提示溃疡穿孔，超声图像可有胃壁增厚、黏膜皱襞肥大等。

六、诊断标准

遇有厌食患儿，首先要仔细询问病史，作好体格检查及必要的化验。分清是否由于全身或消化系统疾病引起，是否药物影响，有否微量元素或内分泌素缺乏。还要调查患儿家庭、托儿所及学校环境，有无不良精神刺激与不良的饮食卫生习惯。然后确定病因。

七、鉴别诊断

1. 注意与"假性厌食症"的鉴别

必须先排除宝宝是否患有感冒或内科慢性疾病,例如:长期泄泻、慢性肝炎、肺结核等,如果是因为这些疾病而引起的厌食是自然的,等到疾病痊愈后厌食就会改善。真正的厌食是指小朋友长时期食欲不振,看到食物也不想吃,甚至拒吃,这种情形一般连续两个月以上才符合所谓的"厌食症"。

2. 注意与某些慢性疾病的鉴别

如消化性溃疡、慢性肠炎、结核病、消化不良及长期便秘等都可能会引起厌食症。

3. 注意与缺铁性贫血相鉴别

缺铁性贫血是小儿的多发病,缺铁除了引起对造血功能和细胞免疫功能造成影响外,还可引起胃酸减少,胃、十二指肠炎,肠黏膜萎缩和吸收功能障碍等胃肠消化功能异常,影响小儿食欲,甚至生长发育。与小儿厌食症的所表现的症状有一定的相似,所以必须多方排查,以免误诊。

4. 注意与钩虫病相鉴别

患有钩虫病的小儿有贫血、异食癖和精神食欲减退等症状,应检查大便常规找钩虫卵,确诊后及时驱虫治疗。

大多数小儿厌食症不是由于疾病引起的,而是由于不良的饮食习惯、不合理的饮食制度、不佳的进食环境及家长和孩子的心理因素造成的。除家庭环境和病史中有明确饮食习惯不良外,必须排除有关疾病因素,方能诊断,并注意纠正不良习惯,要循序渐进,正确诱导和鼓励。

八、治疗

1. 小儿厌食症治疗前的注意事项

(1) 合理喂养,养成良好的饮食习惯,从小抓起:4个月以内的婴儿最好采用纯母乳喂养。因为相关的研究表明,纯母乳喂养的小儿很少有厌食。按顺序合理添加辅食,不要操之过急。小儿饮食以主副食为主,不乱加额外的"营养食品"。不要使用补药和补品去弥补孩子营养的不足,而要耐心讲解各种食品的味道及其营养价值。

(2) 培养良好的饮食卫生习惯:定时、按顿进食,饭前不吃零食(包括饮料),因为血糖升高影响食欲,饭后吃水果。家长要注意经常变换饮食的品种、尽量不要千篇一律,要荤素搭配。动物食品含锌较多,须在膳食中保持一定的比例。

(3) 要保持轻松愉快的进食情绪:创造好的吃饭气氛。要使孩子在愉快心情下摄食。即使有几次小儿进食不好,也不要着急,不要威协恐吓小儿进食,也不要乞求小儿进食。一餐不吃、不必顾虑,也不要再用零食补充,下餐饿了自然会吃。当孩子不愿吃某种食物时,大人应当有意识有步骤地去引导他们品尝这种食物,既不无原则迁就,也不过分勉强。

(4) 父母是孩子的好榜样：如果父母挑食或偏食，则孩子也会受到影响，多半也是个厌食者。所以父母一定要以身作则，不挑食不偏食，给孩子一个正面的影响。

(5) 积极治疗引起厌食症的根源。

2. 常规治疗

(1) 先带孩子到正规医院儿科或消化内科进行全面细致的检查，排除那些可以导致厌食的慢性疾病，排除缺铁、缺锌。

(2) 饮食要规律，定时进餐，保证饮食卫生；生活规律，睡眠充足，定时排便；营养要全面，多吃粗粮杂粮和水果蔬菜；节制零食和甜食，少喝饮料。

(3) 改善进食环境，使孩子能够集中精力去进食，并保持心情舒畅。

(4) 家长应该避免"追喂"等过分关注孩子进食的行为；当孩子故意拒食时，不能迁就，如一、两顿不吃，家长也不要担心，这说明孩子摄入的能量已经够了，到一定的时间孩子自然会要求进食，决不能以满足要求作为让孩子进食的条件。

(5) 加强体育锻炼，尤其是长跑、游泳等耗氧运动。

(6) 不要盲目吃药，莫滥用保健补品；可以适当服用调理脾胃，促进消化吸收功能的中、西药，如：健儿消食口服液、小儿消积丸、小儿喜食片、健脾糕片、大山楂冲剂和健儿散等。

第三节　小儿腹泻

一、概述

小儿腹泻病是由多病原、多因素引起的以腹泻为主的一组临床综合征。发病年龄多在 2 岁以下，6～11 月的婴儿尤为高发。腹泻的高峰主要发生在每年的 6～9 月及 10 月至次年 1 月。夏季腹泻通常是由细菌感染所致，多为黏液便，具有腥臭味；秋季腹泻多由轮状病毒引起，以稀水样或稀糊便多见，但无腥臭味。在我国，小儿腹泻病是仅次于呼吸道感染的第 2 位常见病、多发病。如果不能及时有效地进行治疗，死亡率也很高。引起死亡的重要原因，是腹泻所导致的身体脱水和体内电解质紊乱。全世界每年死于腹泻的儿童高达 500～1800 万。

二、病因病理

1. 内在因素

(1) 消化系统发育不成熟：①胃酸和消化酶分泌少且酶活力低；②生长发育迅速所需营养物质多；③水代谢旺盛而对缺水耐受力差；④肠壁结构较薄，容易发生过敏和感染。

(2) 消化系统防御功能较差：①胃酸低，胃排空快，对细菌杀灭能力较弱；②免疫功能不完善，容易发生细菌和病毒感染；③正常肠道菌不建全或抗生素致菌群失调；④人工喂养儿，其防御功能更差。

2. 感染因素

(1) 肠道内感染：①病毒感染：轮状病毒、肠道腺病毒、肠道病毒等；②细菌感染：最多见的是大肠杆菌和空肠弯曲菌感染；③原虫感染；④真菌感染。

(2) 肠道外感染 如肺炎、中耳炎等。

3. 非感染因素

(1) 饮食：喂养不当是引起腹泻的主要原因之一，多见于人工喂养。

(2) 吸收不良：如乳糖不耐受症、糖原性腹泻、原发性肠吸收不良等。

(3) 过敏性腹泻：如牛奶蛋白过敏。

(4) 其他：气候的突然改变、精神因素等引起植物神经功能紊乱，使肠消化腺分泌及运动机能失调，而致腹泻。

三、病理改变

1. 渗透性腹泻

腹腔内存在大量不能吸收的具有渗透活性的物质。

(1) 摄入吸收不良性溶质：如盐类泻药。

(2) 摄入不易消化的食物：如乳糖酶缺乏者进食乳糖后。

(3) 黏膜转运机制失效：葡萄糖 – 半乳糖吸收不良者。吸收不良性溶质可引起肠腔内渗透压升高，导致水积聚在肠腔，引起腹泻。

其特点：①禁食48h后即可停止或减少腹泻；②大便量 < 1L/d；③肠腔内渗透压增高，超过血浆渗透压；血浆/粪质溶质差常 > 100mmol/L H_2O；④粪便酸度增高，pH= 5.0，粪便电解质含量不高，但双糖含量明显增高。

2. 分泌性腹泻

肠道分泌过多，超过肠道吸收能力时产生的腹泻。

引起分泌增加的因素有：

(1) 细菌产生肠毒素：耐热、不耐热毒素。

(2) 内源性活性肽和促肠分泌的物质。

(3) 内源性或外源性导泻物质。

(4) 引流障碍和交换机制缺陷。特点：①禁食48h后腹泻不能缓解；②大便呈大量水样 > 1L/d；③粪便中含有大量电解质，肠腔内渗透压接近血浆渗透压；血浆/粪质溶质差常 < 50 mmol/L H_2O；④粪便 pH 偏碱 (pH > 7)。

3. 渗出性腹泻

(1) 感染性腹泻：①病原体吸附在肠黏膜表面，通过产生毒素引起肠黏膜上皮细胞坏死；②病原体侵入黏膜并产生毒素，共同引起肠黏膜变性、坏死；③炎性细胞释放炎性介质。

(2) 非感染性腹泻：非感染因素引起肠黏膜损害、渗出。

四、临床表现

1. 根据临床表现分类

(1) 轻型腹泻：多为饮食因素或肠道外感染所致，或由肠道内病毒或非侵袭性细菌感染引起。主要是胃肠症状，食欲减退；大便次数增多，每天约 10 次以下，量不多，稀水或蛋花汤样；大便镜检可见大量脂肪球，无明显全身症状，无明显脱水及电解质紊乱症状。

(2) 重型腹泻：多由肠道内感染引起，常急性起病，大便每日 10 余次或数十次，黄绿色水样或蛋花样；大便镜检可见脂肪球及少量白细胞。有明显全身中毒症状及脱水、电解质和酸碱平衡紊乱症状。

2. 根据脱水的性质分类

脱水性质：现存体液渗透压的改变。脱水的同时亦伴有电解质的损失，根据水与电解质丢失比例的不同，可分为等渗性脱水、低渗性脱水和高渗性脱水。

(1) 等渗性脱水：水与电解质成比例地丢失，血清钠在 130 ～ 150mmol/L 之间 (300 ～ 345mg%)。各种病因所致的脱水，其失水和失钠的比例可不同，若其比例相差不大时，通过肾脏调节，可使体液维持在等渗状态，故等渗性脱水较多见。这类脱水主要丢失细胞外液，临床上表现为一般性的脱水症状：如体重减轻，口渴不安，皮肤苍白、干燥、弹力减低、前囟及眼窝凹陷，黏膜干燥，心音低钝，唾液和眼泪减少，重者可导致循环障碍与休克。

(2) 低渗性脱水：电解质的丢失相对多于水的丢水，血钠低于 130mmol/L(300mg%)。这类脱水由于腹泻较重，病程较长，粪质钠常丢失极多；又因腹泻期间饮水偏多，输液时单纯用葡萄糖溶液，而给钠溶液较少，导致细胞外液渗透压过低，一部分水进入细胞内，血容量明显减少。低渗性脱水多见于吐泻日久不止的营养不良患儿，在失水量相同的情况下，脱水症状较其他两种脱水严重。因口渴不明显，而循环血量却明显减少，故更易发生休克。因脑神经细胞水肿，可出现烦躁不安、嗜睡、昏迷或惊厥。

(3) 高渗性脱水：水的丢失相对比电解质丢失多，血钠超过 150mmol/L(345mg%)。这类脱水由于细胞外液渗透压较高，细胞内液一部分水转移到细胞外，主要表现为细胞内脱水。如腹泻初起，有发热，喝水少，病后进食未减者，容易引起高渗性脱水。滥用含钠溶液治疗，如口服或注射含钠溶液较多 (如单纯用生理盐水补液)，也可造成高渗性脱水。在失水量相同的情况下，其脱水体征比其他两种脱水为轻，循环障碍的症状也最轻，但严重脱水时亦可发生休克。由于高渗和细胞内脱水，可使黏膜和皮肤干燥，出现烦渴、高热、烦躁不安、肌张力增高甚至惊厥。严重高渗可使神经细胞脱水、脑实质皱缩、脑脊液压力降低、脑血管扩张甚至破裂出血 (新生儿颅内出血)，亦可发生脑血栓。

3. 根据脱水的程度分类

即累积的体液损失，可根据病史和临床表现综合估计。脱水一般分轻、中、重三度。

(1) 轻度脱水：失水量约为体重的 5% (50mL/kg)。精神稍差，皮肤干燥、弹性稍低眼窝、前囟稍凹陷，苦时有泪，口腔黏膜稍干燥，尿量稍减少。

(2) 中度脱水：失水量约占体重的 5%～10% 以上 (50～100mL/kg)。精神萎靡，皮肤干燥、弹性差，捏起皮肤皱褶展开缓慢，眼窝和前囟明显凹陷，哭时少泪，口腔黏膜干燥，四肢稍凉，尿量减少。

(3) 重度脱水：失水量约为体重的 10% 以上 (100～120mL/kg)。精神极度萎靡，表情淡漠，昏睡或昏迷。皮肤明显干燥、弹性极差，捏起皮肤皱褶不易展平，眼窝和前囟深陷，眼睑不能闭合，哭时无泪，口腔黏膜极干燥。

(4) 代谢性酸中毒：由于腹泻丢失大量碱性物质；进食少和肠吸收不良，摄入热量不足，体内酮体形成增多；血容量减少，组织灌注不良和缺氧，乳酸堆积；肾血流量不足，尿量减少，酸性代谢产物潴留。脱水越重，酸中毒也越重。临床表现轻度酸中毒的症状不明显，呼吸稍快，不易早期诊断。中度酸中毒出现呼吸深快、心率加快、口唇樱红、厌食、恶心、呕吐、疲乏无力、精神萎靡，烦躁不安；重度酸中毒时心率变慢，呼吸深快其节律不齐，嗜睡，昏睡，昏迷，由于心率减慢，心肌收缩力减弱和心输出量减少，可发生低血压和心衰。

(5) 低钾血症：吐、泻丢失；摄入不足，肾脏保钾功能差；脱水、酸中毒纠正后，当血钾 < 3.5mmol/L 时，临床出现低钾症状，称为低钾血症。主要表现精神萎靡，四肢无力，心音低钝，腹胀，肠鸣音减弱，腱反射减弱等。重者出现心律不齐，心脏扩大，心电图示 T 波增宽，低平或倒置，出现 U 波，以及肠麻痹，呼吸肌麻痹而危及生命。

(6) 低钙和低镁血症：进食少，吸收不良；大便中丢失；脱水、酸中毒纠正后出现手足搐搦或惊厥。少数输液后出现震颤、手足抽搐或惊厥，用钙剂治疗无效时，应想到低镁的可能。

3. 根据发病机制分类

(1) 分泌性腹泻：由产生肠毒素的细菌各病毒所致，小肠分泌增多，超过结肠吸收限度。

(2) 渗出性腹泻：由侵袭性细菌引起，侵入肠黏膜组织，引起充血、水肿、炎性细胞浸润、溃疡和渗出等病变。

(3) 渗透性腹泻：双糖酶缺乏或分泌不足，或由于肠道中短链有机酸产生过多，使肠道中肠液的渗透压增高。

(4) 肠道吸收障碍性腹泻。

(5) 肠道运动功能亢进性腹泻。

4. 根据病程分类

(1) 急性腹泻：病程 < 2 周。

(2) 迁延性腹泻：病程 2 周～ 2 个月。

(3) 慢性腹泻：病程＞ 2 个月。

5. 常见几种不同病原所致腹泻的临床特点

(1) 轮状病毒性肠炎 (Rotavirus enteritis)：好发于秋冬季，呈散发或小流行，病毒通过粪－口途径以及呼吸道传播，多见于 6 ～ 24 个月的婴幼儿，潜伏期 1 ～ 3 天，常伴发热和上呼吸道感染症状，起病急，病初即有呕吐，然后腹泻，大便呈水样或蛋化汤样，带有少量黏液，无腥臭，每天数次至 10 余次，常伴脱水和酸中毒，本病为自限性疾病，病程 3 ～ 8 天，少数较长，大便镜检偶见少量白细胞，病程 1 ～ 3 天内大量病毒从大便排出，最长达 6 天，血清抗体一般 3 周后上升，病毒较难分离，免疫电镜，ELISA 或核酸电泳等均有助于诊断。

(2) 诺沃克病毒肠炎：多见于较大儿童及成年人，临床表现与轮状病毒肠炎相似。

(3) 大肠埃希杆菌肠炎 (Escherichia coli enteritis)：常发生于 5 ～ 8 月份，病情轻重不一，致病性大肠杆菌肠炎大便呈蛋花汤样，腥臭，有较多的黏液，偶见血丝或黏脓便，常伴有呕吐，多无发热和全身症状，主要表现水，电解质紊乱，病程 1 ～ 2 周，产毒素性大肠埃希杆菌肠炎，起病较急，主要症状为呕吐，腹泻，大便呈水样，无白细胞，常发生明显的水，电解质和酸碱平衡紊乱，病程 5 ～ 10 天，侵袭性大肠杆菌肠炎，起病急，高热，腹泻频繁，大便呈黏脓状，带脓血，常伴恶心，腹痛，里急后重等症状，有时可出现严重中毒症状，甚至休克，临床症状与细菌性痢疾较难区别，需作大便培养鉴别，出血性大肠埃希杆菌肠炎，大便次数增多，开始为黄色水样便，后转为血水便，有特殊臭味，大便镜检有大量红细胞，常无白细胞，伴腹痛，可伴发溶血尿毒综合征和血小板减少性紫癜。

(4) 空肠弯曲菌肠炎 (Campylobacter jejuni enteritis)：全年均可发病，多见于夏季，可散发或暴发流行，以 6 个月～ 2 岁婴幼儿发病率最高，家畜，家禽是主要的感染源，经粪－口途径，动物 → 人或人 → 人传播，潜伏期 2 ～ 11 天，起病急，症状与细菌性痢疾相似，发热，呕吐，腹痛，腹泻，大便呈黏液或脓血便，有恶臭味，产毒菌株感染可引起水样便，大便镜检有大量白细胞及数量不等的红细胞，可并发严重的小肠结肠炎，败血症，肺炎，脑膜炎，心内膜炎，心包炎等。

(5) 耶尔森菌小肠结肠炎：多发生于冬春季节，以婴幼儿多见，潜伏期 10 天左右，无明显前驱症状，临床症状与年龄有关，5 岁以下患儿以腹泻为主要症状，粪便为水样，黏液样，脓样或带血，大便镜检有大量白细胞，多伴腹痛，发热，恶心和呕吐，5 岁以上及青少年，以下腹痛，血白细胞增高，血沉加快为主要表现，酷似急性阑尾炎，本病可并发肠系膜淋巴结炎，结节性红斑，反应性关节炎，败血症，心肌炎，急性肝炎，肝脓肿，结膜炎，脑膜炎，尿道炎或急性肾炎等，病程 1 ～ 3 周。

(6) 鼠伤寒沙门菌肠炎：全年发病，以 4 ～ 9 月发病率最高，多数为 2 岁以下婴幼儿，易在儿科病房发生流行，经口传播，潜伏期 8 ～ 24h，主要临床表现为发热，恶心，呕吐，腹痛，腹胀，"喷射"样腹泻，大便次数可达 30 次以上，呈黄色或墨绿色稀便，水样便，黏液便或脓血便，大便镜检可见大量白细胞及不同数量的红细胞，严重者可出现脱水，酸中毒及全身中毒症状，甚至休克，也可引起败血症，脑脊髓膜炎，一般病程 2～4 周，带菌率高，部分患儿病后排菌 2 个月以上。

(7) 金黄色葡萄球菌肠炎：很少为原发性，多继发于应用大量广谱抗生素后或继发于慢性疾病基础上，起病急，中毒症状重，表现为发热，呕吐，频泻，不同程度脱水，电解质紊乱，严重者发生休克，病初大便为黄绿色，3～4 天后多转变为腥臭，海水样便，黏液多，大便镜检有大量脓细胞及革兰阳性菌，大便培养有葡萄球菌生长，凝固酶阳性。

(8) 假膜性肠炎：多见长期使用抗生素后，由于长期使用抗生素导致肠道菌群紊乱，使难辨梭状芽孢杆菌大量繁殖，产生坏死毒素所致，主要症状为腹泻，大便呈黄稀水样或黏液便，少数带血，有假膜排出 (肠管状)，伴有发热，腹胀，腹痛，腹痛常先于腹泻或与腹泻同时出现，常伴显著的低蛋白血症，水，电解质紊乱，全身软弱呈慢性消耗状，轻型患儿一般于停药后 5～8 天腹泻停止，严重者发生脱水，休克至死亡，如果患儿腹泻发生于停药后，或腹泻出现后持续用抗生素，则病程常迁延。

(9) 白色念珠菌肠炎 (candida alicans enteritis)：多发生于体弱，营养不良小儿，长期滥用广谱抗生素或肾上腺皮质激素者，口腔内常伴有鹅口疮，大便次数增多，色稀黄或发绿，泡沫较多，带黏液有时可见豆腐渣样细块 (菌落)，大便在镜下可见真菌孢子和假菌丝，作粪便真菌培养有助于鉴别。

五、理化检查

1. 粪便常规检查

大便显微镜检查，注意有无脓细胞，白细胞，红细胞与吞噬细胞，还应注意有无虫卵，寄生虫，真菌孢子和菌丝，有时需反复几次才有意义，有助于腹泻病的病因和病原学诊断。

2. 大便培养

对确定腹泻病原有重要意义，1 次粪便培养阳性率较低，需多做几次，新鲜标本立即培养可提高阳性检出率。

3. 大便乳胶凝集试验

对某些病毒性肠炎有诊断价值，如轮状病毒，肠道腺病毒等，有较好敏感性和特异性，对空肠弯曲菌肠炎的诊断有帮助。

4. 酶联免疫吸附试验

对轮状病毒有高度敏感性，特异性，有助于轮状病毒肠炎和其他病毒性肠炎诊断。

5. 聚丙烯酰凝胶 (PAGE) 电泳试验

此法可检测出轮状病毒亚群及不同电泳型，有助于轮状病毒分类和研究。

6. 粪便还原糖检查

双糖消化吸收不良时，粪便还原糖呈阳性，pH 值＜6.0，还原糖检查可用改良斑氏试剂或 Clinitest 试纸比色，继发性双糖酶缺乏远较原发性多见，原发性者以蔗糖－异麦芽糖酶缺最常见。

7. 粪便电镜检查

对某些病毒性肠炎有诊断价值，如轮状病毒性肠炎，诺沃克病毒性肠炎等。

8. 血白细胞计数和分类

病毒性肠炎白细胞总数一般不增高，细菌性肠炎白细胞总数可增高或不增高，半数以上的患儿有杆状核增高，杆状核大于 10%，有助于细菌感染的诊断。

9. 血培养

对细菌性痢疾，大肠埃希杆菌和沙门菌等细菌性肠炎有诊断意义，血液细菌培养阳性者有助于诊断。

10. 血生化检查

对腹泻较重的患儿，应及时检查血 pH，二氧化碳结合力，碳酸氢根，血钠，血钾，血氯，血渗透压，对于诊断及治疗均有重要意义。

11. 其他

对迁延性和慢性腹泻者，必要时作乳糖，蔗糖或葡萄糖耐量试验，呼气氢试验 (一种定量非侵入性测定碳水化合物吸收不良的方法，有条件可以应用)，也可作纤维结肠镜检查。低钾血症者应做心电图检查；病程迁延者，营养障碍者及感染中毒症状重者，应做 X 线，B 超检查，低钾血症者心电图检查显示 T 波低平，双向或倒置和出现 U 波。

六、诊断标准

(1) 病史 (喂养史和流行病学资料)。

(2) 大便次数比平时增多。

(3) 大便性状有改变，呈稀便、水样便、黏液便或脓血便。

(4) 大便镜检

轮状病毒性肠炎诊断标准：

1) 6 个月～ 2 岁的婴幼儿多见。

2) 秋冬季多发。

3) 大便呈蛋花汤样或水样，每日数次或十余次。

4) 常伴有高热呕吐、腹胀和肠鸣。

七、实验室检查

(1) 便常规呈稀便或水样便，可有脂肪球。

(2) 血常规白细胞正常或偏低。

(3) 尿常规正常。

(4) 肾功血清离子正常或紊乱。

(5) 轮状病毒抗体呈阳性 (可阴性)。

(6) 粪便轮状病毒抗原快速检测呈阳性。

八、治疗

腹泻病的治疗原则为预防脱水，纠正脱水，继续饮食，合理用药。

1. 急性腹泻的治疗

(1) 脱水的防治：脱水的预防和纠正在腹泻治疗中占极重要的地位，世界卫生组织 (WHO) 推荐的口服补液盐 (ORS) 进行口服补液疗法具有有效，简便，价廉，安全等优点，已成为主要的补液途径，是腹泻治疗的一个重要进展，口服补液治疗是基于小肠的 Na^- 葡萄糖耦联转运机制，小肠微绒毛上皮细胞刷状缘上存在 Na^- 葡萄糖的共同载体，只有同时结合 Na 和葡萄糖才能转运，即使急性腹泻时，这种转运功能仍相当完整，动物实验结果表明，ORS 溶液中 Na 和葡萄糖比例适当，有利于 Na 和水的吸收，ORS 中含有钾和碳酸氢盐，可补充腹泻时钾的丢失和纠正酸中毒。

①预防脱水：腹泻导致体内大量的水与电解质丢失，因此，患儿一开始腹泻，就应该给口服足够的液体并继续给小儿喂养，尤其是婴幼儿母乳喂养，以防脱水，选用以下方法：

A.ORS：本液体为 2/3 张溶液，用于预防脱水时加等量或半量水稀释以降低电解质的张力，每次腹泻后，2 岁以下服 50～100mL；2～10 岁服 100～200mL；大于 10 岁的能喝多少就给多少，也可按 40～60mL/kg，腹泻开始即服用。

B. 米汤加盐溶液：米汤 500mL 细盐 1.75g 或炒米粉 25g 细盐 1.75g 水 500mL，煮 2～3min，用量为 20～40mL/kg，4h 服完，以后随时口服，能喝多少给多少。

C. 糖盐水：白开水 500mL 蔗糖 10g 细盐 1.75g，用法用量同米汤加盐溶液。

②纠正脱水：小儿腹泻发生的脱水，大多可通过口服补液疗法纠正，重度脱水需静脉补液。

A. 口服补液：适用于轻度，中度脱水者，有严重腹胀，休克，心肾功能不全及其他较重的并发症以及新生儿，均不宜口服补液，分两个阶段，即纠正脱水阶段和维持治疗阶段。a. 纠正脱水阶段：纠正脱水应用 ORS；补充累积损失量，轻度脱水给予 50mL/kg；中度脱水 50～80mL/kg，少量多次口服，以免呕吐影响疗效，所需液量在 4～6h 内服完。

b. 维持治疗阶段：脱水纠正后，ORS 以等量水稀释补充继续丢失量，随丢随补，也可按每次 10mL/kg 计算，生理需要量选用低盐液体，如开水，母乳或牛奶等，婴幼儿体表面积相对较大，代谢率高，应注意补充生理需要量。

B. 静脉补液：重度脱水和新生儿腹泻患儿均宜静脉补液。

第 1 天补液：包括累积损失量，继续损失量和生理需要量。

a. 累积损失量：根据脱水程度计算，轻度脱水 50mL/kg，中度脱水 50～100mL/kg，重度脱水 100～120mL/kg。溶液电解质和非电解质比例（即溶液种类）根据脱水性质而定，等渗性脱水用 1/2～2/3 张含钠液，低渗性脱水用 2/3 等张含钠液，高渗性脱水用 1/3 张含钠液。输液滴速宜稍快，一般在 8～12h 补完，约每小时 8～10mL/kg。对重度脱水合并周围循环障碍者，以 2：1 等张液 20mL/kg，于 30～60min 内静脉推注或快速滴注以迅速增加血容量，改善循环和肾脏功能，在扩溶后根据脱水性质选用前述不同溶液继续静滴，但需扣除扩溶量，对中度脱水无明显周围循环障碍不需要扩溶。

b. 继续丢失量和生理需要量：能口服则口服，对于不能口服，呕吐频繁，腹胀者，给予静脉补液，生理需要量每天 60～80mL/kg，用 1/5 张含钠液补充，继续损失量是按"失多少补多少"，用 1/2～1/3 含钠溶液补充，两者合并，在余 12～16h 补完，一般约每小时 5mL/kg。

第 2 天补液：补充继续丢失量和生理需要量，能口服者原则同预防脱水，需静脉补液者，将生理需要量和继续丢失量两部分液体 (计算方法同上所述) 一并在 24h 均匀补充。

(2) 纠正酸中毒：轻，中度酸中毒无需另行纠正，因为在输入的溶液中已含有一部分碱性溶液，而且经过输液后循环和肾功能改善，酸中毒随即纠正，严重酸中毒经补液后仍表现有酸中毒症状者，则需要用碱性药物，常用的碱性药物有碳酸氢钠和乳酸钠，在无实验室检查条件时，可按 5% 碳酸氢钠 5mL/kg 或 11.2 乳酸钠 3mL/kg，可提高 CO_2 结合力 5mmol/L，需要同时扩充血容量者可直接用 1.4% 碳酸氢钠 20mL/kg 代替 2：1 等张液，兼扩溶和加快酸中毒纠正的作用，已测知血气分析者，按以下公式计算：需补碱性液数 (mmol)=(60 － CO_2 结合力)×0.3× 体重 (kg)/2.24=BE×0.3× 体重 (kg)5% 碳酸氢钠 (mL)=BE× 体重 (kg)/2 补入碱性药物先用半量。

(3) 钾的补充：低钾的纠正一般按 KCl 2～4mmol/(kg·d) 或 10%KCl 3mL/(kg·d)，浓度常为 0.15%～0.3%，切勿超过 0.3%，速度不宜过快，至少在 6h 以上补给，患儿如能口服，改用口服，一般情况下，静脉补钾，需肾功能良好，即见尿补钾，但在重度脱水患儿有较大量的钾丢失，补液后循环得到改善，血钾被稀释，酸中毒纠正，钾向细胞内转移，所以易造成低血钾，重度脱水特别是原有营养不良或病程长，多天不进食的患儿，及时补钾更必要，一般补钾 4～6 天，严重缺钾者适当延长补钾时间。

(4) 钙和镁的补充：一般患儿无须常规服用钙剂，对合并营养不良或佝偻病的患儿应早期给钙，在输液过程中如出现抽搐，可给予 10% 葡萄糖酸钙 5～10mL，静脉缓注，必要时重复使用，个别抽搐患儿用钙剂无效，应考虑到低镁血症的可能，经血镁测定，证实后可给 25% 硫酸镁，每次给 0.2mL/kg，2～3 次 /d，深部肌注，症状消失后停药。

(5) 饮食治疗：饮食治疗目的在于满足患儿的生理需要，补充疾病消耗，并针对疾病特殊病理生理状态调整饮食，加速恢复健康，强调腹泻患儿继续喂养，饮食需适应患儿的消化吸收功能，根据个体情况，分别对待，最好参考患儿食欲，腹泻等情况，结合平时饮食习惯，采取循序渐进的原则，并适当补充微量元素和维生素，母乳喂养者应继续母乳喂养，暂停辅食，缩短每次喂乳时间，少量多次喂哺，人工喂养者，暂停牛奶和其他辅食 4～6h 后 (或脱水纠正后)，继续进食，6 个月以下婴儿，以牛奶或稀释奶为首选食品，轻症腹泻者，配方牛奶 (formula milk) 喂养大多耐受良好，严重腹泻者，消化吸收功能障碍较重，双糖酶 (尤其乳糖酶) 活力受损，乳糖吸收不良，全乳喂养可加重腹泻症状，甚至可引起酸中毒，先以稀释奶，发酵奶，奶谷类混合物，去乳糖配方奶喂哺，每天喂 6 次，保证足够的热量，逐渐增至全奶，6 个月以上者，可用已经习惯的平常饮食，选用稠粥，面条，并加些植物油，蔬菜，肉末或鱼末等，也可喂果汁或水果食品。饮食调整原则上由少到多，由稀到稠，尽量鼓励多吃，逐渐恢复到平时饮食，调整速度与时间取决于患儿对饮食的耐受情况，母乳喂养或牛奶喂养者，如大便量，次数明显增多，呈水样稀便，带酸臭味，呕吐，腹胀，肠鸣音亢进，又引起较严重的脱水和酸中毒，停止喂哺后症状减轻，测大便 pH ＜ 6.0，还原物质＞ 0.5%，考虑急性腹泻继发性乳糖酶缺乏，乳糖吸收不良，改稀释牛奶，发酵奶或去乳糖配方奶 (不含乳糖) 喂养，并密切观察，一旦小儿能耐受即应恢复正常饮食，遇脱水严重，呕吐频繁的患儿，宜暂禁食，先纠正水和电解质紊乱，病情好转后恢复喂养，必要时对重症腹泻伴营养不良者采用静脉营养，腹泻停止后，应提供富有热卡和营养价值高的饮食，并应超过平时需要量的 10% ～ 100%，一般 2 周内每天加餐 1 次，以较快地补偿生长发育，赶上正常生长。

(6) 药物治疗

①抗生素治疗：根据感染性腹泻病原谱和部分细菌性腹泻有自愈倾向的特点，WHO 提出 90% 的腹泻不需要抗菌药物治疗，国内专家提出大约 70% 的腹泻病不需要也不应该用抗生素，抗生素适用于侵袭性细菌感染的患儿 (约 30%)，临床指征为：血便；有里急后重；大便镜检白细胞满视野；大便 pH 7 以上，非侵袭性细菌性腹泻重症，新生儿、小婴儿和原有严重消耗性疾病者如肝硬化，糖尿病，血液病，肾衰竭等，使用抗生素指征放宽。

A. 喹诺酮类药：治疗腹泻抗菌药的首选药物，常用诺氟沙星和环丙沙星，可用于细菌性痢疾，大肠埃希杆菌，空肠弯曲菌，弧菌，耶尔森菌，亲水气单胞菌等引起的肠炎。由于动物试验发现此类药物可致胚胎关节软骨损伤，因此在儿童剂量不宜过大，疗程不宜过长 (一般不超过 1 周)，常规剂量：诺氟沙星 (氟哌酸) 每天 15 ～ 20mg/kg，分 2 ～ 3 次口服；环丙沙星每天 10 ～ 15mg/kg，分 2 次口服或静脉滴注。

B. 小檗碱：用于轻型细菌性肠炎，疗效稳定，不易耐药，不良反应小，与某些药物联合治疗，可提高疗效，实验室发现小檗碱有消除 R 质粒作用，剂量每天 5 ～ 10mg/kg，分 3 次口服。

C. 呋喃唑酮 (痢特灵)：每天 5 ～ 7mg/kg，分 3 ～ 4 次口服，在肠道可保持高药物浓度，不易产生耐药性，有恶心，头晕，皮疹，溶血性贫血，黄疸等不良反应。

D. 氨基糖苷类：本类药临床疗效仅次于第三代头孢菌素与环丙沙星，但对儿童副作用大，主要为肾及耳神经损害，庆大霉素已很少应用，阿米卡星 (丁胺卡那霉素) 每天 10 ～ 15mg/kg，分次肌注或静脉滴注，妥布霉 3 ～ 5mg/kg，分 2 次静脉滴注或肌注，奈替米星 4 ～ 16mg/kg，1 次或分 2 次静脉滴注。

E. 三代头孢菌素及氧头孢烯类：腹泻的病原菌普遍对本类药敏感，包括治疗最为困难的多重耐药鼠伤寒沙门菌及志贺菌，临床疗效好，副作用少，但价格贵，需注射给药，故不作为临床第一线用药，仅用于重症及难治性患者，常用有头孢噻肟，头孢唑肟，头孢曲松（头孢三嗪），拉氧头孢等。

F. 甲氧苄啶（复方新诺明）：每天 20～50mg/kg，分 2～3 次口服，近年来，因其耐药率高，较少应用，该药对小儿副作用大，＜3 岁慎用，＜1 岁不用。

G. 其他抗生素：红霉素是治疗空肠弯曲菌肠炎的首选药，每 25～30mg/kg，分 4 次口服或 1 次静脉滴注，疗程 7 天，隐孢子虫肠炎口服大蒜素片，真菌性采用制霉菌素，氟康唑或克霉唑，假膜性肠炎停用原来抗生素，选用甲硝唑（灭滴灵），万古霉素，利福平口服。

②肠黏膜保护剂：双八面体蒙脱石是一种天然的铝和镁的硅酸盐，能改善肠黏液的质和量，加强肠黏膜屏障，吸附和固定各种细菌，病毒及其毒素，有助于受损肠黏膜修复和再生，临床证明其治疗腹泻具止泻，收敛，抑病毒作用，能缩短病程，剂量：1 岁以下，每天 3.0g(1 袋)；1～2 岁每天 3.0～6.0g；2～3 岁每天 6.0～9.0g；3 岁以上每天 9.0g，每天分 3 次，溶于 30～50mL 液体（温水，牛奶或饮料）中口服，首剂量加倍。

③微生态疗法：目的在于恢复肠道正常菌群的生态平衡，起到生物屏障作用，抵御病原菌的定殖和侵入，有利于腹泻的恢复，常用药：

A. 乳酶生：也称表飞明，为干燥乳酸杆菌片剂，每次 0.3g，3 次 /d。

B. 嗜酸乳杆菌（乐托尔，lacterol fort)：为灭活的嗜酸乳酸杆菌及其代谢产物，每包含菌 50 亿，每次 50～100 亿，2 次 /d。

C. 双歧杆菌（回春生，丽珠肠乐）：为双歧杆菌活菌制剂，每粒胶囊含双歧杆菌 0.5 亿，每次 1 粒，2～3 次 /d。

D. 妈咪爱 (medilac-vita)：为活菌制剂，每袋含粪链球菌 1.35 亿和枯草杆菌 0.15 亿，每次 1 袋，2～3 次 /d。

E. 口服双歧杆菌三联活菌制剂（培菲康）：为双歧杆菌，乳酸杆菌和肠球菌三联活菌制剂，胶囊每次 1～2 粒，散剂每次 0.5～1 包，2～3 次 /d。

(7) 护理：对感染性腹泻注意消毒隔离，注意喂水和口服补液，防止呕吐后误吸入肺内，勤换尿布，大便后冲洗臀部，以预防上行性尿路感染，尿布疹，臀部感染。

第四节　胃食管反流

胃食管反流 (gastroesophageal reflux) 是指胃内容物，包括十二指肠流入胃的胆盐和胰酶等反流入食管所致的胃肠道功能性障碍。正常人抗反流功能包括食管下端括约肌 (LES) 作用、食管蠕动廓清作用、足够的腹段食管长度及膈肌、由食管和胃贲门形成的 His 角呈正常锐角、胃排空等。胃食管反流分生理性和病理性两种：生理性反流出现于进餐时或餐后，由于 LES 反射性松弛或胃内气体过多所致；病理性反流出现于睡眠时或空腹时，由于 LES 功能障碍或其他抗反流结构异常所致。

一、病史采集

1. 现病史

询问有无进餐后呕吐或夜间空腹时呕吐，是否为喷射性呕吐。询问呕吐次数或频率，呕吐物多为食物，可含有胆汁等。询问有无婴儿烦躁哭闹、喂养困难、年长儿泛酸、嗳气、胸骨后烧灼感、咽下困难、声音嘶哑、咯血与黑便、营养不良、贫血和生长发育迟缓。

2. 过去史

询问是否有婴幼儿期经常性呕吐，有无哮喘、反复呼吸道感染、吸入性肺炎、中耳炎、鼻窦炎、反复口腔溃疡、龋齿、贫血、喉痉挛等。

3. 个人史

询问婴儿喂养时是否有反复的呛咳，有无生长发育迟缓。

4. 家族史

询问有无消化道疾病史。

二、体格检查

注意有无肺部哮鸣声或湿啰音，有无类似斜颈的姿势，有无声音嘶哑、中耳炎、口腔溃疡、龋齿。病程长者频繁呕吐会影响生长发育，注意有无贫血、消瘦、营养不良。

三、辅助检查

长期出血者需要行查血红蛋白、红细胞计数及大便隐血试验。食管碘油或钡餐造影、同位素 99mTc 闪烁扫描检查可观察食管反流情况，是诊断本病最敏感、最可靠的方法。也可进行食管镜检查以了解食管黏膜病变及有无 Barrett 食管。

四、诊断

(一)诊断要点

(1) 自婴儿期后即有不明原因反复呕吐、咽下困难和(或)疼痛、胸骨下端烧灼感以及反复发作的慢性呼吸道感染、难治性哮喘、生长发育迟缓、营养不良、贫血、反复出现窒息、呼吸暂停等症状。

(2) 食管碘油或钡餐造影，His 角 > 50°；有胃食管反流现象，可伴有食管裂孔疝等。

(3) 食管测压，LES 压力 < 1.47 kPa(15cmH$_2$O)。

(4) 食管 pH 值 24h 监测，睡眠期间出现反流，总反流时间 > 15min。

(5) B 型超声波检测可有食管裂孔疝。

(6) 食管镜发现有食管炎病变，取黏膜活检可发现 Barrett 食管。

具有上述第 1 项，同时具有第 2 ~ 6 项中任何一项可确诊为胃食管反流。

（二）鉴别诊断

本病注意与贲门失弛缓症、先天性肥厚性幽门狭窄等相鉴别。

五、治疗

（一）一般治疗

(1) 注意进食勿过饱，小婴儿食后抱起拍背使打嗝，并采取前倾 30° 俯卧位，80% 可控制反流。

(2) 儿童晚上睡前不宜进食并取右侧卧位，食后上半身抬高 45°，是一种简单、有效的治疗方法。

(3) 少量多餐黏稠食物有助于防呕吐，以高蛋白低血脂肪饮食为主。

(4) 避免食用降低 LES 张力与增加胃酸分泌的食物和药物，如酸性饮料、高脂饮食、巧克力、辛辣食品、咖啡、酒类、钙通道阻滞剂。

（二）药物治疗

处方一并发食管炎时可选用下述一种药物。

西咪替丁 10～15mg/(kg·d) 分 3 次 p.o

雷尼替丁 2～6mg/(kg·d) 分 2～3 次 p.o

奥美拉唑 0.6～0.8mg/(kg·d) 清晨顿服

西沙必利（普瑞博思）0.2mg/kg p.o t.i.d

硫糖铝 40～80mg/(kg·d) 分 3 次餐前或睡前 p.o

【说明】

(1) 西眯替丁（甲氰咪胍）饭前口服。可有血肌酐轻度升高或血清转氨酶升高的肝肾功能影响，停药后即可恢复，少数长期服药者可有逻辑性乳房发育。

(2) 少数患者服用雷尼替丁后出现乏力，头痛，头昏及皮疹。

处方二促胃肠动力药。选用下述一种药物。

甲氧氯普胺 0.1 mg/kg p.o t.i.d

多潘立酮（吗丁啉）0.2 mg/kg p.o q.i.d（饭前半小时及睡前口服）

西沙必利 0.2 mg/kg p.o t.i.d

【说明】提高 LES 张力，促进食管清除及胃排空能力，6 周为一疗程。甲氧氯普胺可引起锥体外系异常症状，应慎用；西沙必利偶可引起心尖端扭转型室性心动过速，应慎用，使用前先做心电图检查，少数患儿有短暂的腹泻、稀便。

（三）其他治疗

1. 食管扩张术

反流性食管炎导致食管狭窄时，可行胃镜下食管扩张术。

2. 外科手术

手术采用经腹 Nissen 胃底折叠术加胃固定术以加强 LES 功能，治愈率达 95% 以上。下列情况可考虑外科手术治疗：

(1) 内科连续正规治疗 6 ~ 8 周无效。

(2) 反复发生吸入性肺炎或窒息。

(3) 有食管炎梗阻、出血，贫血严重、食管纤维化狭窄或发现有食管裂孔疝者。

(4) 进餐后呕吐、难以维持正常生长发育、合并严重神经系统疾病者。

六、注意事项

(1) 排除膈疝。对反复发作下呼吸道感染患儿检查有无胃食管反流，特别是婴幼儿。

(2) 各种药物的应用应根据诊断结果而定。

(3) 向家属交代疾病知识，要防止呕吐物吸入，指导进食后体位，注意饮食调节。

(4) 手术治疗近期效果较满意，有的可复发，部分患儿术后可有腹部胀气、进食慢、不能打嗝排气或消化不良等症状，应在术前交代清楚。

第五节　消化性溃疡

消化性溃疡 (peptic ulcel) 是由多种致溃疡因素引起的、主要形成胃和十二指肠溃疡的慢性消化系统疾病。

一、病史采集

1. 现病史

询问有无反复的慢性上腹痛或脐周痛，或剑突下有烧灼感或饥饿痛，或有腹部不适，应仔细询问腹痛发生的时间、部位、性质、腹痛与进食的关系、持续时间；腹痛是否在夜间和凌晨症状明显，进餐后缓解；是否伴泛酸、嗳气、呕吐、食欲不振等；有无不明原因的贫血．突发的呕血、黑便、神志不清、长期食欲不振、厌食、消瘦；询问是否服用对胃有刺激的药物、食物等。

2. 过去史

询问有无急性或慢性胃炎史。是否服用非甾体类药物、糖皮质激素等。

3. 个人史

询问平时的饮食习惯，是否有学习压力较大，精神紧张等。

4. 家族史

询问家庭中是否有慢性胃炎、消化性溃疡患者。

二、体格检查

注意上腹部是否有局限性压痛点或压之不适感。上腹部的局限性压痛部位基本反映溃疡的位置。当十二指肠球部溃疡发生后壁穿孔时，可在 10、11 和 12 胸椎棘突两侧出现压痛点，即 Boss 压痛点。发生胃肠道穿孔、幽门梗阻等并发症时，可出现腹膜炎体征、上腹部震水音及胃型。对出血者应注意有无面色苍白或心率增快。注意面色、皮肤黏膜颜色、甲床色泽、有无贫血体征。

三、辅助检查

急性期患儿可查末梢血白细胞计数及分类计数，并发溃疡出血时可查血红蛋白含量和红细胞总数。考虑溃疡为活动性时可查大便常规，怀疑合并幽门螺旋杆菌感染时可做幽门螺杆菌检测（包括间接酶联免疫吸附试验、快速尿素酶试验、^{13}C 尿素呼气试验、活检组织镜检或细菌培养）以明确诊断。胃肠 X 线钡餐造影是诊断消化性溃疡的常用方法。胃、十二指肠纤维内镜检查为最可靠的方法，诊断率高。

四、诊断

（一）诊断要点

(1) 10 岁以上病例症状明显；10 岁以下者临床表现无定型。

(2) 新生儿和小婴儿的溃疡多为继发性，起病多急骤，常无特异症状，多以穿孔、出血就诊，确诊较困难，易被原发病掩盖。早期哭闹、拒食，很快发生呕吐及便血。最常见的并发症为穿孔，发生腹膜炎症状。

(3) 幼儿主要症状为反复脐周疼痛，食后加重，易误诊。或以反复呕吐为主，食欲差，消瘦。

(4) 学龄前和学龄儿童则多为原发性溃疡，以十二指肠溃疡多见，男孩多于女孩。年长儿症状与成人相似，诉上腹部疼痛或剑突下有烧灼感。胃溃疡大多在进食后痛，十二指肠溃疡大多在饭前和夜间痛，进食后缓解。偶尔突然发生吐血、血便及胃穿孔。

(5) 并发症出血、穿孔、幽门梗阻、失血性休克。

(6) 胃镜检查见胃溃疡、十二指肠溃疡或复合性溃疡。

(7) 上消化道气钡双重对比造影可见龛影和浓钡点，或十二指肠球部的变形、缩小、激惹、球部大弯侧的痉挛切迹、幽门管移位等。

(8) 两周未服用抗生素者，具有下述三项之一者即可诊断为合并幽门螺旋杆菌感染：①幽门螺杆菌细菌培养阳性；②组织切片染色可见到大量典型细菌者；③组织切片见到少量细菌、尿素酶试验、^{13}C 尿素呼气试验、血清幽门螺杆菌抗体或核酸，任意两项阳性。

（二）鉴别诊断

应注意与其他腹痛疾病，如与肠痉挛、肠道蛔虫症、腹腔内脏器感染性病症、胆管结石、消化不良等鉴别。以及与其他呕血疾病，如新生儿自然出血症、食管裂孔疝、败血症等鉴别。

注意与慢性胃炎、急性坏死性肠炎、肠套叠、钩虫病等鉴别。

五、治疗

治疗目的是减轻或消除症状、促进溃疡愈合、避免并发症和预防复发。

1. 一般治疗

饮食无需严格限制，但应避免粗糙和刺激性大的饮食，养成良好的饮食习惯，不用阿司匹林等非甾体抗炎药。

2. 药物治疗

处方一雷尼替丁 4～6mg/(kg·d)q12h

奥美拉唑 (洛赛克)0.6～0.8mg/(kg·d)

【说明】

(1) H_2 受体拮抗剂如西咪替丁 6mg7(kg·次)，2 次 /d，夜间服加倍量 1 次或雷尼替丁 4～6mg/(k·d)，分 2 次，可中和或抑制胃酸分泌，缓解疼痛，促进溃疡愈合。不良反应较少，6～8 周为一疗程。

(2) 质子泵抑制剂奥美拉唑，有加快溃疡愈合，迅速解除疼痛和止血的优点，用于消化道应激性溃疡出血，效果较好。清晨顿服，疗程 2～4 周。

处方二阿莫西林 (羟氨苄青霉素)30～50mg/(kg·d) 分 3～4 次 p.o

甲硝唑 15～30mg/(kg·d) 分 3 次 p.o

奥美拉唑 0.7mg/kgp.o q.d(清晨顿服)

【说明】抗 Hp 治疗，2 周为 1 个疗程。

处方三铋剂 6～8frig/(kg·d) 分 3 次 p.o

硫糖铝 10～25mg/(kg·d) 分 4 次 p.o

【说明】黏膜保护剂如硫糖铝和胶性铋剂可与溃疡面蛋白质结合形成保护膜，促进溃疡愈合。胶体铋剂还可杀灭幽门螺旋杆菌，更有利于溃疡愈合和降低复发率，远期效果良好。

处方四溴化丙胺太林 1.5 mg/(kg·d) 分 3～4 次 p.o

【说明】抗胆碱能药物对胃肠道解痉效果好，有抗酸止痛的作用，不良反应有面红、口干、腹胀等。

(3) 对大量或反复出血、幽门梗阻而经内科治疗无效或有溃疡穿孔者，均应进行外科手术。

六、注意事项

(1) 胃肠 X 线钡餐，纤维胃镜检查对消化性溃疡有确诊价值。

(2) 儿童消化性溃疡的症状和体征没有成人典型，常被误诊和漏诊。对反复发作上腹痛、剑突下有烧灼感、进食后可缓解的饥饿痛，而无寄生虫感染者；与饮食有关的呕吐；粪便隐血试验阳性的贫血患儿；反复胃肠不适，且有溃疡家庭史者；原因不明的呕血、便血、穿孔者，均应警惕溃疡病的可能，应及时进行胃镜检查。

(3) 入院后密切观察血压、脉搏、面色及大便颜色，及早发现溃疡并出血，及时治疗。

(4) 对有 Hp 感染的消化性溃疡，不管是初发还足复发，除用抗胃酸分泌的药物外，还需用抗菌药物治疗。考核其药物疗效以 Hp 的根除为标准，即指 1 个疗程结束停药 1 个月 Hp 检查保持阴性。

(5) 婴幼儿多为继发性溃疡，常有明确的原发疾病，治疗时应注意加强对原发病的治疗。

第六节　急性坏死性肠炎

急性坏死性肠炎 (acute necrotizing enterocolitis) 是以小肠为主的急性炎症，因常有广泛出血，又称为急性出血性肠炎。各年龄小儿均可患病，新生儿期发病称新生儿坏死性小肠结肠炎。

一、病史采集

1. 现病史

询问腹痛的性质、部位。询问大便性状及大便次数的改变。询问腹泻起病情况、时间、每天的次数，大便的性状是水样便、黏液便还是脓血便等每次排便量多少，是否伴有哭闹，有无发热、呕吐或溢奶、食欲不振、精神萎靡、烦躁等。如有呕吐，应询问呕吐物的量及颜色。

2. 过去史、个人史、家族史

无特殊。

二、体格检查

多数患儿起病后即可有发热，体温可升至 39℃ 以上，体温低于正常还常常是中毒较重的表现。精神萎靡、烦躁、嗜睡、面色灰白，不少患儿在起病 1 ～ 2d 内出现严重中毒症状，甚至休克。严重病例多有水、电解质紊乱。腹部体检时，全腹轻压痛。以上腹部偏左或脐周明显。当病变累及浆膜或肠穿孔时，出现局限性或弥漫性腹膜炎体征，压痛，肌紧张及反跳痛，肠鸣音亢进，发生肠麻痹时，肠鸣音减弱或消失。

三、辅助检查

怀疑急性坏死性肠炎时应及时查血白细胞总数、中性粒细胞汁数、血小板计数及粪便隐血试验阳性、粪便厌氧菌培养、粪便胰蛋白酶检查。X 线检查可有特征性改变，对本病的诊断具有重要意义。本病忌钡餐或钡灌肠检查。

四、诊断

(一)诊断要点

(1)腹痛、腹胀、呕吐、腹泻、血便。腹痛为持续性钝痛伴阵发性绞痛。疼痛部位在早期以上腹部偏左或脐周明显,晚期常波及全腹。

(2)可有发热,体温可升至 39℃ 以上,体温低于正常还常常是中毒较重的表现。

(3)精神萎靡、烦躁、嗜睡、面色灰白,不少患儿在起病 1～2 d 内出现严重中毒症状,甚至休克。

(4)腹部体检时,全腹轻压痛,重者出现局限性或弥漫性腹膜炎体征。

(5)血白细胞总数增高,血小板减少。粪便隐血试验阳性。

(6)X 线检查腹部可见局限性小肠扩张、充气、肠壁增厚、肠间隙增宽,可见肠梗阻或肠穿孔的 X 线表现。

(二)鉴别诊断

应注意与中毒性细菌性痢疾、肠套叠、胆管蛔虫、蛔虫性肠梗阻、腹型过敏性紫癜等鉴别。

五、治疗

(一)一般治疗

1.禁食

禁食是治疗本病的重要措施。暂停饮食,使胃肠道休息,以减轻腹胀、呕吐及便血。待腹胀缓解后,无血便,粪便隐血试验阴性时可逐渐恢复饮食,过早经口进食可使症状反复。

2.胃肠减压

必要时经鼻行十二指肠插管以胃肠减压。

(二)药物治疗

抗感染和抗休克治疗。

处方一右旋糖酐 -40 250mL i.v gtt st

血浆 10～15mL/(kg·次) i.vgtt st

5%碳酸氢钠 100mL i.vgtt 续上

10%葡萄糖溶液 300mL

0.9% 盐水 200mL

1.4% 碳酸氢钠 100mL i.v gtt 续上

10%葡萄糖溶液 200mL

多巴胺 10mg

间羟胺 10mg i.v gtt st

处方二 10%葡萄糖溶液 250mL

地塞米松 0.3 ～ 0.5mg/(kg·d) i.v gtt q.d

【说明】用于抗休克治疗。立即静脉输入右旋糖酐 -40(低分子右旋糖酐) 或 2：1 含钠液，同时纠正酸中毒，必要时输入血浆或鲜血。应用血管扩张药，如多巴胺、异丙肾上腺素、山莨菪碱等。肾上腺皮质激素的使用以早期、短程 (不超过 3 ～ 5 d) 为原则。

处方三 10 % 葡萄糖溶液 300mL

0.9%盐水 200mL

1.4 % 碳酸氢钠 100mL i.v gtt 维持

血浆 10 ～ 15mL/(kg· 次) i.v gtt pm

【说明】禁食期间静脉补液以维持生理需要，纠正水、电解质、酸碱平衡紊乱及支持治疗。尤其是重症病例，因禁食时间较长，应精确计算液体出入量及能量需要，可少量多次输血。期间对低血钠低血钾必须进行检测。

处方四可选择下列一组抗生素。

生理盐水 250mL

头孢噻肟钠 100mg/(kg·d)1 分 2 次 i.v gtt

0.2%氧氟沙星 10mg/(kg·d) 分 2 次 i.v gtt

0.9%氯化钠液 20mL

氨苄西林 1 gi.v b.i.d

0.5 % 甲硝唑 15 ～ 30mg/(kg·d) 分 2 次 i.v gtt

【说明】选用适当的抗生素治疗，以控制和预防继发感染。氨苄西林需要做皮试。

处方五阿托晶 0.01mg/kg i.mprn

或山莨菪碱 (654-2)0.5 ～ 1mg/kgi.mprn

【说明】根据临床情况，必要时可选用。不良反应有面红、口干、腹胀等。

(三)手术治疗

对于并发肠梗阻、肠穿孔、肠坏死及腹膜炎者，或出血、休克经药物治疗无效危及生命者，应考虑手术治疗。

六、注意事项

(1) 病程中观察患儿大便的质和量，及时复查，动态观察各项指标。

(2) 过早经口进食可使症状反复，所以做好病情反复的思想准备。

(3) 低血钠、低血钾比较多见，必须进行检测，及时纠正。

(4) 精确计算液体出入量及能量需要，可少量多次输血，必要时给予肠道外静脉营养。

第七节 肠套叠

肠套叠 (intussusception) 是部分肠管及其肠系膜套入邻近肠腔所致的一种狭窄性肠梗阻，是婴幼儿时期最常见的急腹症之一。可分为原发性与继发性两种。

原发性肠套叠按其套叠产生的部位分为 3 种类型：①回结型；②小肠型；③结肠型，最为多见，约占 85% 的病例。肠管套叠以后，由于肠系膜受压，套人部肠管淤血水肿，动脉受压缺血，引起肠坏死。

一、病史采集

1. 现病史

对婴幼儿应询问是否突然发病，阵发性哭闹，每次数分钟，四肢乱动，面色苍白，额出冷汗，过后恢复安静，间歇 10 ~ 20min 后反复发作；询问是否拒食、频繁性呕吐，初为胃内容物，继而含胆汁；初期间歇期正常玩耍，渐渐衰弱，嗜睡，初有正常大便，渐无排便，亦无排气，12h 内解暗红色黏液血便或果酱样便。对年长儿发病者，应询问有无阵发性腹痛，持续了多久 (可达 10 多天) 是否偶见呕吐、血便。

2. 过去史

询问近期有无腹泻等肠道疾病，有无添加辅食等改变饮食结构情况。年长儿期询问有无美克尔憩室、肠息肉、肠肿瘤、肠蛔虫症、过敏性紫癜等病史。

3. 个人史

注意询问喂养史，近期是否有添加辅食和断奶情况。

4. 家族史

询问有无肠息肉家族史。

二、体格检查

(1) 注意发作期间表现，是否四肢乱动、阵发性剧烈哭闹，发作后有无精神萎靡、哭闹无力、呻吟、由烦躁转为嗜睡。在发作后进行腹部触诊，腹部柔软。可在右上腹或右中腹扪及腊肠样肿块，长 4 ~ 5cm，光滑有弹性，可活动，边界不清楚，有轻压痛。肛门指检见血便或果酱样便。

(2) 发病 24 ~ 48h 后，肠管发生坏死，并发腹膜炎，可见精神萎靡，腹胀明显，并有压痛，出现高热、脱水、酸中毒、脉细弱，甚至昏迷、休克等。

三、辅助检查

怀疑肠套叠时可查血常规、大便常规、隐血试验来辅助诊断。

（一）诊断要点

(1) 突然发作阵发性哭闹不安，面色苍白，在静止十至数十分钟又反复发作。可有呕吐。

(2) 发病后 6～12h 排出果酱样黏液血便，或直肠指检时发现血便。

(3) 多数病例在右上腹季肋下或脐上可触及套叠的肿块，呈腊肠样光滑实性，稍可移动。晚期发生坏死或腹膜炎时，出现腹胀、腹水、腹肌紧张，不易扪及肿块。

(4) 在 X 线透视下可见杯口阴影，能看见套叠头的块影。

（二）鉴别诊断

应注意与细菌性痢疾、蛔虫性肠梗阻（腹型）、过敏性紫癜、美克尔憩室、急性坏死性肠炎等鉴别。

四、治疗

1. 一般治疗

(1) 禁食。

(2) 胃肠减压。

(3) 迅速纠正休克、脱水、酸中毒及电解质紊乱。

2. 非手术治疗

(1) 空气灌肠适应证：肠套叠在48h内；全身情况良好；腹部不胀者。灌肠前应肌肉注射解痉剂山莨菪碱。

凡肠套叠＞48h；全身情况差；腹部异常膨胀；X线透视见小肠严重积气，并有较多液平面者禁用空气灌肠。对3～4个月婴儿应慎用空气灌肠，谨防肠穿孔。试用空气灌肠时，如逐步加压而肠套叠阴影仍不移动则应放弃。

(2) 钡灌肠复位：已很少使用。

3. 手术治疗适应证

①肠套叠超过48h或全身情况不良，中毒症状明显；②病情严重疑有肠坏死者；③小肠型肠套叠；④复发3次以上，或疑有器质性病变；⑤空气灌肠不能复位且有复套者。

4. 抗生素治疗可选择下列一组处方

处方一头孢噻肟 50mg/kg

5%葡萄糖溶液 5mL i.v q8h～q12h

处方二氨苄西林 50mg/kg

5%葡萄糖溶液 5mL i.v q8 h～q12h

处方三头孢呋辛 200mg/(kg·d)

生理盐水 100～250mL i.v gtt q12h

【说明】无论灌肠复位还是手术复位，均应选用抗生素预防感染。氨苄西林需要做皮试，阳性者禁用。

五、注意事项

(1) 凡健康婴儿突然发生阵发性哭闹、腹痛、呕吐应高度警惕肠套叠发生的可能，应注意有无腹部包块、便血，并及时行 B 超检查。

(2) 肛门指检对肠套叠诊断有特殊意义。

(3) 本病需与细菌性痢疾、蛔虫性肠梗阻和过敏性紫癜鉴别。

(4) 经空气灌肠复位后，部分患儿肠套叠复发，又出现阵发性哭闹、呕吐、便血。

第八节　先天性肥厚性幽门狭窄

先天性肥厚性幽门狭窄 (congenital hypertrophic pyloric stenosis) 是由于遗传等因素引起幽门环肌肥厚而压迫幽门管引起的上消化道不完全梗阻性疾病。本病多见于足月新生儿或小婴儿，男性多见，男女之比约 5 : 1。

一、病史采集

1. 现病史

询问是否于出生后 2～4 周开始呕吐，吃奶后喷射性呕吐，吐出物为乳汁或奶块，一般不含胆汁，少数可带有咖啡色液体，吐后求食欲强。有时一次吐出量较一次进食量要多。询问有无尿量逐渐减少、大便量少质硬、体重下降、消瘦、黄疸、抽搐。

2. 过去史

询问有无体重不升、幽门痉挛、消化道畸形等病史。

3. 个人史

询问出生后喂养情况，有无喂养不当。

4. 家族史

询问家族中或同胞中有无婴儿期呕吐的情况。

二、体格检查

全身检查可见营养不良、脱水，表现为消瘦、皮肤松弛有皱褶、皮下脂肪减少。观察有无黄疸。腹部检查时注意有无上腹部膨胀、胃蠕动波，出现时常伴患儿哭闹，右上腹可触及橄榄样肿块，质地较硬，可移动。

三、辅助检查

腹部 B 超为首选方法，为病情的诊断提供重要依据。怀疑本病患者应及时做血常规、血电解质、血气分析、血清未给合胆红素检查。X 线钡餐检查和内镜检查都有助于该病的诊断。

四、诊断

（一）诊断要点

(1) 出生后 2 ～ 4 周开始溢乳，逐日加重呈喷射性呕吐，多在喂奶后半小时内呕吐，吐出带凝块的乳汁，含胆汁，吐后仍有很强的食欲。由于反复呕吐，可引起消瘦、脱水、营养不良。

(2) 上腹部可见胃型及胃肠蠕动波，多数可在右上腹扪触到橄榄形较硬的包块。

(3) X 线碘油或钡餐造影检查可见胃扩大、胃蠕动增强、胃排空时间延长，12 ～ 24h 胃内仍有造影剂潴留，造影剂通过幽门时间延长；幽门管窄长如线状，呈"线样征"或呈"鸟嘴征"。

(4) 腹部 B 超可见幽门环肌低回声区，厚度 ≥ 4mm，幽门管长度 ≥ 18mm，直径 ≥ 15mm，狭窄指数 (SI) > 50% SI=[(肌层厚度 ×2) 幽门直径]×100%。凡具有以上第 1 ～ 3 项或第 1、3 项者可诊断先天性肥厚性幽门狭窄。第 4 项可替代第 3 项。

（二）鉴别诊断

注意与幽门痉挛、胃食管反流、胃扭转、喂养不当等情况相鉴别。

五、治疗

1. 诊断明确后

应尽早手术治疗，行幽门环肌切开术，方法简便，效果良好。

(1) 术前准备要纠正水、电解质紊乱及酸碱平衡失调，纠正低蛋白血症、贫血。术前 48h 禁食，用温盐水洗胃，持续胃肠减压。

(2) 术后术后继续补液，6 ～ 8h 后开始喂糖水及喂奶。

处方头孢噻肟 50mg/kg

5% 葡萄糖溶液 5mL i.v q8h ～ q12h

【说明】术后常规给予抗生素预防感染。

2. 对诊断未明确或发病晚及暂不能手术者

可试用：①1 ：1000 阿托晶溶液；②适当减少奶量，用稠厚乳液；③纠正脱水；④预防感染；⑤十二指肠喂养治疗；⑥内镜气囊扩张术。

处方一 1 ：1000 阿托晶 1 ～ 6 滴 p.o(喂奶前 30min)

【说明】由每次 1 滴增至 2 ～ 6 滴，至皮肤发红为止。注意观察是否能减轻呕吐症状。

处方二头孢噻肟 50mg/kg

5% 葡萄糖溶液 5mLi.vq8h ～ q12h

【说明】应用抗生素预防感染。

六、注意事项

(1) 本病须与幽门痉挛、新生儿胃扭转、贲门松弛和食管裂孔疝、新生儿胃食管反流、喂养不当鉴别。

(2) 本病呕吐物不含胆汁，应与不全性高位肠梗阻鉴别。

(3) 行钡餐检查后，应注意吸出钡剂，防止误吸入气道；超声检查被认为是一种最安全、最简便的诊断方法。

(4) 纠正脱水，不用碱性液，见尿后补钾。

第九节　先天性巨结肠

先天性巨结肠是一种比较多见的消化道发育畸形，由于结肠或直肠中的纵肌与环肌之间的神经丛和黏膜下神经丛内的神经节细胞缺如，使病变肠段失去正常蠕动，处于痉挛收缩状态，导致近端肠段逐渐高度扩张与肥厚。

一、病史采集

1. 现病史

询问生后 2 天内有无胎便排出，排出多少，以后是否需开塞露或扩肛才能排便，便秘程度如何，有无腹胀、呕吐，是否在通便后排出大量粪便及气体，然后呕吐、厌食及腹胀等症状可缓解，数日后症状再次出现，便秘越来越重。注意询问有无病情突然加重，由经常便秘突然转为腹泻，排出大量奇臭的水样便，伴有腹胀、高热、严重脱水及电解质紊乱，中毒症状严重，神志不清。

2. 过去史

询问新生儿期饮食情况，注意询问生长发育史。

3. 个人史

询问出生体重，吃奶情况，黄疸消退时间，排除先天性甲状腺功能减低症。

4. 家族史

询问有无巨结肠疾病家族史。

二、体格检查

患儿腹部明显膨胀，腹壁静脉明显，可见肠型，左下腹多触及粪团样肿块，肠鸣音亢进时。肛门指检可感内括约肌紧缩，直肠壶腹部空虚，抽出手指后可出现暴发性肛门排便、排气。病程长的患儿消瘦、营养不良、水肿、生长发育落后、面色苍白等贫血表现。

三、辅助检查

腹部 X 线平片检查为主要确诊手段。直肠黏膜胆碱酯酶测定、直肠内气囊测压、直肠乙状结肠肌电图检查有助于诊断。直肠活检用于诊断有困难的病例。病程长者可查血常规。

四、诊断

（一）诊断要点

1. 临床表现

生后 36 ~ 48h 无胎粪排出或仅排出少量，持续 2 ~ 3d 尚未排净，同时出现腹胀和呕吐、厌食。以后有顽固性便秘，不灌肠不排便，腹胀逐日加重。病程中可并发小肠结肠炎，突然腹泻、严重腹胀、高热、严重脱水及电解质紊乱。

2. 直肠指检

新生儿期直肠指检，当手指退出时，出现暴发性肛门大量排气、排便，腹胀即有所缓解。儿童期指检，直肠壶腹部空虚；短段型病便直肠内充满粪便。

3. 腹部直立位平片

结肠低位肠梗阻的征象，近端结肠扩张，盆腔无气体。

4. 钡剂灌肠摄片

直肠、乙状结肠远端狭窄，乙状结肠近端及横结肠有明显的扩张，24h 后复查仍有钡剂滞留。

5. 肛管直肠测压

内括约肌发生明显收缩，压力增高，其收缩时间较外括约肌为长。此法适用于 2 周内新生儿。

6. 直肠黏膜吸引活检

直肠后壁黏膜和黏膜下层组织无神经节细胞。

7. 直肠黏膜组织化学检查

直肠黏膜乙酰胆碱含量与胆碱酯酶活性显著增强。

（二）鉴别诊断

注意与胎粪性便秘、先天性肠闭锁、新生儿坏死性小肠结肠炎、原发性巨结肠、继发性巨结肠、先天性甲状腺功能减低症等相鉴别。

五、治疗

1. 非手术疗法

适用于痉挛肠段较短、便秘症状较轻的患儿，用以维持营养和发育。待患儿 6 个月或年龄更大时争取做根治术。

(1) 调节饮食：给予营养价值高、少渣饮食。必要时输全血、血浆。

(2) 应用缓泻剂：常用液体石蜡、麻仁等，也可应用副交感神经刺激剂，如溴化酰甲胆碱，早餐后服 0.1g，必要时下午加 1 次口服。

(3) 定期洗肠：用温氯化钠溶液，按 50 ~ 100mL/kg，每次 20 ~ 100mL 经肛管注入结肠，同时轻揉腹部使便气不断排出。如此反复灌洗，洗肠后腹部应塌陷、松弛。注意勿使过多的液体滞留于结肠内，防止水中毒或盐中毒。洗液只能用等渗氯化钠溶液。

2. 手术疗法

用手术疗法能解除较重的巨结肠，能维持小儿正常生活，能治疗营养发育障碍能忍受根治术者。如有严重并发症如小肠结肠炎穿孔、中毒性休克，不能耐受一次性根治术时，可先作肠造瘘术，待情况好转后再行根治术。

六、注意事项

(1) 诊断未明确时，给予内科治疗，小儿用缓泻剂及导泻药应慎重，应从小剂量开始，防止过量导致腹泻。

(2) 结肠灌洗一定要用等渗盐水，同时要轻柔按摩腹部以促进粪便排出，直至腹部柔软为止，每日定时灌肠，保持腹部不胀，如果经灌肠腹胀不改善，可保留肛管排气。

(3) 并发小肠结肠炎时，死亡率高，应积极抢救，立即禁食并胃肠减压，补液，给予广谱抗生素，以抗革兰氏阴性杆菌为主，观察全身情况，一旦出现肠坏死、肠穿孔或腹膜炎体征，应及时行肠造瘘术。

(4) 向家长交代本病的知识，说明选择治疗方法的根据，解除其思想负担，注意喂养，调整饮食结构，多按摩腹部，促进排便。并发症小肠结肠炎，肠穿孔和继发感染，并发小肠结肠炎时病情可突然加重，须紧急住院治疗。由于该并发症常可危及生命，须事先告知家长。

(5) 每3个月随访，了解排便情况，有无便秘、腹泻、大便失禁等，进行直肠指检，必要时指导扩肛、灌肠及排便训练。

(6) 本病经适当保守治疗，选择合适时机行根治术者预后一般较好，术后并发症有感染及吻合口狭窄。应向家长交代病情。

第四章 循环系统疾病

第一节 病毒性心肌炎

病毒性心肌炎是嗜心性病毒感染引起的，以心肌非特异性间质性炎症为主要病变的心肌炎。

1. 病史

典型病例在心脏症状出现前数天或 2 周内有呼吸道或肠道感染史，可伴有中度发热、咽痛、腹泻、皮疹等症状。

2. 临床表现

临床表现取决于病变的范围和严重程度。症状轻重相差悬殊。

轻型可无自觉症状，或表现为乏力、多汗、心悸、气短、胸闷、头晕、面色苍白。体征：心动过速或过缓、第一心音低钝，有时可闻及舒张期奔马律和第三、第四心音，心尖区轻度收缩期杂音及各种心律失常（以期前收缩多见）。重型起病较急，可表现为心力衰竭和（或）心源性休克、严重心律失常，也可发生猝死。

3. 辅助检查

(1) 心电图改变：急性期心电图异常改变多，常见 ST-T 改变、期前收缩及房室传导阻滞等。

(2) 心肌酶学改变：心肌受损时，血清中有十余种酶的活性可以增高，目前主要用于诊断病毒性心肌炎的酶有肌酶激酶 (CK) 及其同工酶 (CK-MB)、乳酸脱氢酶 (LDH) 及其同工酶 (LDH_1，LDH_2)。

(3) 心肌肌钙蛋白：心肌肌钙蛋白是心肌收缩和舒张过程中的一种调节蛋白，当心肌细胞受损时，cTnT(或 cTnI) 易透过细胞膜释放入血，使血中 cTnT 或 cTnI 明显升高。正常人血清中 cTnT 或 cTnI 含量很少。cTn 是对评价心肌损伤具有高度特异性、高度敏感性的非酶类蛋白血清标志物，具有出现早、持续时间长的特点。

(4) X 线检查：可见心影呈轻至重度扩大，左心室较显著，心脏搏动减弱，肺淤血。可有肺水肿，少数有胸腔积液。

(5) 超声心动图检查：大约 1/3 病例可见左室扩大，室间隔及左室后壁运动幅度降低，左室射血分数下降。少量病例可有心包积液和二尖瓣关闭不全。

(6) 同位素像：^{67}镓心肌显像阳性提示心肌炎。坏死灶显像可用 ^{99}锝 – 焦磷酸盐心肌坏死灶显像。另外还有 ^{111} 铟抗肌球蛋白抗体心肌坏死灶显像；甲氧基异丙丁基异腈心肌灌注显像。

(7) 病原学检查：早期可从心包积液、咽拭子、大便分离出特异性病毒，并可用聚合酶链式反应方法检测病毒 RNA。在恢复期血清中，同种病毒中和抗体或血凝抑制抗体较早期第 1 份血清升高或下降 4 倍以上。死亡病例可自心包、心肌或心内膜中分离出病毒，或特异性荧光抗体检查阳性。电子显微镜检查心肌坏死病变附近可看到病毒颗粒。

一、诊断

1. 临床诊断依据

(1) 心功能不全，心源性休克或心脑综合征。

(2) 心脏扩大 (具有 X 线、超声心动图检查表现之一)。

(3) 心电图改变：以 R 波为主的 2 个或 2 个以上主要导联 (I，II，aVF，V_5) 的 ST-T 改变持续 4 天以上伴动态变化，窦房传导阻滞、房室传导阻滞、完全性右或左束支传导阻滞，成联律、多形、多源、成对或并行性期前收缩，非房室结及房室近返引起的异位性心动过速，低电压 (新生儿除外) 及异常 Q 波。

(4) CK-MB 升高或 cTnI 或 cTnT 阳性。

2. 病原学诊断依据

(1) 确诊指标：自患儿心内膜、心肌、心包 (活检、病理) 或心包穿刺检查，发现以下之一者可确诊心肌炎由病毒引起。

1) 分离到病毒。

2) 用病毒核酸探针检测到病毒核酸。

3) 特异性病毒抗体阳性。

(2) 参考依据：有以下之一者结合临床表现可考虑心肌炎系病毒引起。

1) 自患儿粪便、咽拭子或血液中分离到病毒，且恢复期血清同型抗体滴度较第 1 份血清升高或降低 4 倍以上。

2) 病程早期患儿血中特异性 IgM 抗体阳性。

3) 用病毒核酸探针自患儿血中检测到病毒核酸。

3. 确诊依据

(1) 具备临床诊断依据 2 项，可临床诊断为心肌炎，发病同时或发病前 1 ～ 3 周有病毒感染的证据支持诊断者。

(2) 同时具备病原学确诊依据之一，可确诊为病毒性心肌炎；具备病原学参考之一，可临床诊断为病毒性心肌炎。

(3) 凡不具备诊断依据，应给予必要的治疗或随诊，根据病情变化，确诊或除外心肌炎。

4. 分期

(1) 急性期：新发病，症状及检查结果阳性发现明显且多变，病程在半年以内。

(2) 迁延期：临床症状反复出现，客观检查指标迁延不愈，病程多在半年以上。

(3) 慢性期：进行性心脏增大，反复心力衰竭或心律失常，病情时轻时重，病程在1年以上。

二、鉴别诊断

应除外风湿性心肌炎、中毒性心肌炎、先天性心脏病、结缔组织病以及代谢性疾病的心肌损害、甲状腺功能亢进症、原发性心肌病、原发性心内膜弹力纤维增生症、先天性房室传导阻滞、心脏自主神经功能异常、β-受体亢进症及药物引起的心电图改变。

三、治疗

1. 一般治疗

休息十分重要，在急性期至少应卧床休息3～4周。有心功能不全或心脏扩大者更应强调绝对卧床休息3个月，以减轻心脏负荷及减少心肌氧耗量，病情好转或心脏缩小后，可逐步开始活动。患儿烦躁不安、心前区痛、腹痛及肌痛时应予镇静及镇痛处理。

2. 特异性治疗

急性病毒性心肌炎仍处于病毒血症阶段的患儿，应进行抗病毒治疗，常选用利巴韦林，重症心肌炎者选用 α-干扰素 100 万 U 肌内注射，疗程 3～5 天。

3. 对症治疗

(1) 针对心肌的治疗：①大剂量维生素 C 每次 100～200mg/kg，以 10％葡萄糖注射液配成 10％～12.5％溶液，缓慢静脉注射，每天 1 次，3～4 周为 1 疗程。②促进心肌代谢，常用药有 1，6-二磷酸果糖 1.25mL/(kg·d)，ATP，CoA，CoQ_{10}。并发心律失常、心力衰竭、心源性休克者的治疗参阅有关章节。

(2) 糖皮质激素：通常普通型不主张应用糖皮质激素。对于重型病毒性心肌炎，CK-MB 进行性增高、合并心力衰竭、心源性休克以及致死性心律失常者，如三度房室传导阻滞、室性心动过速等的患儿应早期、足量、短期应用糖皮质激素。通常选用氢化可的松 10mg/(kg·d)，静脉滴注 (维持 6 小时)。一旦症状缓解即可减量，或改用泼尼松口服，维持 2～4 周。

(3) 重症急性病毒性心肌炎病例可输入大剂量免疫球蛋白：以 1～2g/kg 的剂量于 24 小时内静脉缓慢输入，治疗中应密切观察心力衰竭症状是否恶化，以及有无过敏反应。其作用机制仍不清楚，通过临床研究及动物试验，推测与下列作用有关：①提供特异性病毒抗体或抗毒素，迅速清除心肌病毒感染和损伤；②调节免疫反应，阻断自身免疫过程，减轻心肌炎性病变，并下调细胞因子，从而减弱其负性肌力作用；③降低神经内分泌活性，改善细胞外基质变化，有利于稳定心肌细胞结构。

第二节　心肌病

引起心肌疾病的病因较为繁杂，对至今病因仍未查明者，称为心肌病，对已知病因者，称特异性心肌疾病。前者又分为扩张型心肌病、肥厚型心肌病、限制型心肌病、致心律失常性右室心肌病及未分类心肌病 5 种。我们主要介绍心肌病。

一、扩张型心肌病

扩张型心肌病 (DCM) 又称充血型心肌病 (CCM)，是最常见的心肌病，其特征为心脏扩大，收缩功能不全，发生心力衰竭。

(一)诊断

1. 病史

患儿早先曾有过病毒感染，尤其有病毒性心肌炎病史。家族性 DCM 患者，家系中往往有类似患者。

2. 临床表现

早期可无明显症状，随着病情进展，出现充血性心力衰竭的症状，表现为心悸、乏力、气急、水肿、胸闷、呼吸急促、呼吸困难和端坐呼吸等，个别患儿会出现晕厥。婴儿出现喂养困难，体重不增，吮奶时呼吸困难，多汗，烦躁不安，食量减少。疾病早期患儿心脏可轻度或中度增大，出现充血性心力衰竭时，心脏明显增大。第一心音减弱，出现第三、第四心音和奔马律。心脏扩大致二尖瓣关闭不全时心前区出现收缩期反流性杂音。可有心律失常。肺部受到增大的心脏挤压，可出现呼吸音减低、肺底部可听到少量的细湿啰音。肝脏大，颈静脉怒张，下肢及颜面浮肿。

3. 辅助检查

(1) 胸部 X 片：心脏增大，心胸比例增加；肺淤血或肺水肿，胸腔积液；透视下心脏搏动明显减弱。

(2) 心电图：窦性心动过速；左室肥厚及 ST-T 改变，表现为 ST 水平降低，T 波倒置、低平或双向；可有期前收缩和异位心律，并可发展为室性心动过速；传导障碍。以一度 AVB、束支阻滞多见。

(3) 超声心动图：各腔室明显增大，以左心室为主；室间隔和左心室后壁运动幅度减低，二尖瓣前后叶开放幅度小；射血分数和短轴缩短率下降。多普勒超声检查显示二尖瓣关闭不全。

(4) 心导管和心肌活检：一般不常规进行。DCM 患儿心肌活检时，心肌细胞不同程度肥大，纤维少，无明显的淋巴细胞浸润。

(二)诊断标准

本病至今尚无特异性的诊断方法，目前仍是在排除其他心脏疾病的基础上，对临床与辅助检查的综合分析。现介绍 1995 年 10 月在湖北武汉召开的全国心肌炎、心肌病专题研讨会制定的特发性扩张型心肌病的参考标准。

1. 临床表现

心脏扩大，心室收缩功能减低伴或不伴有充血性心力衰竭，常有心律失常，可发生栓塞和猝死等并发症。

2. X 线检查

心胸比 > 0.5；超声心动图示全心扩大，尤以左心室扩大为明显，左室舒张末期内径 ≥ 2.7cm/m^2，心脏可呈球形，心室收缩功能减低。

3. 超声心动图检测

室壁运动弥散性减弱，射血分数小于正常值。须排除其他特异性（继发性）心肌病和地方性心肌病（克山病）。

有条件者可检测患儿血清抗心肌肽类抗体，如抗心肌线粒体 ADP/ATF，载体抗体、抗肌球蛋白抗体、抗 β_1- 受体抗体、抗 M_2 胆碱能受体抗体，作为本病的辅助诊断。

心内膜心肌活检对本病诊断无特异性，但有助于特异性心肌病和急性心肌炎的鉴别诊断。

(三)鉴别诊断

DCM 无论从其流行病学、体征及一些实验物理学诊断上均无特异性，极易误诊为下列心脏病。

1. 病毒性心肌炎

特别是早期 DCM 患儿，易与急性病毒性心肌炎相混淆，因为 DCM 患儿常因上呼吸道感染、发热等某些因素诱发心力衰竭，临床表现为心悸、心律失常、心音低钝及心率快，心电图表现为 ST 下移，T 波低平或倒置，初诊时易误诊为病毒性心肌炎，若行心内膜心肌活检测有利于两者鉴别。

2. 风湿性心脏病

DCM 患儿由于心室扩大，可产生相对性二尖瓣或三尖瓣关闭不全，出现收缩期杂音，而误诊为风湿性二尖瓣或三尖瓣关闭不全，超声心动图可予鉴别：前者二尖瓣无明显增厚与钙化，左心室收缩幅度明显减少，左心房增大与左心室扩张成比例。另外，控制心力衰竭后杂音减弱或消失。

3. 心包积液

DCM 在心力衰竭时可出现呼吸困难、颈静脉怒张、心尖搏动减弱、心音低钝、血压低、脉压小、静脉压高、肝大、浮肿等体循环淤血症状。若此时听诊未闻及明显杂音，容易与心包积液相混淆。通过心脏 B 超可鉴别二者。

(四)治疗

1. 一般治疗

一般治疗应预防感染，卧床休息。

2. 对症治疗

控制心力衰竭，抗心律失常治疗。发生栓塞现象时，应用溶栓治疗。

3. 特殊治疗

(1) β- 受体阻滞药可以改变扩张型心肌病的症状及心功能，增加运动耐量，降低死亡率；常用美托洛尔 0.5 ～ 1mg/(kg·d) 分 3 次服。

(2) 大剂量丙种球蛋白可改善机体免疫调节功能和增加心脏收缩功能，总量为 1g/kg，于 12 小时内静脉输入，连续用 2 天。

(3) 生长激素是近几年欧美国家开始使用的治疗方法，目前临床上主要用于扩张型心肌病所致顽固性心力衰竭的辅助治疗，基因重组生长激素，隔天肌内注射 0.1IU/kg，总疗程 3 个月。

(4) 对终末期、重症和治疗无效的扩张型心肌病可施行心脏移植手术。

二、肥厚型心肌病

肥厚型心肌病 (HCM) 是一组以原因不明的心肌肥厚为特征的心肌病，主要以侵犯儿童、青少年和成人为主，男性多见。

(一)诊断

1. 病史

询问家庭中有无类似患者。

2. 临床表现

典型的临床表现为肺循环充血、乏力、心悸、胸痛、晕厥和猝死等。小婴儿可以出现生长发育落后和充血性心力衰竭。心界向左扩大，有的在心尖内侧可听见 1/6 ～ 2/6 级收缩期杂音 (二尖瓣反流所致)。特发性主动脉瓣下狭窄者在胸骨左缘第 2 肋间可听到 3/6 级收缩期杂音，可伴有震颤 (流出道梗阻所致)。第二心音反向分裂 (P_2 在前，A_2 在后)。

3. 辅助检查

(1) 常规心电图及 Holter 心电图：左室肥大最常见，可出现异常 Q 波，常见于 II、III、aVF、V_3、V_4、V_5 导联，又称为假性心肌梗死。Holter 心电图 24 小时监测，可进一步了解心律失常。

(2) X 线胸片：有不同程度的心脏扩大。

(3) 超声心动图：室间隔与左室后壁之比 > 1.5 为本病的诊断指标。

(4) 心内膜心肌活检：肥厚型和限制型心肌病有时在病理组织上很难区别，但心肌纤维紊乱是前者的特征，可加以区别。

(5) 心导管及造影检查：超声心动图可以决定诊断，因此此项侵入性的检查已少用。对已行心导管及造影检查的患儿，如果是左室流出道的梗阻可由左室抽拉出至动脉的连续压力曲线显示，压力在主动脉瓣下 2～4cm 时已显示下降。右室造影可见肥厚的室间隔向右室流出道占位。

4. 诊断标准

根据病史、家族史、临床表现及超声心动图检查，一般可以确诊。

（二）鉴别诊断

本病应与先天性主动脉缩窄及主动脉瓣狭窄鉴别，先天性主动脉缩窄上肢动脉搏动强，血压高；而下肢动脉搏动消失或减弱，血压测不到。主动脉瓣狭窄有典型的主动脉瓣区收缩期喷射性杂音，主动脉瓣区第二心音减弱。肥厚型心肌病 X 线胸片可示升主动脉段有狭窄后扩张，超声心动图检查示主动脉瓣开口小，婴儿患者多表现为充血性心力衰竭，应与婴儿心内膜心肌病鉴别，婴儿心内膜心肌病左心室明显扩大，无肥厚改变。

（三）治疗

1. 一般治疗

一般治疗应注意休息，避免剧烈活动。避免使用加重左心室流出道梗阻的药物。如没有充血性心力衰竭时临床禁用正性肌力药。有可能加重左心室流出道梗阻的药物也应慎用，如利尿药和血管扩张药。

2. 特异治疗

(1) β- 受体阻滞药是近年来认为比较有效的治疗肥厚型心肌病的药物。美托洛尔 $0.2～0.5mg/(kg \cdot d)$ 分 2 次口服可逐渐递增，最大耐受量 $2mg/(kg \cdot d)$。

(2) 钙拮抗药：对 β- 受体阻滞药治疗无效的患儿，钙拮抗药亦有治疗效果。氨氯地平是近年来研制出的第三代钙拮抗药，对心肌的负性肌力作用较弱，用量 $0.1mg/(kg \cdot d)$，最大量 $\leqslant 10mg/d$，有主张 β- 受体阻滞药与钙拮抗药合用比单用效果好。

3. 对症治疗

对有心律失常和明显临床症状的患儿，可考虑使用胺碘酮，$10mg/(kg \cdot d)$ 分 2 次口服，7～10 天后减为 $5mg/(kg \cdot d)1$ 次口服。然后维持治疗，服 5 天，停 2 天。小婴儿使用胺碘酮要慎重，主要用于顽固性和致命性的心律失常。对于心动过缓的患儿，必要时应考虑心脏内安装起搏器。

4. 特殊治疗

(1) 外科手术：有明显左心室流出道狭窄、症状严重、药物治疗无效者，应考虑手术切除肥厚的心肌。有二尖瓣关闭不全时，在下列两种情况下应考虑二尖瓣置换术：①室间隔太薄；②曾经做过肥厚室间隔切除术。

(2) 心脏移植：对治疗效果不好、猝死风险性较高、顽固性心力衰竭者，可进行心脏移植。

三、限制型心肌病

限制型心肌病 (RCM) 在小儿极少见，病因不明，以心室内膜下纤维增生为病理特征，可引起一侧或两侧心室舒张功能受限、充盈受阻，从而产生一系列症状。

(一) 诊断

1.病史

询问家族有无类似患者。

2.临床表现

活动耐力减低、疲乏无力、呼吸困难和胸痛等。病变以右心室为主者有右室压塞的表现，如颈静脉怒张、肝大、下肢水肿及腹水等；病变以左心室为主者则有气急、咳嗽、咯血、肺部啰音及肺动脉瓣区第二心音亢进等。心脏搏动弱，心浊音界轻度扩大，心音弱，心率快，可有舒张期奔马律及心律不齐或可见有内脏栓塞征象。

3.辅助检查

(1) 摄心脏 X 线片：心影轻至中度增大，以左、右心房增大为主；肺血管纹理增多，可有胸腔积液。

(2) 心电图：可有 QRS 波低电压，ST-T 改变、房颤和阵发性室上性心动过速等心律失常。

(3) 超声心动图：左、右心房明显增大，心室大小正常；心室壁可肥厚，心尖区心腔明显缩小，甚至闭塞，心室壁厚度变化幅度减小，偶见心房血栓。多普勒超声显示二尖瓣血流频谱正峰增高，E/A 比值增加。

(4) 心导管检查：心室舒张末期压升高，压力曲线早期下倾，随后突然升高，并保持平台状。心内膜心肌活检可有心内膜下心肌纤维化。

(二) 鉴别诊断

本病临床表现为缓慢发展的左心心力衰竭，其中肝大、腹水、下肢浮肿等体征较突出，故应与 Ebstein 畸形、扩张型心肌病和缩窄性心包炎相鉴别。

(三) 治疗

1.一般治疗

一般治疗应注意休息，避免剧烈活动。

2.对症治疗

有水肿、腹水者可用利尿药，为防止栓塞可用抗凝药物。有快速房颤和心力衰竭时可考虑使用洋地黄类药物。

3.特殊治疗

必要时行心内膜剥脱术、血栓切除术、二尖瓣或三尖瓣置换术。有条件者根据病情需要可考虑心脏移植。

四、致心律失常型右室心肌病

致心律失常型右室心肌病又称致心律失常型右室发育不良，其特征为心律失常和右室特异性病变。

（一）诊断

1. 病史

有家族群集倾向，须询问有无类似患者。

2. 临床表现

与病变范围、部位及发病年龄有关，有 3 类症状：①右心力衰竭，以婴幼儿多见；②反复发作左束支传导阻滞、室性心律失常，部分患者以猝死为首发表现；③心脏增大，而无症状。体格检查多无异常发现，部分患儿有心脏扩大，可听到第三、第四心音及第二心音固定分裂。

3. 辅助检查

(1) X 线胸片：示心脏增大。

(2) 心电图表现：为右心房肥厚和右心室低电压。室速发作时心电图多呈现左束支传导阻滞图形，常伴电轴左偏。

(3) 超声心动图：右心室扩大，可见右心室节段收缩力减弱和消失。

(4) 诊断标准：目前采用 1994 年欧洲心脏学会制定的标准。

（二）鉴别诊断

婴幼儿应与 Ebstein 畸形，肺静脉异位回流使右室受累的先天性心脏病及"羊皮纸样心脏"相鉴别。

（三）治疗

1. 加强护理

避免剧烈活动。

2. 对症治疗

选用地高辛、β- 受体阻滞药和胺碘酮等药物治疗心律失常。但大多数患儿用药物治疗效果不好，易出现顽固性室性心律失常。

3. 特殊治疗

对药物治疗无效的患儿，可考虑心室部分切除或射频介入治疗及植入除颤器等方法；以上治疗无效者，可行心脏移植。

第三节 感染性心内膜炎

感染性心内膜炎是由于细菌、真菌、支原体、立克次体、寄生虫等感染心脏内膜、心脏瓣膜引起心内膜炎症。因抗生素的广泛使用，在临床上有时急性与亚急性难以分辨，故有人建议将两者统称为 IE。

一、诊断

（一）病史

多有器质性心脏病病史，无原发性心脏病变患儿通常由于毒力较强细菌或真菌感染引起，约 1/3 的患儿中可追查到致病因素。

（二）临床表现

1. 全身感染症状

发热伴苍白、乏力、厌食、体重减轻、呕吐、腹痛、进行性贫血、关节痛等。

2. 心脏体征

出现新的杂音或杂音改变（性质、部位及强度），也有的患儿始终无杂音。由于瓣膜严重破坏与心肌受累以致出现顽固性心力衰竭是本病常见的死因。

3. 栓塞表现

右心感染性心内膜炎因赘生物脱落引起肺栓塞，出现咯血、胸痛；左心感染性心内膜炎，赘生物脱落易引起体循环栓塞如脑、脾、肾栓塞和皮肤瘀点。

（三）辅助检查

(1) 白细胞总数增高，中性粒细胞升高，进行性贫血，血沉增快。血清球蛋白增高。

(2) 尿中可有红细胞，必要时可做尿培养。

(3) 血培养对诊断最重要，应在 24 小时内抽血 3～5 次，同时进行需氧及厌氧条件下培养。

(4) 超声心动图可在受损瓣膜上检出赘生物，并了解瓣膜受损程度。

(5) 心导管和心血管造影心导管和心血管造影检查可以协助确定心内膜炎的部位、瓣膜损害的程度及评价其血流动力学指标变化情况。左室造影发现主动脉窦瘤破入心腔，室间隔瘘管，主动脉瓣穿孔等心内并发症，为外科治疗提供依据。

(6) 同位素检查放射性同位素可停留在心肌炎症区和赘生物上，能发现心内膜炎的感染灶和心肌脓肿，具有一定辅助诊断意义。

(7) 头颅、胸部或腹部 CT 可早期发现 IE 所致脑动脉、肺动脉、肾动脉、脾动脉的栓塞。特别是对缺乏临床特异性的脾脏检查或脓肿，可使阳性率大大提高。

（四）诊断标准

1.临床指标

(1) 主要指标：①血培养阳性：分别两次血培养有相同的感染性心内膜炎常见的微生物（如甲型溶血性链球菌，金黄色葡萄球菌，肠球菌等）；②心内膜受累证据：应用超声心动图检查心内膜受累证据，有以下超声心动图征象之一：a.附着于瓣膜或瓣膜装置或心脏、大血管内膜或置植人工材料上的赘生物；b.心内脓肿；c.瓣膜穿孔、人工瓣膜或缺损补片有新的部分裂开；③血管征象：重要动脉栓塞，脓毒性肺梗死，或感染性动脉瘤。

(2) 次要指标：①易感染条件：基础心脏疾病，心脏手术，心导管术，或中心静脉内插管；②较长时间的发热（≥38℃），伴贫血；③原有心脏杂音加重，出现新的反流杂音，或心功能不全；④血管征象：瘀斑，脾大，颅内出血，结膜出血，镜下血尿，或 Janeway 斑；⑤免疫学征象：肾小球肾炎，Osler 结节，Roth 斑，或类风湿因子阳性；⑥微生物学证据：血培养阳性，但未符合主要指标中的要求。

2.病理学指标

(1) 赘生物（包括已形成的栓塞）或心内脓肿经培养或镜检其微生物性质。

(2) 存在赘生物或心内脓肿，并经病理检查证实伴活动性心内膜炎。

3.诊断依据

(1) 具备以下 1～5 项任何之一者可诊断为感染性心内膜炎：①临床指标 2 项；②临床主要指标 1 项和次要指标 3 项；③心内膜受累证据和临床次要指标 2 项；④临床次要指标 5 项；⑤病理学指标 1 项。

(2) 有以下情况时可排除感染性心内膜炎诊断：有明确的其他诊断依据可解释临床表现；经抗生素治疗≤4 天，临床症状消失；抗生素治疗≤4 天，手术或尸检无感染性心内膜炎的病理证据。

(3) 临床考虑感染性心内膜炎，但不具备确诊依据时，仍应进行治疗，根据临床观察及进一步的检查结果确诊或排除感染性心内膜炎。

二、鉴别诊断

(1) 以发热为主要表现而心脏体征轻微者须与伤寒、结核、结缔组织病、肿瘤等鉴别。

(2) 发热、关节痛、血沉快、心脏杂音者须与风湿热鉴别。

(3) 以发热、水肿、血尿为主要症状者须与急性链球菌感染后肾炎相鉴别。

三、治疗

（一）一般治疗

一般治疗应卧床休息，给予易消化、营养丰富的饮食。

（二）特异性治疗

1. 对血培养阳性者

按抗生素敏感度结果选用有效抗生素，在病原菌结果未出来前，应按临床推测最可能的致病菌选药。用药原则为早期、足量、长疗程、选用杀菌药、联合用药及静脉用药。一般疗程为 4～6 周，终止治疗的标准为自觉情况好，体重增加，体温、脉搏正常，栓塞现象消失，血常规、血沉正常，血培养阳性小儿至少复查 3 次血培养均为阴性为止。

2. 手术治疗

手术目的在于纠正感染性心内膜炎所引起的瓣膜损毁，以及根除感染灶或去除栓塞源。手术指征：①瓣膜破坏所致的进行性或不能控制的心力衰竭者；②顽固的感染需置换瓣膜者；③反复发生栓塞，脱落的赘生物栓塞动脉必须取出者；④真菌所致的心内膜炎，内科治疗失败者。

（三）对症治疗

合并心力衰竭者应控制心力衰竭；中度以上的贫血可输浓缩红细胞；低蛋白血症致明显水肿者可输注白蛋白；免疫功能差者可酌情应用免疫调节剂。

第四节 原发性肺动脉高压

肺动脉高压如无原因可寻者称原发性肺动脉高压 (PPH)。小儿与成人均可发病，但成人女多于男。

一、诊断

（一）病史

平素有心悸、气促、发绀、运动耐力下降、生长发育落后的病史。

（二）临床表现

肺动脉压轻度增高时，一般无临床症状，仅在剧烈活动时感到不适。肺动脉压明显增高时，首先出现运动后呼吸困难、胸痛、晕厥、乏力，疾病晚期出现发绀和右心心力衰竭。

体征多与肺动脉压升高和右心功能不全有关。常见有呼吸频率增加、脉搏频速，叩诊发现心脏浊音界增大，听诊有肺动脉瓣区第二心音亢进、分裂，肺动脉瓣区有收缩期喷射性杂音。严重肺动脉高压可有肺动脉关闭不全的舒张期吹风样杂音和相对三尖瓣关闭不全的收缩期吹风样杂音。右心心力衰竭时可有奔马律、颈静脉怒张、肝大、下肢水肿等。

（三）辅助检查

1. X 线胸片

X 线胸片示右下肺动脉干扩张、肺动脉段突出、中心肺动脉扩张；心脏 X 线示右心房、右心室增大，心胸比率增加，肺动脉段"圆锥部"膨出，主动脉结缩小。

2. 心电图检查

心电图不能直接反映肺动脉压升高，只能提示右心房、右心室的增大或肥厚。此外"肺型 P 波"，Ⅱ、Ⅲ、aVF 及右胸前导联 ST-T 改变也是常见的心电图异常。

3. 超声心动图与多普勒超声检查

肺动脉压增高可引起某些间接而特征性的超声现象：右心室肥厚和扩大，肺动脉内径增宽和扩展性下降，三尖瓣和肺动脉瓣反流、肺动脉活动异常。

4. 右心导管检查

右心导管检查显示肺动脉压增高、肺总阻力和肺小动脉阻力增高，而"肺微血管"正常，心排血量降低，无左至右或右至左分流的现象。

5. 放射性核素

肺通气 / 灌注扫描 PPH 患儿放射性核素肺灌注扫描显示正常或呈弥漫性稀疏。

6. 肺功能和血气、酸碱度改变

PPH 患儿肺功能测定一般呈轻度限制性通气障碍和弥散功能障碍，无气道阻塞。早期血气分析可正常，多数患儿有轻、中度低氧血症。几乎所有患儿均伴有呼吸性碱中毒。

（四）诊断标准

目前 PPH 的诊断仍采取排除诊断法，详尽的病史询问可排除慢性阻塞性肺疾病，多普勒超声技术可排除先天性心脏病和风湿性心脏病所引起的继发性肺动脉高压，而肺动脉压力的测定是诊断本病的必需条件。正常人肺动脉压为 15 ～ 30/5 ～ 10mmHg(2 ～ 4/0.67 ～ 1.3kPa)，平均压约为 15mmHg(2kPa)。若肺动脉收缩压＞ 4kPa，或平均压＞ 20mmHg(2.7kPa)，即为肺动脉高压。世界卫生组织规定肺动脉高压的诊断标准为静息状态下肺动脉收缩压＞ 25mmHg(3.3kPa)，运动过程中肺动脉收缩压＞ 30mmHg(4kPa)。PPH 因其病因不明，而区别于继发性肺动脉高压。

二、鉴别诊断

原发性肺动脉高压出现气促、发绀应与右向左分流的先心病、左向右分流的先心病出现梗阻性肺高压、肥厚型心肌病等相鉴别。

三、治疗

本病病因不明，目前尚无特效疗法。治疗原则主要为降低肺动脉压力和控制右心心力衰竭。

（一）一般治疗

一般治疗应注意休息，避免劳累。

（二）特异治疗

(1) 降低肺动脉压力：直接作用于血管平滑肌的药物：前列腺素 1 ～ 12mg/(kg·min) 静脉滴注，二氮嗪、肼屈嗪、双嘧达莫、卡托普利口服。

(2) 肾上腺素能 α- 受体阻滞药：酚妥拉明 0.5 ～ 1μg/(kg·min) 静脉滴注，逐步加量，妥拉唑林口服。

(3) 钙拮抗药：维拉帕米、硝苯地平 0.5 ～ 1mg/(kg·d)，分 3 次口服。地尔硫䓬每次 0.5 ～ 1mg/kg，分 3 ～ 4 次口服。

(4) 氯沙坦：每次 1 ～ 2mg/kg，每天 1 次。

（三）对症治疗

心功能不全的治疗与一般心力衰竭者相同，但血管扩张药用量宜小。

（四）特殊治疗

手术治疗，即心肺移植或单肺移植。

第五节　急性心包炎

许多疾病都可累及心包膜。心包炎症可以单独发生，也可与全身疾病合并存在。其病因可分为感染性或非感染性两类。急性心包炎可引起循环衰竭、休克而死亡，病程超过 6 个月可转为慢性缩窄性心包炎。

一、诊断

（一）病史

急性心包炎有感染、结核病史或结核接触史，或有吃生螃蟹史。

（二）临床表现

较大儿童自诉心前区刺痛或压迫感，平卧时加重，坐位或前俯位可减轻。疼痛可向肩背及腹部放射。婴儿则表现为烦躁不安。心包炎通常为某些全身疾病的一种表现，可见原发病症状恶化。常有呼吸困难、咳嗽、发热等。最重要的体征为心包摩擦音，较常出现在疾病初期，当心包积液增多时消失。大量心包积液时因压迫食管或喉返神经，引起吞咽困难和失音。心尖搏动微弱或消失，心音遥远。在左肩胛角下部呈现浊音，可闻管状呼吸音与捻发音，系产生左下肺不张引起。可有肝脏明显肿大且伴触痛、腹水、皮下水肿。颈静脉怒张及肝－颈静脉反流征阳性等体循环淤血表现，心包积液骤增或过多时出现心脏压塞，心排血量急剧下降，常表现为休克状态。

（三）辅助检查

1. X 线检查

心影呈梨形或烧瓶状，左右心缘各弓消失，腔静脉增宽，卧位时心底部较直立时增宽，肺野常清晰，透视下心搏减弱。

2. 心电图

各时期各导联 ST 段抬高，T 波平坦或倒置，QRS 波低电压。

3. 超声心动图

小量积液可在左心室后壁和心包间出现无回波区，积液增多则在心室前壁与胸壁也出现无回波区，并可估测积液量及帮助心包穿刺的定位。

4. 心脏血池扫描检查

应用 ^{99}TC 或 ^{111} 铟进行心脏血池扫描，可以了解心脏大小及形态，以鉴别心包积液与心脏扩大。扫描后与 X 线胸片相比心胸比值 > 0.75 表示有心包积液，并可了解积液多少。

5. 心包穿刺积液检查

涂片、培养、药敏试验、抗原抗体测定、病原体分子生物学检查如 PCR 方法等可了解积液的性质，帮助病因诊断及选择药物。

（四）诊断标准

(1) 出现心包摩擦音。

(2) 胸痛和特殊的心电图所见，或有心包积液证据；心电图表现有低电压，2 个或 3 个标准导联，某些或所有心前导联上 ST 段呈弓背向下的抬高，随后 ST 段恢复到基线，除 aVR 导联外，整个心电图上 T 波变平，然后倒置。

(3) 心包穿刺抽出纤维素性、浆液纤维性或脓性渗出液。

二、鉴别诊断

急性心包炎与急性心肌炎在小儿病例的鉴别比较困难，因两者的临床症状、X 线及心电图表现均相似，但如出现心包摩擦音及奇脉，则有利于心包炎的诊断，超声心动图检查心包积液可有无回波区，心肌炎则无。

三、治疗

（一）一般治疗

患儿应卧床休息，呼吸困难时采取半卧位并供氧，给予高蛋白、高热量饮食。

（二）特殊治疗

1. 化脓性心包炎

及早应用病原菌敏感的两种抗生素静脉给药，疗程宜长 (1 ～ 2 个月)，配合心包穿刺排脓。目前多主张尽早施行开放引流手术，以减少后遗心包缩窄。

2. 结核性心包炎

抗结核治疗原则上与活动肺结核一致，总疗程 1 年至 1 年半，急性期可加用泼尼松 1mg/(kg·d)，疗程 6 ～ 8 周，有利于积液的吸收和减少粘连；有心包填塞者，应行心包穿刺放液。

3. 病毒性心包炎

病毒特异型抗体滴定阳性者，可用 α- 干扰素 100 万 U 肌内注射，隔天 1 次，疗程 10 ～ 20 天，积液较多可给予泼尼松 1mg/(kg·d) 分 3 次口服后渐减，总疗程 6 ～ 8 周。有心包填塞者应行心包穿刺引流。

4. 风湿性心包炎

风湿性心包积液往往随风湿热的控制而自行消失，治疗应按风湿热处理原则进行。

5. 肺吸虫性心包炎

大量积液出现压迫症状时，应反复抽液解除压迫症状。吡喹酮 50mg/(kg·d) 分 2 次口服，连用 2 天，间隔 2 周后再服 2 天。

（三）对症治疗

胸痛可口服阿司匹林、磷酸可待因。贫血明显可输血。如条件允许，可静脉滴注丙种球蛋白增强抵抗力。心脏压塞应按急症处理，需紧急抢救，进行心包穿刺或心包切开引流术，以解除心包积液，缓解心脏压塞症状。

第五章　泌尿系统疾病

第一节　迁延性肾小球肾炎

迁延性肾小球肾炎是一组临床表现为病程迁延，但全身症状轻微的肾小球肾炎综合征。

我国儿科肾脏疾病科研协作组将病程迁延 6 个月至 1 年以上，不伴肾功能不全或高血压的肾小球肾炎总称为迁延性肾炎，包括：①急性肾小球肾炎迁延未愈，病程＞1 年者；②起病隐匿的单纯持续性蛋白尿和血尿病程超过 6 个月者。

该组肾炎综合征，症状轻微，病程迁延。感染、劳累等情况下可使尿变化暂时加重，偶有轻度眼睑水肿，大多患儿仅在普查时发现，其中可能包括某些慢性肾小球肾炎的早期。

一、诊断

（一）病史

迁延性肾小球肾炎包括急性肾小球肾炎迁延未愈，病程＞1 年者，起病隐匿的单纯持续性蛋白尿和血尿病程超过 6 个月者，在感染、劳累等情况下可使尿变化暂时加重，偶有轻度眼睑水肿。

（二）临床表现

1. 急性肾小球肾炎迁延型

(1) 有急性肾炎病史。

(2) 持续性镜下血尿和蛋白尿，或伴有发作性肉眼血尿，活动过多可使尿改变加重。

(3) 水肿消退或仅在活动过多后出现眼睑水肿。

(4) 无高血压。

(5) 无肾功能不全。

2. 隐匿起病型

(1) 起病隐匿，偶然在常规尿检查或普查时发现。

(2) 持续性或再发性轻度镜下血尿和蛋白尿。偶有肉眼血尿，感染、劳累等可使尿改变暂时加重。

(3) 偶有晨间起床轻度眼睑水肿。

(4) 无高血压及肾功能不全。

（三）辅助检查

(1) 血尿多为微小血尿（尿沉渣红细胞 6～20 个 /HP）。

(2) 蛋白尿为轻度或中度蛋白尿，24 小时尿蛋白定量多＞150mg/kg。

(3) 肾功能检查正常。

(4) 血清补体正常。

(5) 病理方面急性肾小球肾炎迁延病例，肾组织活检可见残余灶性肾小球系膜硬化，重者肾小球部分呈完全纤维化，但病变稳定非进行性。隐匿起病者，儿童与成人不同，肾组织活检大多数肾脏病理变化轻微，可呈局灶性肾炎、单纯系膜增生性肾炎等。少数病例呈膜性或膜增生性肾小球肾炎等严重改变（＞2%）。

（四）诊断标准

有明确急性肾炎病史，血尿和（或）蛋白尿迁延达 1 年以上，或没有明确急性肾炎病史，但血尿和蛋白尿超过半年，不伴肾功能不全或高血压。

二、鉴别诊断

除有急性肾炎病史的病例外，常偶然在尿普查中发现迁延性肾小球肾炎。诊断应排除暂时性蛋白尿或血尿及直立性蛋白尿后确定。前者经反复尿检查可作出鉴别。直立性蛋白尿与体位改变有关。必要时行肾图、肾超声检查、静脉肾盂造影及膀胱镜检查以排除泌尿系统其他疾病。特别要鉴别是属于良性情况如急性链球菌感染后肾炎的恢复期，或肾脏病理变化轻微的单纯性尿变化还是预后不良的进行性慢性肾炎的早期。后者持续不愈，病情逐渐加重，相继出现水肿，血压增高，尿蛋白逐渐增加等。血清 C_3、尿沉渣及各项肾功能检查有助于鉴别。必要时，肾活检可以确定诊断。

三、治疗

1. 一般治疗

急性肾炎的恢复期或良性的无症状性持续蛋白尿和（或）血尿患者应预防感染，反复扁桃腺炎者可考虑行扁桃腺摘除术，平时要避免过分劳累。

2. 特异性治疗

一般无须特殊药物治疗，且药物治疗效果往往不十分满意，但是如肾脏病理改变呈现严重增殖或硬化病变者，可根据病理改变使用免疫抑制剂治疗。

3. 对症治疗

同急性肾小球肾炎处理。

4. 特殊治疗

中药治疗：可用健脾汤加减，如茯苓 10g、山药 10g、女贞子 10g、侧柏 10g、旱莲草 10g 等。但长期的中药治疗需注意防止某些中药的肾毒性损害。

第二节 急进性肾小球肾炎

急进性肾小球肾炎，简称急进性肾炎，临床呈急性起病，以大量血尿和蛋白尿等肾炎综合征或肾病综合征为临床表现，病情迅速发展到少尿及肾衰竭，可在几个月内死亡。主要病理改变是以广泛的肾小球新月体形成为其特点。

急进性肾炎可见于多种疾病：①继发于全身性疾病，如系统性红斑狼疮，肺出血肾炎综合征，结节性多动脉炎，过敏性紫癜，溶血尿毒综合征等；②严重急性链球菌感染后肾炎或其他细菌感染所致者；③原发性急进性肾炎，只限于排除急性链球菌感染后肾炎及全身性疾病后才能诊断。

一、诊断

1. 病史

注意有无全身性疾病史，如系统性红斑狼疮，肺出血肾炎综合征，结节性多动脉炎，过敏性紫癜，溶血尿毒综合征等。

2. 临床表现

(1) 急进性肾炎儿科常见于较大儿童及青春期，年龄最小者 5 岁，男多于女。

(2) 病前 2 ～ 3 周内可有疲乏、无力、发热、关节痛等症状。约一半患儿有上呼吸道前驱感染史。

(3) 起病多与急性肾小球肾炎相似，一般多在起病后数天至 2 ～ 3 个月内发生进行性肾功能不全。

(4) 全身水肿，可出现各种水、电解质紊乱。

(5) 少数病例也可具有肾病综合征特征。

3. 辅助检查

(1) 尿比密低且恒定，大量蛋白尿、血尿、管型尿。血尿持续是本病重要特点。

(2) 肾功能检查有 BUN 上升，肌酐清除率明显降低，血肌酐明显升高。

(3) 约 5％的患儿血抗基膜抗体可阳性。血清免疫复合物可阳性。补体 C，多正常，但由于链球菌感染所致者可有一过性补体降低。冷球蛋白可阳性。

(4) 约 30％患儿 ANCA 阳性。

(5) 血纤维蛋白原阳性，尿纤维蛋白裂解产物 (FDP) 可持续阳性。

4. 诊断标准

目前较公认的诊断标准：①发病 3 个月内肾功能急剧恶化；②少尿或无尿；③肾实质受累表现为大量蛋白尿和血尿；④既往无肾脏疾病病史；⑤肾脏大小正常或轻度肿大；⑥病理改变为 50％以上肾小球呈新月体病变。对诊断有困难者，应行肾活组织检查。

二、鉴别诊断

本病"急进型"主要与急性链球菌感染后肾炎及溶血尿毒综合征鉴别。

三、治疗

1. 一般治疗

一般治疗与急性肾炎一般治疗相同。

2. 对症治疗

急进性肾炎的对症治疗与急性肾炎的对症治疗相同。

3. 特殊治疗

(1) 肾上腺皮质激素冲击疗法：甲泼尼龙 15 ～ 30mg/kg，溶于 5％葡萄糖溶液 250 ～ 500mL 中，在 1 ～ 2 小时内静脉滴入，每天 1 次，连续 3 天为 1 疗程。继以泼尼松口服继续治疗 2mg/(kg·d)，隔天顿服，减量同肾病综合征。

(2) 抗凝疗法包括以下两点。

1) 肝素 1mg/(kg·d)，静脉点滴，疗程 5 ～ 10 天。如病情好转可改用口服华法林 1 ～ 2mg/d，持续 6 个月。肝素一般在无尿前应用效果较好。

2) 双嘧达莫 5 ～ 10/mg(kg·d)，分 3 次饭后服，6 个月为 1 疗程。

(3) 血浆置换疗法：可降低血浆中免疫活性物质，清除损害之介质，即抗原抗体复合物、抗肾抗体、补体、纤维蛋白原及其他凝血因子等，从而阻止和减少免疫反应，中断或减轻病理变化。

(4) 透析疗法：本病临床突出症状为进行性肾衰竭，故主张早期进行透析治疗。一般可先行腹膜透析。不满意时可考虑进行血液透析。

(5) 四联疗法：采用泼尼松 2mg/(kg·d)，4 ～ 8 周后每 2 ～ 4 周后减量 2.5 ～ 5mg，疗程 6 ～ 9 个月，环磷酰胺 1.5 ～ 2.5mg/(kg·d) 或硫唑嘌呤 2mg/(kg·d)，疗程 6 ～ 12 个月，肝素或华法林及双嘧达莫等联合治疗可取得一定疗效。

(6) 肾移植：肾移植须等待至血中抗肾抗体阴转后才能进行，否则效果不好。一般需经透析治疗维持半年后再行。肾移植。

第三节 原发性肾病综合征

小儿原发性肾病综合征是一组由多种原因引起的肾小球基膜通透性增加，导致血浆内大量蛋白质从尿中丢失的临床综合征。临床有以下 4 大特点：①大量蛋白尿；②低清蛋白血症；③高脂血症；④不同程度水肿。以上以第①、②两项为必备的基本条件。

一、诊断

1. 病史

注意排除有无继发性肾病综合征疾病史，如过敏性紫癜、系统性红斑狼疮、肝炎、糖尿病等。

2. 临床表现

(1) 起病缓慢，各种感染可以诱发。

(2) 水肿可轻可重，呈凹陷性，严重者可出现浆膜腔积液，腹部及大腿内侧皮肤可出现紫纹。

(3) 可出现蛋白质营养不良及营养不良性贫血，可有生长发育迟缓。

(4) 常易并发各种感染，以呼吸系统感染最常见，其次为皮肤感染、泌尿系统感染及腹膜炎。

(5) 可并发低钠血症、低钾血症及低钙血症。

(6) 有的病例可发生低血容量性休克或出现意识模糊、视力障碍、头痛、呕吐及抽搐等脑病症状。

(7) 血液呈高凝状态，有的病例可发生动脉或静脉血栓。临床有下列情况之一者要考虑有血栓形成。

1) 两侧下肢不对称性水肿，不随体位改变而变化。

2) 皮肤突发紫斑伴有疼痛，紫斑可迅速扩大，局部皮温升高。

3) 阴囊水肿呈紫色。

4) 顽固性腹水。

5) 下肢疼痛伴足背动脉搏动消失。

6) 突发腰痛，出现血尿或血尿加重，少尿甚至发生肾衰竭，在排除结石后要考虑肾静脉血栓形成。

7) 不明原因的呼吸困难、胸痛、咳嗽、咯血、冷汗、发绀，甚至突然出现晕厥，在排除其他疾病的基础上要考虑肺栓塞。

8) 不明原因的失语、偏瘫为脑血管栓塞症状。

(8) 肾小管功能障碍，可有低血磷性佝偻病、肾性糖尿病、继发性 Fanconi 综合征或肾小管性酸中毒等。

3. 辅助检查

(1) 尿蛋白定性多在＋＋＋以上，定量＞ 0.1g/(kg·d)。

(2) 血清总蛋白及清蛋白降低，清蛋白＜ 30g/L。血清蛋白电泳示清蛋白比例减少，α_2 球蛋白比例增加，γ 球蛋白多降低。

(3) 血清胆固醇＞ 5.7mmol/L。

(4) 血沉增快。

(5) 部分病例血清补体 C_3 降低，尿补体 C_3 增高。

(6) 部分病例可有轻重不等的肾功能障碍和氮质血症。

(7) 部分病例血小板计数和血纤维蛋白原含量增高，血小板聚集率增高。

(8) 部分病例血清 IGF-1、$IGFBP_3$ 降低。

4. 诊断标准

临床上根据血尿、高血压、氮质血症、低补体血症的有无将肾病综合征分为单纯性和肾炎性。全国儿科肾脏病科研协作组制定的肾炎性肾病的诊断标准：① 2 周内 3 次以上离心尿检查红细胞超过 10 个 /HP，并证实为肾小球源性血尿；②反复或持续高血压 (学龄儿童超过 130/90mmHg，学龄前儿童超过 120/80mmHg) 并除外使用糖皮质激素等原因所致；③肾功能不全，并排除由于血容量不足所致；④持续低补体血症。凡具有以上 4 项中 1 项或多项者属肾炎性肾病，不具以上条件者为单纯性肾病。

二、鉴别诊断

注意排除继发性肾病综合征，婴儿期起病注意与先天性肾病综合征鉴别。

三、治疗

1. 一般治疗

(1) 休息：水肿显著或大量蛋白尿，或严重高血压者均需卧床休息。病情缓解后可逐渐增加活动量，但不可过累。在较大儿童肾病活动期应休学。

(2) 饮食：显著水肿和严重高血压时应短期严格限制水钠摄入量，病情缓解后不必继续限盐。一般病例活动期在无盐饮食基础上另加食盐 1 ～ 2g/d。蛋白质摄入以 1.5 ～ 2g/(kg·d) 为宜。所供蛋白质以高生物价的动物蛋白 (乳、鱼、蛋、禽、牛肉等) 为宜。血尿素氮 > 9mmol/L(25mg/dL) 时蛋白质摄入不可过多。在应用激素过程中每天应给予维生素 D 400IU 及适量钙剂。

(3) 防治感染。

(4) 对家属的教育：应使父母及患儿很好地了解肾病的有关知识，并且应该传授用试纸检验尿蛋白的方法。

2. 对症治疗

对激素耐药者，或使用激素之前水肿较重伴尿少者，可配合使用利尿药，但需密切观察出入水量、体重变化及电解质紊乱。

(1) 氢氯噻嗪：每次 1 ～ 2mg/kg，每 6 小时 1 次，无效时可加用螺内酯每次 1mg/kg，每天 4 次。

(2) 呋塞米：每次 1 ～ 2mg/kg，静脉给药，先从小剂量开始，无效时可加倍量使用，每天 3 ～ 4 次。但需慎用，防止因大量利尿而加重血容量不足，出现低血容量性休克或诱发血栓形成。

(3) 严重的低蛋白血症时可用低分子右旋糖酐每次 5 ～ 10mg/kg，静脉滴注，30 ～

60 分钟后静脉注射呋塞米每次 1mg/kg，可获满意效果。必要时每天可重复 1～3 次。

3. 特殊治疗

(1) 激素疗法：初治病例诊断确定后可选用 1984 年南宁会议制定的如下方案。

1) 泼尼松短程疗法：可用于泼尼松治疗 4 周内达完全效应的病例。泼尼松每天 2mg/kg(一般不超过每天 60mg)，分 3～4 次服用，共 4 周。4 周内对呈泼尼松完全效应者改为隔天 2mg/kg，早餐后顿服，共 4 周，然后骤然停药。全疗程共 8 周。

2) 泼尼松中、长程疗法：可用于各种类型的肾病综合征。先以泼尼松每天 2mg/kg(一般不超过每天 60mg)，分 3～4 次服用。若 4 周内尿蛋白转阴，则自转阴后至少巩固 2 周方始减量。以后改为隔天 2mg/kg，早餐后顿服，续用 4 周。以后每 2～4 周减量 2.5～5mg，均匀递减直至停药。疗程必须达 6 个月(中程疗法)。开始治疗后 4 周尿蛋白未转阴，可续服至尿蛋白阴转后 2 周，一般不超过 10 周。以后再改为隔天 2mg/kg，早餐后顿服，继用 4 周，以后每 2～4 周减量 1 次，直至停药，疗程 9～12 个月(长程疗法)。

(2) 我院采用单剂量泼尼松长程治疗：泼尼松 2mg/(kg·d)(最大量 60mg/d)，每天早晨 8 时顿服，服 8 周。如尿蛋白在前 4 周内转阴，则于 8 周末改 2mg/kg，隔天顿服，服 4 周，如继续缓解，逐渐每 4 周减量 1 次，每次减 5mg，至维持量 0.5～1mg/kg，隔天顿服，持续服 3 个月，再逐渐减量至停药。如尿蛋白在后四周内转阴，则于 8 周末开始按总量减 5mg，每天顿服，服 4 周，如继续缓解，则即按每 4 周减 5mg，减至 0.5～1mg/(kg·d)，服 4 周后改隔天顿服 8～12 周，再减量停药。总疗程 1 年左右。如病情 8 周内未完全缓解，则原剂量延长 2 周，不管尿蛋白是否转阴，于 10 周末按上法减量。

总之对单纯性肾病或微小病变性肾病初次治疗，多首选激素治疗。在激素应用上，应强调"始量要足，减量要慢，维持要长"的原则。

(3) 激素冲击疗法：主要用于肾病频繁复发或激素依赖者。

1) 甲泼尼龙：剂量 15～30mg/(kg·d)(最大量 1g/d) 溶于 10% 葡萄糖液 250～500mL 中，静脉滴注，1～2 小时内滴完，连用 3 天为 1 疗程，必要时隔 1～2 周再用 1～2 个疗程。两疗程之间以泼尼松 2mg/kg，隔天顿服，以后逐渐减量，减量方法同前。

2) 地塞米松：剂量 2mg/(kg·d) 溶于 10% 葡萄糖液 100～200mL 中，静脉滴注，1～2 小时滴完。头 3 次每天 1 次，后 3 次为隔天 1 次。共 6 次为 1 疗程，疗程结束继以泼尼松 2mg/kg，隔天顿服，服 4 周，以后逐渐减量。

(4) 频繁复发和激素依赖性肾病的其他激素疗法包括以下两方面。

1) 调整激素的剂量和疗程：激素治疗后或在减量的过程中复发的病例，原则上再次恢复到初始疗效剂量或上一个疗效剂量。可改隔天疗法为每天疗法，或将激素减量的速度放慢，延长疗程，乃至加到初治剂量。同时注意查找患儿有无感染或影响激素疗效的因素存在。

2) 更换激素制剂：肾病初治多采用中效激素泼尼松，对泼尼松疗效较差的病例，可换用其他制剂。①地塞米松：用地塞米松 0.75mg 取代泼尼松 5mg，分次口服，疗程 2～6

周，一般为 4 周，然后再换回泼尼松隔天顿服，病情稳定缓解则快速减为小剂量，泼尼松 10 ～ 15mg，隔天顿服，维持半年左右。②康宁克通 A(Kena-CortA)：此药是一种消炎作用极强的合成皮质类固醇。对无尿毒症的肾病综合征用于诱发利尿和缓解蛋白尿有益，并有较好的抗复发作用。每次 0.6 ～ 1mg/kg，第 1 年每月肌内注射 1 次，第 2 年每 2 月肌内注射 1 次，疗程 2 年。在疗程中应积极防治感染和可能发生的骨质疏松症。③阿赛松 (Triamcinolone, 曲安西龙)：是一种合成的肾上腺皮质激素，其作用与醋酸泼尼松基本相同，4mg 阿赛松相当于泼尼松 5mg，但几乎没有潴钠排钾作用。

(5) 免疫抑制剂联合治疗包括以下几点。

免疫抑制剂联合治疗是指免疫抑制与激素的联合治疗。主要用于对肾病综合征频繁复发、激素依赖、对激素无效应或激素治疗出现严重副作用者。在激素隔天使用的同时可选用下列免疫抑制剂。

1) 环磷酰胺 (CTX)：一般剂量 2.5mg/(kg·d)，分 3 次口服或静脉滴注，疗程 8 ～ 12 周，总量不超过 200 ～ 250mg/kg。

副作用：白细胞减少，脱发，肝功能损害，出血性膀胱炎等，还有报告称能引起抗利尿激素释放及发生肺纤维化。近来最令人瞩目的是其远期性腺损害，此与病程、总剂量相关。建议病情需要者可用小剂量、短疗程、间断用药，避免青春期用药。

近有采用环磷酰胺冲击疗法治疗难治性肾病的报道，笔者采用剂量 8 ～ 12mg/(kg·d)，加入 5％葡萄糖盐水 100 ～ 200mL 内静脉滴注 1 ～ 2 小时，连用 2 天，用药日嘱多饮水，每 2 周重复 1 次，积累总剂量＜ 150mg/kg。治疗期间，常规并用激素治疗：泼尼松 1mg/(kg·d)，每晨顿服，共服 8 周，再逐渐减量停药。激素疗程 1 年以上。

2) 苯丁酸氮芥 (CB)：对频繁复发病例，效果与 CTX 相似，对激素耐药者各家报告疗效不一。剂量为 0.2mg/(kg·d)，分 3 次口服，疗程不长于 8 周，一般以 6 周较为合适。总量宜小于 10mg/kg，一般累积量达 8mg/kg 即可。

副作用：可发生白细胞及血小板减少，对病毒感染易感性增加，青春期前男孩用药有可能发生远期性腺损伤。

3) 氮芥：用量 0.1mg/(kg·d)，静脉注射，4 天为 1 疗程。必要时 1 个月后再重复 1 疗程。副作用有恶心呕吐，偶见白细胞减少，注射局部疼痛。

4) 6- 硫鸟嘌呤 (6-TC)：1.5mg/(kg·d)，疗程 1 年。用于频繁复发和激素依赖者，近期缓解率达 90％，不良反应约 10％，尚无性腺损害的报道。

5) 环孢素 A：一般剂量 6 ～ 8mg/(kg·d) 或 100 ～ 150mg/(m²·d)。需经常监测血浓度 (50 ～ 300mg/mL) 以调整剂量。对于原发性肾病激素效应者多有效，但停药或减量仍有可能复发。对激素耐药者如能尽早应用，部分有效。其副作用中最令人瞩目的是肾毒性作用。

6) 藤霉素 (FK506)：FK 是从土壤放线菌目链霉菌科波链霉菌产物中分离出的 23 环的大环内酯类抗生素，化学结构与 CyA 不同，分子量 804 ～ 822。体外细胞培养表明，

FK 的免疫抑制作用约为 CyA 的 100 倍。初始剂量 0.15mg/(kg·d)，分 2 次口服，以后渐减至控制蛋白尿，疗程至少 3 个月。

7) 霉酚酸酯 (MMF)：用于肾病能有效地减少尿蛋白，减轻水肿，减少利尿药的使用，改善低蛋白血症和高脂血症。剂量为 15 ～ 20mg/(kg·d)，分 2 次服，最大量不超过 1.5g/d，疗程不少于 6 个月。常见副作用：①易合并感染；②潜在的骨髓抑制；③胃肠道症状。

8) 雷公藤多苷片：常用剂量 1mg/(kg·d)，分 2 ～ 3 次服，疗程 2 ～ 3 个月。笔者推荐第 1 个月 2mg/(kg·d)，第 2 个月 1.5mg/(kg·d)，第 3 个月 1mg/(kg·d) 治疗，疗效更佳。

(6) 抗凝及纤溶药物疗法包括以下几方面。

由于肾病往往存在高凝状态和纤溶障碍，易并发血栓形成，需加用抗凝和溶栓治疗。

1) 肝素 1mg/(kg·d)，加入 10％葡萄糖液 50 ～ 100mL 中静脉滴注，每天 1 次，2 ～ 4 周为 1 疗程，病情好转后改口服抗凝药维持治疗。

2) 肝素皮下注射每次 1mg/kg，12 小时 1 次，疗程半年以上。

3) 尿激酶促纤溶疗法：尿激酶有直接激活纤溶酶溶解血栓的作用。一般剂量 3 ～ 6 万 U/d，持续静脉滴注，1 ～ 2 周为 1 疗程。亦有应用链激酶治疗的报道。

4) 川芎嗪：剂量每次 4mg/kg，加入 10％葡萄糖 100 ～ 200mL 中静脉滴注，每天 1 次，1 个月 1 疗程。临床应用有类似肝素样的抗凝作用，使肾病时血浆纤维蛋白原减少，血小板聚集率下降。

5) 口服抗凝药：①双嘧达莫，5 ～ 10mg/(kg·d)，分 3 次饭后服，6 个月为 1 疗程；②阿魏酸哌嗪 (保肾康)，每次 100 ～ 150mg，每天 3 次，疗程 2 ～ 3 个月。

(7) 免疫促进剂的应用包括以下几方面。

1) 左旋咪唑：剂量 2.5mg/kg，每 2 周连服 3 天或隔天用药，可用药 3 ～ 6 个月。此药副作用轻微，可表现为胃肠不适、流感样症状、皮疹、中性粒细胞下降，停药即可恢复。

2) 大量丙种球蛋白治疗：试用于激素耐药者，400mg/(kg·d)，共 5 天。

第四节　泌尿系统感染

泌尿系统感染又称尿路感染，是指细菌直接侵犯尿路黏膜或组织而引起的炎性损伤。尿路感染是小儿时期常见疾病之一，是继慢性肾炎之后，引起儿童期慢性肾功能不全的主要原因之一。

一、诊断

1. 病史

注意有无反复泌尿系统感染史，有无泌尿道畸形及膀胱输尿管反流。

2. 临床表现

(1) 急性尿路感染：因年龄、感染部位及病情轻重其临床表现不同，小儿时期尿路感染症状多不典型，年龄越小全身症状越明显。

1) 新生儿：以全身症状为主，如发热或体温不升、苍白、吃奶差、呕吐、腹泻及体重不增等，伴有黄疸者较多见，部分患儿可有嗜睡、烦躁甚至惊厥，尿路刺激症状不明显。

2) 婴幼儿：发热为最突出表现，拒食、呕吐、腹泻等全身症状也较明显，常伴有排尿时哭闹、尿布有臭味和顽固性尿布疹，尿路刺激症状随年龄增长而趋明显。

3) 年长儿：与成人症状相近。上尿路感染时，有发热、寒战、腹痛，多伴有尿路刺激症状，部分患儿可有血尿或蛋白尿；下尿路感染时，全身症状多缺乏，主要表现为尿频、尿急、尿痛等尿路刺激症状，可有终末血尿及遗尿。

(2) 慢性尿路感染：病程多持续 1 年以上，症状轻重不等，可从无明显症状直至肾衰竭。反复发作者可表现为面色憔悴、倦怠无力、食欲不振、体重减轻、间歇性低热和进行性贫血，尿路刺激症状可无或间歇出现；部分患儿常以血尿、高血压、长期低热就诊，易误诊；女孩还可表现为无症状性菌尿，易漏诊；但 B 超、静脉肾盂造影 (IVP) 或核素肾图检查都会发现肾脏有瘢痕形成，该类患儿多合并有尿路畸形。

(3) 无症状性菌尿：指临床无症状，中段尿培养菌落计数 $\geq 10^5/mL$ 的有意义的菌尿。该类患儿多伴有尿路畸形或既往症状性尿路感染史，合并尿路畸形者易致肾脏瘢痕形成。病原菌多为伞状菌株的大肠杆菌，属非 O 组血清型。

3. 辅助检查

(1) 尿常规：晨清洁离心中段尿沉渣，白细胞数＞ 5 个 /HP，应怀疑尿路感染 (非离心尿标本每平方毫米＞ 250 个白细胞，即可诊断；但对新生儿，白细胞计数在尿路感染诊断中意义不大)。如白细胞成堆或见白细胞笔型。蛋白尿则诊断价值更大，后二者说明肾脏受累。但反检出白细胞不足诊断尿路感染，其敏感性为 67％，特异性为 79％。

(2) 尿培养及菌落计数：诊断本病的重要依据。但对其结果分析应结合患儿性别、有无症状、细菌种类及繁殖力综合评价临床意义。无症状女孩如连续 2 次清洁中段尿培养菌落数均 $\geq 10^5/mL$，且为同一菌株，其确诊率可达 95％；无症状男孩如尿标本无污染，菌落数在 $10^4/mL$ 以上，即应考虑细菌尿的诊断；甚至无症状男孩尿标本培养大肠埃希菌 $\geq 10^2/mL$ 加脓尿即提示尿路感染。对于球菌，特别是粪链球菌，中段尿菌落数 $\geq 10^3/mL$ 也可诊断。通过耻骨上膀胱穿刺获取的尿培养，只要有细菌生长，即有诊断意义。至于尿路刺激症状明显的女孩，如果尿中有较多白细胞，且中段尿定量培养大肠埃希菌或腐物寄生菌类 $\geq 10^5/mL$，也可诊断为尿路感染。

(3) 尿涂片法找细菌：取一滴清洁混匀的新鲜尿置玻片上烘干，用亚甲蓝或革兰染色，在油镜下找细菌。如每个视野能找到 1 个细菌，表明尿内细菌数 $\geq 10^5/mL$。提示尿路感染。

(4) Criessy 试验：大肠埃希菌、副大肠埃希菌能将尿中硝酸盐还原成亚硝酸盐，呈阳性反应；变形杆菌及革兰染色阳性球菌呈阴性。

(5) 尿路结构畸形的检查包括以下几方面。

1) X 线检查：IVP 主要用于检查肾瘢痕，排尿性膀胱尿道造影则可发现有无膀胱输尿管反流，通过上述检查也可了解尿路有无梗阻或其他先天性畸形。

2) B 型超声检查：可探查尿路有无梗阻或结石，并对膀胱输尿管反流进行初步筛查。此外，B 超对肾脏腹面和背面瘢痕的检查较 IVP 更灵敏。

3) 放射性核素检查：^{99}Tc-DMSA 是检查肾瘢痕的"金标准"。但对急性肾盂肾炎患儿须跟踪随访，如 18 个月后（最近一次感染）影像仍存在，方可视为瘢痕形成。^{99}Tc-DTPA 膀胱显像主要用于检查膀胱输尿管反流，但不如 VCUG 灵敏。

二、治疗

1. 一般治疗

急性期应卧床休息，多饮水、勤排尿以促进细菌、细菌毒素和分泌物从尿中排出，尿路刺激症状严重者可口服碳酸氢钠碱化尿液减轻症状。

2. 抗菌治疗

怀疑尿路感染的患儿，应尽快行尿常规和清洁中段尿培养。为配合选用药物，宜同时行尿沉渣找细菌，尽可能确定感染菌株类型，至少要分辨出是革兰阳性或阴性细菌。

(1) 磺胺药：对大肠埃希菌、变形杆菌和部分球菌有较强抑制作用，尿中浓度高，不易产生耐药性，可作为初次感染或上行感染首选药物，常用复方磺胺甲基异噁唑 (SMZ-FMP)25 ～ 50mg/(kg·d)，分 2 次口服，同时加用碳酸氢钠碱化尿液可提高疗效，为防尿中结晶应多饮水，肾功能不全者慎用。

(2) 呋喃妥因：对葡萄球菌、大肠埃希菌有抑制作用，主要由尿中排泄，治疗肾盂肾炎时要酸化尿液，治疗膀胱炎时宜碱化尿液，剂量为 6 ～ 10mg/(kg·d)，分 3 ～ 4 次口服。

(3) β- 内酰胺类：多用于血行感染或肾盂肾炎患儿的治疗。常用制剂：氨苄西林、阿莫西林 50 ～ 100mg/(kg·d)，分 2 次肌内注射或静脉滴注；头孢氨苄 50 ～ 100mg/(kg·d)，分 4 次口服；头孢唑林钠 50 ～ 100mg/(kg·d)，分 3 ～ 4 次肌内注射或静脉滴注；头孢呋辛 200 ～ 240mg/(kg·d)，分 3 次肌内注射或静脉滴注；头孢塔齐定 50mg/(kg·d)，分 2 次静脉注射；头孢曲松 100 ～ 200mg/(kg·d)，1 次静脉注射。

(4) 氨基苷类：对革兰阴性菌有良好效果，缺点是有肾毒性。阿米卡星 8 ～ 15mg/(kg·d)，1 次肌内注射或静脉滴注。虽然近年来耐药菌株不断增加，但药敏结果显示细菌对阿米卡星的敏感性仍很高，6 岁以下慎用。

抗菌疗程：急性尿路感染采用 7 ～ 14 天常规疗法，5 岁以上无尿路畸形的单纯性膀胱炎患儿亦可选用单次大剂量或 3 ～ 5 天短程疗法。慢性尿路感染或复杂性尿路感染为防再发，均需于常规疗程后改用 SMZ-TMP 或头孢氨苄小剂量维持。无症状菌尿不并尿路畸形者无须治疗，合并畸形者因有导致肾瘢痕危险，可采用常规疗程后小剂量维持。

3. 尿路畸形 (VUR) 矫治

复杂性尿路感染患儿多合并有尿路畸形，以膀胱输尿管反流最常见。畸形不纠正，感染难以彻底清除。长期感染并反流易致肾瘢痕形成。但 VUR 矫治的指征目前尚未统一，可参考以下标准：① 1 岁以内婴儿多采用药物预防，有肾瘢痕形成的 V 级反流可行手术治疗；② 1 ～ 5 岁起初用药物预防，有肾瘢痕形成的 IV 级和无瘢痕形成的 V 级反流须手术矫治；③ 6 岁以上者，除 I ～ II 级外，无瘢痕形成的 V 级和有瘢痕形成的 III ～ IV 反流或持续严重的 VUR 均应手术根治。

第五节　肾小管性酸中毒

肾小管性酸中毒 (renal tubular acidosis，RTA) 是由于远端肾小管排出氢离子障碍和 (或) 近端肾小管对 HCO_3^- 的重吸收障碍以致不能建立正常 pH 梯度而产生的一组以持续性、代谢性、高氯性酸中毒而其尿液却偏碱性为特征的临床病理生理综合征。按肾小管可能受损的部位，RTA 可分：①远端 RTA(RTA- I)；②近端 RTA(RTA- II)；③混合型 RTA(RAT- III)；④伴有高血钾的 RTA(RTA- IV)。RTA 的临床表现复杂多样，主要表现：生长发育落后，严重佝偻病畸形，尿崩症，水、电解质紊乱，消化道功能紊乱，尿结石。

根据肾小管性酸中毒的病因又可分：①特发性肾小管性酸中毒，多有家族史；②继发性肾小管性酸中毒，可见于许多肾脏疾病或全身性疾病，如自身免疫性疾病、药物中毒 (如两性霉素 B 等)、甲状腺或甲状旁腺功能亢进、肾盂肾炎、髓质囊性变等。

一、远端肾小管性酸中毒 (WTA-I)

(一) 诊断

1. 病史

注意患儿有无厌食、恶心、呕吐、腹泻或便秘、肌无力、易脱水、生长缓慢史。

2. 临床表现

(1) 原发性病例可在生后即有临床表现。

(2) 由于酸中毒和电解质紊乱，患儿多有厌食、恶心、呕吐、腹泻或便秘而导致严重的生长发育落后。

(3) 由于低血钾和 (或) 肾钙化以致尿浓缩功能障碍可造成患儿多饮、多尿表现。

(4) 同时由于低血钾，患儿可表现为肌肉软弱无力或瘫痪。

(5) 由于低血钙和低血磷而致骨质软化，骨骼严重畸形，出牙延迟或牙齿早脱，予维生素 D 治疗无效。

(6) 由于大量排钙及尿偏碱可造成肾钙化、肾结石，患儿可有血尿，尿痛或尿砂石。

(7) 长期不明原因的酸中毒。

(8) 早期肾小球功能正常而表现为肾小管浓缩功能障碍，晚期肾小球功能可受损甚至出现尿毒症。

3. 辅助检查

(1) 血生化：CO_2CP 下降，血氯升高，血钠、血钾降低，但血液中阴离子间隙正常。

(2) 尿液检查：尿液偏碱性，血液虽为严重酸中毒，但患儿的尿液 pH 值不低于 6。

(3) X 线检查：骨骼 X 线显示严重佝偻病征象或严重畸形；肾脏和尿路 X 线可能发现肾钙化或结石的改变。

(4) 氯化铵负荷试验：氯化铵 0.1g/kg，1 次口服，6 ~ 8 小时内检查尿 pH 值，如其尿液 pH 值仍 > 5.5，则为阳性，有助于远端肾小管性酸中毒的诊断。

(5) 碳酸氢钠负荷试验：正常人以 $NaHCO_3$ 碱化尿液后，其尿 PCO_2 要比动脉血的 PCO_2 明显升高，而肾小管酸中毒患儿则尿 PCO_2 无明显升高。测定方法是静脉注射 1mmol/L 的 $NaHCO_3$ 3mL/min，然后每 15 ~ 30 分钟直立位排尿 1 次，测定尿 pH 及 PCO_2，当连续 3 次尿 pH > 7.8 时，于两次排尿中间取血测 PCO_2。正常人尿 PCO_2 比血 PCO_2 应 > 2.67kPa(20mmHg)。如小于 2.67kPa，则为阳性。

（二）鉴别诊断

当患儿具有上述临床表现 1 ~ 2 项时应疑及本病的可能；当患儿有持续性代谢性高氯性酸中毒而其尿 pH 值 > 6 时即可确诊为本病。在不典型病例，可进行氯化铵负荷试验或碳酸氢钠负荷试验，阳性者即可确诊。

本病应与下列疾病鉴别。

(1) 尿崩症：虽有多饮、多尿，但尿比密低而恒定，一般没有酸中毒和电解质紊乱，也无严重的骨骼畸形，垂体加压素试验也有助于鉴别。

(2) 维生素 D 缺乏性佝偻病：虽有骨骼软化和畸形，但没有酸中毒和低血钾，低血钠和高氯血症，维生素 D 治疗有效。

(3) 肾性佝偻病：如低血磷性抗维生素 D 佝偻病或维生素 D 依赖性佝偻病，虽常规维生素 D 治疗效果欠佳，但无酸中毒和电解质紊乱。

(4) Fanconi 综合征：除与 RTA 有许多表现相似外，患儿应有糖尿和氨基酸尿。

(5) 泌尿系结石症：多伴有血尿、尿痛、尿石的表现，除了由于梗阻导致肾衰竭外，早期无酸中毒和电解质紊乱，而 RTA- I 主要表现为肾实质钙化。

（三）治疗

RTA- I 治疗的中心目标：以足够剂量的碱性药物维持患儿血浆碳酸氢盐浓度在正常范围内，纠正电解质紊乱，特别是要纠正低钾血症，防止和治疗骨骼软化和畸形，防止肾钙化和尿路结石的形成，治疗是长期的。

1. 纠正代谢性酸中毒

在儿童，即便是 RTA- Ⅰ，亦常有 6%～ 14% 的碳酸氢盐从肾脏丢失，因此儿童 RTA- Ⅰ所需的碱性药物剂量较大，每天需要 2.5 ～ 7mmol/(kg·d)，常用的药物如 $NaHCO_3$，枸橼酸钠，或 Shohl 合剂 (枸橼酸合剂)，其中以 Shohl 合剂为佳，因其除了纠正酸中毒外，还能使肠道偏酸性，促进钙盐的吸收，而且尿中的枸橼酸钙盐可溶性大，可减少肾钙化及肾结石的形成。

Shohl 合剂的配方为 1000mL 水中加枸橼酸 140g，枸橼酸钠 98g，每 1mL 中相当于含碳酸氢钠 1mmol，这种溶液的缺点是不稳定，易变质。剂量 1 ～ 1.5mL/(kg·d)，分 3 次口服。

2. 补充钾盐

用上述药物治疗，酸中毒可迅速得到纠正，低血钾和低血钠症亦得到纠正，如低血钾纠正不理想，可用枸橼酸钾补充，每天 0.5 ～ 1mmol/kg。

3. 维生素 D 治疗

随着酸中毒的纠正，骨骼软化症好转，有些患儿可加用维生素 D 治疗。

4. RTA- Ⅰ 的早期治疗

可预防肾钙化，但一旦肾钙化或肾结石形成则很难消失。

二、近端肾小管性酸中毒 (RTA- Ⅱ)

(一) 诊断

1. 临床表现

原发性 RTA- Ⅱ 的临床表现大致与 RTA- Ⅰ 相似，但一般症状较 RTA- Ⅰ 轻，突出的表现是生长发育落后，高氯性代谢性酸中毒，可有低血钾表现，多数无严重骨畸形，亦不会出现肾钙化。继发者，除上述表现外，还有原发病的表现。

2. 辅助检查

表现为高氯性酸中毒，可有低血钾，尿 HCO_3^- ＞ 10mmoL/L。

3. 诊断

当患儿存在低血钾，高氯性代谢性酸中毒，而其尿 pH 值却偏碱时，则应高度怀疑患本病的可能，尤其当缺乏肾钙化、肾结石和严重的骨骼损害，尿 HCO_3^- 高于正常时，更应考虑为 RTA- Ⅱ 的诊断。对于不典型者，可测定 HCO_3^- 排泄率，常用口服法，即口服 $NaHCO_3$ 2 ～ 10mmol/(kg·d)，每天逐渐加量直至酸中毒纠正时，测定血和尿中 HCO_3^- 和肌酐。 正常值为零，Ⅱ 型 RTA ＞ 15%，Ⅰ 型 RTA ＜ 5%。

(二) 治疗

因正常儿童肾 HCO_3^- 阈值比成人低，故当患 RTA- Ⅱ 时，患儿从尿中损失的 HCO_3^- 则更多，故治疗所需的碱性药物如碳酸氢钠较 RTA- I 为大，其剂量约 $10 \sim 15mmol/(kg \cdot d)$，方能维持正常血浆 HCO_3^- 水平，因补充 HCO_3^- 后，H^+ 的排泄增加，故必须同时补充钾盐，在 RTA- II 的治疗中亦可应用容积性利尿药以降低血容量，有利于 HCO_3^- 的重吸收，以减少碱性药物的用量，但应注意补钾。

三、混合性肾小管酸中毒 (RTA- III)

混合型肾小管酸中毒 (RTA- II) 指 I 、II 两型 RTA 混合存在，但在 Schasfian 及 Motris 的分类中，混合型只被作为 RTA- II 型中的一个亚型，也有认为III型 RTA 是 I 型 RTA 的一个亚型，患儿也兼有 I 、II 两型的临床表现，其远端小管的酸化功能障碍较 I 型为重，尿中漏出 HCO_3^- 也多，达滤过量的 $5\% \sim 10\%$，故酸中毒程度比 I 、II 型为重。

四、高钾高氯性肾小管酸中毒 (RTA- IV)

高钾性 RTA，往往是由于伴有肾实质损害如肾小管间质病变等导致肾小球滤过功能下降所致，患儿的血钾常高于 $5.5mmol/L$，具有多尿性肾病和肾小管间质性疾病的特征，高血钾程度与醛固酮缺乏或低肾素血症有关，RTA- IV 患儿如有肾实质钙化，或尿路结石梗阻常导致肾小球滤过功能损害，产生高钾高氯性酸中毒。处理主要是解除尿路梗阻，改善肾小球滤过功能，降低血钾，其他处理与 RTA- I 相同。

第六节　溶血尿毒综合征

溶血尿毒综合征 (HUS) 是以微血管病性溶血性贫血、急性肾衰竭和血小板减少为临床特点的一组综合征。多见于婴幼儿及学龄儿童。

一、诊断

1. 病史

注意发病前大都有胃肠道症状如发热、腹痛、腹泻，可有血便，少数可表现为呼吸道症状。

2. 临床表现

(1) 症状：患儿突然出现苍白、乏力，同时有蛋白尿、血尿、少尿，甚至无尿，几乎所有患儿都有出血倾向，主要为消化道出血，如黑便、呕血，常伴有神经系统症状如易激惹、嗜睡、震颤、抽搐、昏迷、肢体瘫痪和心力衰竭、心律失常等。

(2) 体征：皮肤黏膜苍白及黄疸，但皮下瘀点、瘀斑少见，少数患儿伴发硬脑膜下血肿或视网膜出血，肝脾肿大常见。

3. 辅助检查

(1) 周围血常规检查：血涂片可见异形多染的红细胞，其形状呈三角形、菱形、盔甲状及红细胞碎片，且计数＞2%，血红蛋白明显降低，网织红细胞增高，常有白细胞增高及中性粒细胞核左移。

(2) 尿常规及肾功能检查：血尿、血红蛋白尿、蛋白尿，尿沉渣镜检可见红细胞碎片、白细胞及管型，血生化检查示代谢性酸中毒、电解质紊乱及 BUN、Cr 升高。

(3) 其他：Coomb's 实验常为阴性，血 FDP 和尿 FDP 升高，凝血酶原时间大都正常。

二、鉴别诊断

在急性胃肠炎或上呼吸道感染后，突然出现苍白、少尿、出血等症状，应考虑本病的可能。临床上同时出现溶血性贫血和肾衰竭的症状及血小板减少即可确诊，血涂片可见异常红细胞＞2%有助于诊断。

本症急性期发热及伴有中枢神经系统 (CNS) 症状者应与 CNS 感染和血栓性血小板减少性紫癜鉴别。HUS 还应与溶血性贫血和急性肾衰竭相鉴别。

三、治疗

1. 一般治疗

一般治疗包括抗感染，补充营养，维持水、电解质平衡等。

2. 特异性治疗

病因不明，无特殊。

3. 对症治疗

(1) 急性肾衰竭的处理：早期行透析疗法，一般无尿超过 24 小时即进行血液透析或腹膜透析。

(2) 溶血性贫血的处理：血红蛋白＜50g/L 应及时输血，宜给新鲜红细胞悬液，按 2.5～5.2mL/kg 计算输入量。血小板明显减少者可输注血小板，有高钾血症者应先行透析治疗后再输血。

4. 特殊疗法

抗凝、溶栓、抗血小板聚集药物对 HUS 疗效不肯定；且有导致、加重出血的倾向。糖皮质激素对本病无效，血浆置换疗法或补充新鲜冻血浆可试用，疗效待证实。

第七节　儿童高血压

正常儿童血压随年龄、性别、身高、体重变化而变化，血压高于同一年龄、性别儿童第 95 百分点为儿童高血压。

一、诊断

1. 病史

(1) 原发性高血压：有报道占儿童高血压的 12%～18%，更多见于较大儿童及青少年，时有家族史，有 50% 病例有肥胖，左心室肥大发生率较高。

(2) 继发性高血压：较原发性高血压常见，肾实质、肾血管疾病是儿童继发性高血压的最常见原因，如慢性肾小球肾炎、慢性肾盂肾炎、反流性肾病、梗阻性肾病、多囊肾、肾发育不良、间质性肾炎、溶血尿毒综合征、纤维肌发育不良、先天性肾动脉狭窄、肾动脉血栓、神经纤维瘤、肾外压迫等，其次为内分泌疾病如嗜铬细胞瘤、11-羟化酶缺乏、库欣综合征、原发性醛固酮增多症，心血管疾病如主动脉缩窄、结节性多动脉炎、系统性血管炎等。

2. 临床表现

儿童高血压常在其他疾病诊治中监测血压时发现，慢性轻至中度高血压常无症状，仅半数严重高血压有头痛，婴儿表现为烦躁不安，腹痛、生长迟缓，行为改变可能也是儿童高血压的表现，充血性心力衰竭可能为新生儿、婴儿高血压的唯一表现，皮质盲、面瘫、鼻出血少见，少数儿童以高血压危象、抽搐及其他神经系统症状为初起表现。

3. 辅助检查

(1) 第一阶段包括以下辅助检查。

1) 尿常规、血常规、血清电解质、尿素氮、肌酐、血糖、血脂检查有助于肾脏疾病、嗜铬细胞瘤 (高血糖)、高醛固酮症 (低血钾) 的初步诊断。

2) 超声心动图。

3) 静脉肾盂造影有助于确立肾动脉是否狭窄。

4) 肾脏放射性核素检查可了解肾脏血流及各段肾脏功能，对于不能很好浓缩造影剂的新生儿尤为有利。因血管紧张素转换酶抑制药能减少肾动脉狭窄侧的肾血流，故卡托普利试验后肾脏放射性同位素检查有助于肾动脉狭窄的诊断。双侧肾动脉狭窄患儿禁用。

5) 肾脏 B 超检查。

6) 血清血管紧张素肽原酶 (PRA) 增高有助于肾血管性高血压的诊断，减低可见于原发性醛固酮增多症。

(2) 第二阶段包括以下辅助检查。

1) 选择性肾造影进一步确定疾病部位。

2) 数字减影血管造影。

3) 尿 VMA 有助于嗜铬细胞瘤、神经细胞瘤的诊断。

4) CT、MRI 检查有助于嗜铬细胞瘤、肾外肿瘤的诊断。

5) 卡托普利激发试验可使肾血管性高血压患儿血压下降，PRA(血浆肾素活性) 显著增高。

二、鉴别诊断

儿童高血压以继发性高血压常见，原发性高血压诊断须排除继发性高血压才能成立，检查可按上述两阶段进行。

需注意与药物导致的一过性高血压（如肾上腺皮质激素、拟交感神经药物、鼻腔血管收缩剂、避孕药、毒品等）鉴别。

三、治疗

1. 治疗原则

(1) 高血压的药物治疗应按步骤进行，一般从一种药物开始，并且以最小的剂量开始，逐渐增加，直到达到足够的降压效果。

(2) 当应用一种降压药时，如出现严重的副作用或其剂量不能再增加而达不到满意的降低效果时，则加用另一种药物。同用几种药物时，应逐渐停用降压作用小的药物，尽量减少联合用药的种类，避免使用同类作用的两种药物，所选用的药物应有不同的作用部位或作用方式以取得叠加效应的目的。

(3) 先用毒性最小的药物，为了保证脑的血流供应，降压不可过猛，一般前 6 小时使血压降至计划降压水平的 1/3，另 2/3 在 36 ～ 72 小时内逐渐下降。

(4) 儿童高血压的治疗应遵循个体化原则，并应考虑高血压形成的重要机制而选择给药，注意给药的容易性、药物的副作用、自然属性及长期治疗的花费。

2. 一般治疗

(1) 休息：血压中重度升高时，需卧床休息，轻度高血压者平时生活学习应有规律，适当活动，如散步、慢跑等。

(2) 控制体重，肥胖者应减肥治疗。

(3) 饮食：应减少盐的摄入，每天摄入食盐 1 ～ 3g 为宜，多食富含钙、钾的食物等。

(4) 保持愉快的心情和安定的情绪，充分的睡眠，必要时可服用地西泮（安定）和谷维素等。

3. 药物治疗

用药指征：当血压超过该年龄组第 95 个百分位数时（3 次测量结果），非药物治疗不能控制血压，应开始应用抗高血压药物治疗并结合上述治疗措施。但是患儿如有下述家族史时可适当放宽指征：①家庭成员中有早期高血压并发症、肾衰竭等；②心脏疾病、视网膜血管病变等；③高脂血症等。

(1) 利尿药：利尿药减少循环血容量和静脉回流，降低心排血量，周围血管阻力随之降低，因此血压下降。因为肾实质性高血压多伴容量增加，故利尿药为此类疾病的首选药物。

1) 氢氯噻嗪：主要用于"容量依赖型"肾性高血压，降血压作用温和，中、重度肾衰竭患儿无效。用法和剂量：口服，每次 0.5 ～ 1mg/kg，2 次 / 天，最大剂量为每次

2mg/kg。

2）螺内酯：主要用于伴醛固酮增高及低钾的肾性高血压患儿，应避免用于高钾血症及肾衰竭患儿。用法和剂量：口服，每次 2 ～ 3mg/kg，分 2 ～ 3 次服用。

3）呋塞米：一般用于肾功能尚可的患儿，特别是伴血容量增加的高血压。严重肾衰竭患儿应避免大剂量的使用。用法和剂量：口服，每次 1mg/kg，2 ～ 3 次 / 天。肌内注射或静脉注射，每次 0.5 ～ 1mg/kg，1 ～ 2 次 / 天。最大剂量：每次 5 ～ 8mg/kg。

（2）β- 受体阻滞药：普萘洛尔是儿童中最常使用的 β- 受体阻滞药，长效作用及更强的 β- 受体阻滞药如阿替洛尔、美托洛尔、吲哚洛尔、纳多洛尔的应用在儿童尚无很多经验。β- 受体阻滞药禁用于依赖肾上腺能神经调节保持生命机能的患儿，包括支气管哮喘、充血性心力衰竭。在胰岛素依赖性糖尿病患儿中，β- 受体阻滞药应慎用，因为它能掩盖低血糖症状。用法和剂量：初始量 1 ～ 2mg/(kg·d)，最大量 6 ～ 10mg/(kg·d)，分次口服。

（3）血管扩张药：外周血管扩张药是常用的治疗高血压的药物，它们降血压作用通过直接作用于血管床平滑肌，引起血管扩张和外周阻力下降。

1）肼屈嗪：适用于轻、中度肾性高血压、顽固性高血压及高血压危象。用法和剂量：初始量 1 ～ 2mg/(kg·d)，最大量 5 ～ 8mg/(kg·d)，分次口服或注射。

2）哌唑嗪：适用于轻、中度高血压，与 β- 受体阻滞药或利尿药合用可增加疗效，适用于肾功能不全患儿。用法及剂量：初始量为每次 0.01mg/kg，3 ～ 4 次 / 天，以后增至每次 0.02 ～ 0.04mg/kg，3 ～ 4 次 / 天。

3）二氮嗪：主要用于严重高血压，高血压危象。用法及剂量：高血压危象者，每次 2 ～ 10mg/kg，快速静脉推注，数秒至 1 ～ 2 分钟起作用，2 ～ 3 分钟作用最强。作用持续 4 ～ 12 小时，必要时用药 30 分钟后可重复一次。

4）米诺地尔：用于重度、顽固性高血压及肾性高血压。用法及剂量、初始剂量：每次 0.05mg/kg，2 次 / 天，以后增至每次 0.1 ～ 0.2mg/kg，2 ～ 3 次 / 天。

5）硝普钠：用于高血压危象的紧急处理。用法及剂量：将本品 5 ～ 10mg 加入 5% 或 10% 葡萄糖液 100mL 内缓慢静脉滴入，开始每分钟 0.2μg/kg，以后每 5 分钟增加 0.1 ～ 0.2μg/kg，病情稳定后逐渐减量，平均量每分钟 3μg/kg，最大量小于每分钟 8μg/kg。

（4）肾上腺素受体阻滞药：常用药物为酚妥拉明、酚苄明、拉贝洛尔、利舍平。

1）酚妥拉明：主要用于嗜铬细胞瘤高血压术前。其抗高血压的常规使用因其有严重副作用而受限制，有时亦用于重度高血压伴心功能不全者。用法及剂量：每次 0.1 ～ 0.2mg/kg，静脉滴注。

2）拉贝洛尔：对 α- 受体、β- 受体有竞争性拮抗作用，扩张外周血管，减慢心率，是新的抗高血压药，尤适用于高血压急诊的治疗。用法及剂量：1 ～ 3mg/(kg·h)，静脉滴注。

3）利舍平：适用于轻、中度的早期高血压。用法及剂量：0.02mg/(kg·d)，分 2 次服。或每次 0.07mg/kg，肌内注射，最大剂量每次 < 1.5mg。

(5) 钙拮抗药：常用药物为硝苯地平、尼群地平。在肾性高血压治疗中不仅有降血压作用，它与血管紧张素转换酶抑制药合用，尚有减少尿蛋白，保护肾脏的作用，较单用一种作用更强。也有人认为钙拮抗药可增加肾小球囊内压，但长期使用后可消失。

硝苯地平：一般仅用于短暂高血压的降压，儿童高血压不主张长期服用。用法及剂量：初始量 0.25mg/(kg·d)，最大剂量 1mg/(kg·d)，分 3 次口服或舌下含服。

(6) 血管紧张素转换酶抑制药：血管紧张素转换酶抑制药 (ACEI) 如卡托普利、依那普利、贝那普利在治疗肾实质或肾血管疾病引起的高肾素性高血压中有特殊作用，但 ACEI 在孤立肾或肾动脉狭窄患者使用中有报道出现肾功能变化，甚至肾衰竭。此外，血容量不足、严重肾衰竭及使用非固醇类消炎药使前列腺素系统被阻断患儿均禁用本类药物。某些患儿长期使用可出现高钾血症。

1) 卡托普利：用于各型高血压，尤其高肾素性高血压的治疗，与利尿药合用可加强降压效果。用法及剂量：初始剂量 0.3～0.5mg/(kg·d)，最大剂量 5～6mg/(kg·d)，分次服。

2) 依那普利：治疗各型高血压及充血性心力衰竭。用法及剂量：每次 0.05～0.2mg/kg，口服，1 次/天。

3) 盐酸贝那普利：用于常规治疗无效或因副作用过大而不适用的轻、中度高血压。肾功能不全者同样有效，但应适当减量。与噻嗪类利尿药、β- 受体阻滞药、钙拮抗药合用可增加降压效果。用法及剂量：成人每次 10～20mg，1 次/天，儿童 0.2mg/(kg·d)，最大剂量 1mg/(kg·d)。

4) 雷米普利：用于常规治疗无效或因副作用过大而不适用的轻、中度高血压。用法及剂量：每次 0.025mg/kg，以后增至每次 0.05～0.1mg/kg，1 次/天，最大剂量 15mg/d。

5) 福辛普利：适用于其他药物治疗效果不理想或副作用过大的轻、中度高血压，对合并有心、肾功能不全的患儿仍可使用。用法及剂量：成人和大于 12 岁儿童，初始剂量为 10mg/d，每天 1 次，约 4 周后根据血压反应适当调整剂量。最大量 40mg/d。

(7) 血管紧张素 II 受体拮抗药：血管紧张素 II 受体 (ATR) 分为 AT_1R 和 AT_2R，AT_1R 兴奋与血管紧张素 II 升血压作用有关，而 AT_2R 兴奋可介导抗增生作用。故采用血管紧张素 II 受体拮抗药 (AT_1RA) 可阻断血管紧张素 II (Ang II) 有关的生理作用，尚可避免 ACEI 所致咳嗽等副作用。常用药物有氯沙坦、沙坦、依普沙坦、氟缬沙坦、泰咪沙坦等。

氯沙坦：适用于治疗各种类型高血压，特别是 ACEI 治疗过程中出现副作用被迫停用者，使用本品可避免 ACEI 上述副作用。对肾性高血压尤为适用，除抗高血压外，可能尚有抗细胞增生，减少尿白蛋白排泄，延缓肾小球及肾间质纤维化的作用。用法及剂量：成人起始和维持剂量为 50mg/d，每天 1 次。治疗 3～6 周达到最大抗高血压效应。部分患儿可增加到 100mg/d。血容量不足患儿剂量可考虑调整为 25mg/d。尚无儿童推荐剂量。

4. 透析治疗

大部分肾功能不全、肾性高血压患儿伴严重钠、水潴留，经透析超滤，适当脱水后，能有良好的降压效果，一般与药物治疗合用。

5. 外科治疗

在儿童有几种高血压有必要通过外科手术治疗，包括肾动脉狭窄、肾盂肾炎引起的单侧肾瘢痕、肾发育不全或受损肾脏仅有有限肾功能，可通过手术治疗如血管再造术，患侧肾切除或部分切除。透视下气囊血管造影术治疗肾血管性高血压也有很好的效果，嗜铬细胞瘤、神经纤维瘤、肾外肿瘤压迫等也必须给予手术治疗。

第八节 遗尿症

遗尿俗称"尿床"，是一种不随意的排尿，临床上系指睡眠时不自觉地排尿于床上。发生于 5 岁以上的儿童，男女罹患大致均等。3 岁以前小儿由于高级中枢神经发育尚未完全，膀胱的排尿功能只由简单的脊髓反射弧控制，高级中枢神经不能控制骶髓排尿中枢，故可发生遗尿，但不属病态。但 3 岁儿童高级中枢发育渐趋完善，已可控制随时控制尿道括约肌，故不应当遗尿。国内认为 5 岁以上儿童持续尿床，或尿床被控制后又复出现，则为遗尿症。国外报告发病率为 12%～26%，患儿多无任何泌尿系统或神经系统疾病，绝大多数单纯性遗尿症的儿童到青春期前可自行停止。

一、诊断

遗尿的诊断并不困难，关键在于能否找出病因。虽绝大多数病例是属单纯性遗尿症，但应排除器质性病变所引起的遗尿。

因此，除常规尿沉渣筛选外，尚必须详询病史，了解遗尿的具体情况、诱因和可能存在的心理异常。除了检查外阴及生殖器局部外，还应注意神经系统的检查，必要时进行排泄性尿路造影，残余尿量测定和膀胱内压测定，尿流动力学检查及腰骶区 X 线摄片等检查。

二、鉴别诊断

遗尿症须与各种原因引起的尿失禁相鉴别。尿失禁是因某些原因使膀胱不能保持正常的节律功能、尿液不自主流出。遗尿症是夜间熟睡后不自觉地排尿于床上，多发生儿童，大多无任何神经系统和泌尿系统器质性病变，在日间意识清楚的情况下能够控制排尿，可与尿失禁相区别。

三、治疗

1. 一般治疗

一般治疗注意精神治疗，以鼓励为主，傍晚前少饮水，睡前排尿。

2. 特异治疗

特异治疗针对各种继发原因予以相应处理，药物可采用去氨加压素，睡前给药。

3. 特殊治疗

特殊治疗可采用遗尿报警装置提醒小儿起床排尿，针灸及中药治疗。

第九节　乙型肝炎病毒相关性肾炎

乙型肝炎病毒相关性肾炎，简称乙型肝炎肾炎，是由乙型肝炎病毒抗原形成免疫复合物，沉积在肾组织而引起的肾小球肾炎。自 1971 年 Combes 等报道第一例乙型肝炎相关性肾炎以来，乙型肝炎病毒和肾小球肾炎的关系引起了国外学者的重视，在乙型肝炎病毒感染后，本病的发生率各家报道不一。

一、诊断

1. 病史

注意询问有无肝炎病史。

2. 临床表现

(1) 学龄儿童多见，男＞女，起病隐匿。约 50％患儿无自觉症状。

(2) 肝脏症状：50％患儿可有肝大或肝功能异常。

(3) 肾脏症状：可表现为肾炎综合征或肾病综合征，但临床表现多不典型。表现为肾炎综合征者，以血尿为主，但无高血压，血沉不快。表现为肾病综合征者，有大量蛋白尿，而水肿、胆固醇升高不明显，且病情多变化。以肾炎综合征为主要表现起病的，经过一段时间可转为肾病综合征。

(4) 病程多迁延，对激素治疗反应不良。

3. 辅助检查

(1) 血清 HBV 感染标志物的检测：HBV 感染标志物检测对诊断有重要意义，也是判断疗效、长期随访的重要指标。综合国内外资料，几乎全部患儿 HBsAg 阳性，90％以上 HBcAb 阳性，60％～80％ HBeAg 阳性。

(2) 其他血液指标：发病初期 C_3、CC_4 下降，病情缓解可恢复正常，ASO 多不升高，转氨酶可升高，冷球蛋白增多。

4. 诊断标准

迄今尚无统一意见。1980 年日本服部新三郎提出确诊乙型肝炎肾炎标准：①有蛋白尿、血尿等肾炎表现；②血清有 HBV 感染证据；③肾组织免疫荧光检查有乙型肝炎抗原、IgG 和 C_3 沉积；④电镜检查基底膜外侧或膜内有电子致密物沉积；⑤由肾组织浸出的 IgG 证明是对 HBsAg 的特异性抗体；⑥患儿血清中证明有免疫复合物存在。其中前 4 点为诊断乙型肝炎肾炎的主要依据。

1989 年我国北京座谈会制定的诊断标准，确诊乙型肝炎肾炎必须具备：①血清 HBV 抗原阳性；②肾小球肾炎可排除狼疮肾炎等其他继发性肾小球疾病；③肾组织切片中找到 HBV 抗原。

综上所述，根据目前国内对乙型肝炎肾炎的临床与病理相关研究，我们认为确诊乙型肝炎肾炎的条件必须具备以下 5 点：①血清 HBV 抗原标志物阳性；②尿呈持续性蛋白尿和 (或) 血尿改变；③肾组织病理改变为膜性肾病或系膜毛细血管性肾炎，甚至可为弥漫性系膜增生性肾炎改变；④肾组织 HBV 抗原阳性和 (或)HBV DNA 阳性；⑤除外其他继发性肾小球肾炎。

二、治疗

目前无特效治疗，治疗原则为肝肾同治。

1. 一般治疗

同一般肾炎相同。表现为肾病综合征者，可用优质蛋白，低盐饮食，予以利尿药等非特异性治疗。

2. 糖皮质激素治疗

近年来研究表明，糖皮质激素对 HBV-MN(乙型肝炎病毒相关性膜性肾病) 无效，对 HBV-NS(乙型肝炎病毒相关性肾病) 虽可减轻蛋白尿，但因激素延迟体内中和抗体产生，使 HBV 继续复制，对乙型肝炎有害无益，致使肾脏病理改变迁延不愈或加重。肾病缓解后易复发，故目前一般不主张 HBV-GN 用激素治疗，但临床缺乏有说服力的对比研究。

3. 抗病毒治疗

(1) α- 干扰素：具有抗病毒作用，通过与细胞表面受体特异性结合，阻断病毒的繁殖和复制，但不能进入宿主细胞直接杀灭病毒，需大剂量治疗可使蛋白尿消失，肾病缓解和 HBV 血清学转阴。常用 100 万～ 300 万 IU，每周 3 次肌内注射，6 个月为 1 个疗程，参考血清乙型肝炎标志物变化决定下一步疗程。

(2) 拉米夫定：缺乏 16 岁以下儿童安全使用的临床资料，可临床密切观察中使用，3mg/(kg·d)，6 ～ 12 个月为 1 个疗程。

(3) 阿糖腺苷 (Ara-A) 剂量 15mg/(kg·d) 静脉滴注，2 周为 1 疗程。

(4) 胸腺素 -α 具有免疫调节作用，与 α- 干扰素合用，可提高 HBV 转阴率。

(5) 中药：活血化瘀、益气补肾药对调节机体功能有益。

第六章 血液系统疾病

第一节 再生障碍性贫血

再生障碍性贫血,亦称再生不良性贫血,是一组由某种或复合因素引起骨髓造血功能衰竭,以造血干细胞损伤、骨髓脂肪化、外周血全血细胞减少为特征的疾病,也是血液病患者死亡最多见的疾患。

一、诊断

1. 病史

获得性再障中大多数为原因不明的特发性再障(占60%～75%),其余为继发性再障,由各种理化因素、生物因素或其他综合因素所致。

(1) 化学因素及药物:继发性再障中化学性致病因素占较大比例,主要为苯及其衍生物和某些药物。苯及其衍生物,如三硝基甲苯、六氯化苯等对骨髓具有明显的毒性作用,可导致造血干细胞的核酸代谢异常和染色体的畸变,进而导致骨髓造血功能抑制和衰竭。凡发病6个月内有相关药物史,均应考虑药物因素。可能导致再障的药物种类较多,范围也较广,如抗癌药、氯霉素、β-内酰胺类、链霉素、磺胺药、保泰松、米帕林、抗癫痫类药如苯妥英钠、扑痫酮等。

上述药物引起再障可能与患者的特异性体质有关,如过敏反应或先天性解毒功能异常。其中以氯霉素导致再障最为肯定,发生率也最高。此外,各类抗肿瘤药物,如各种烷化剂、抗代谢药、细胞毒抗生素等也可导致再障,均有明显的剂量依赖性,且在常规剂量情况下均为可逆性。

(2) 物理因素:主要是各类电离辐射,包括 X 射线和各种放射性核素。电离辐射所致再障具有明显的累积剂量相关性。

(3) 生物因素:多种病原体感染均可导致再障,其中尤以病毒感染为主,如肝炎病毒、人类微小病毒 B_{19}(HPV～B_{19})、巨细胞病毒 (CMV) 和 EB 病毒等。在所有感染所致再障,尤其是病毒感染中,以传染性肝炎继发再障最为显著,国外报道病毒性肝炎患者中再障的年发病率为 44.7/10 万。其中绝大多数为非甲非乙型肝炎。肝炎病毒可通过多种途径造成骨髓造血功能衰竭,如病毒感染造血干细胞导致直接抑制;病毒感染致造血微环境损伤。目前认为病毒介导的对造血组织的免疫损伤机制可能性较大,肝炎后再障起病急,病情严重,多为急性再障,预后较差。

(4) 其他：如自身免疫性疾病、严重联合免疫缺陷病、阵发性睡眠性血红蛋白尿等均可发生骨髓造血功能抑制。

2. 临床表现

再障临床表现主要为贫血、出血、感染，浅表淋巴结、肝、脾不大。临床表现的轻重取决于血红蛋白、白细胞、血小板减少的程度，也与临床类型有关。

(1) 急性再障：急性再障的特点为起病急，进展迅速，病程短。贫血重，常有明显乏力、头昏、心悸、气短，虽经大量输血，贫血亦难改善。出血、感染常为起病时的主要症状。出血倾向重，部位广泛，体表（皮肤紫癜或瘀斑，黏膜如口腔、鼻腔、齿龈、球结膜）出血及深部脏器出血，如便血、尿血、阴道出血、眼底出血及颅内出血，后者常可危及生命。患者容易合并感染，以口腔及呼吸道感染、皮肤疖肿、肠道感染、尿路感染较常见，严重者可发生败血症，致病菌以大肠埃希菌、铜绿假单胞菌、金黄色葡萄球菌多见，感染往往加重出血，常导致患者死亡。

(2) 慢性再障：慢性再障的特点为起病缓，病程进展较慢，病程较长。贫血为首起和主要表现，常见头昏、疲乏、心悸、气短，输血后可一时性改善。出血表现较轻，多为皮肤、黏膜等体表出血，深部出血少见。病程中可有轻度感染，以呼吸道感染多见，且较易控制，如感染重，可导致骨髓衰竭加重而转变成重型再障。

3. 辅助检查

(1) 血常规：呈全血细胞减少，贫血较重，以重度贫血为主，为正常细胞性贫血，红细胞形态无明显异常，网织红细胞绝对值减少。急性再障网织红细胞比例＜1%，慢性病例网织红细胞一般为 1%～1.5%。中性粒细胞、嗜酸粒细胞、单核细胞、淋巴细胞绝对值减少，尤以中性粒细胞减少明显，急性再障中性粒细胞数＜$0.5×10^9$/L。血小板数量少，形态亦小，急性再障血小板数＜$10×10^9$/L。慢性者一般为 $(20～50)×10^9$/L。

(2) 骨髓象：急性再障多部位骨髓增生减低，三系造血细胞明显减少，非造血细胞增多，包括淋巴细胞、浆细胞、肥大细胞、网状细胞增多，巨核细胞均缺如。慢性再障骨髓常见增生减低，但可有灶性增生，三系造血细胞减少，非造血细胞增加，比例 50%，肉眼观察再障骨髓，油滴增多。

(3) 骨髓活检：骨髓组织呈黄白色，增生减低，主要为脂肪细胞、淋巴细胞和其他非造血细胞，上述细胞比例＞50%，可见骨髓间质水肿和出血。

(4) 造血祖细胞培养：粒细胞、单核系细胞、红系祖细胞及巨核系祖细胞均减低。急性再障成纤维祖细胞减少，慢性再障则半数正常。

(5) 血红蛋白代谢：大多数患儿血浆铁显著增高，总铁结合力降低，血浆铁饱和度也显著升高。大量输血者，更使血浆铁增高。患儿红细胞内游离卟啉较正常者显著升高。胎儿血红蛋白在急性再障正常或减低，慢性再障明显增高，与病情轻重可能有一定关系，可能是慢性再障骨髓中灶性造血，Hb 合成异常，出现"返祖"现象。再障患者红细胞酶也有一定改变，如丙酮酸激酶等降低。

(6) 免疫学检查包括以下几点。

1) 淋巴细胞：再障患者 T、B 及 NK 细胞均有量的减少与质的异常。据韩敬淑研究，急性再障外周血 T、B 细胞均显著减少且功能异常；慢性再障淋巴细胞减少程度较轻，B 淋巴细胞改变明显，T 细胞基本正常。提示急性再障可能为多能造血干细胞病变，慢性再障则为髓系干细胞受损。

2) 单核－巨噬细胞：吞噬细胞功能降低，且与病情有关。中性粒细胞趋化功能正常。血清总补体明显升高，裂解素减低。病情重又并发感染者，裂解素降低更明显，急性及慢性病情严重者，血清对大肠埃希菌杀灭力明显降低。

3) 止血功能：再障患儿血小板常有明显减少。小型血小板 (约为 1/4 红细胞直径) 增多，可达 50% (正常约 25%)，血小板第三因子及黏附性均减低，血块回缩不良。说明血小板功能异常，毛细血管脆性试验多呈阳性。部分凝血时间及血浆复钙时间延长。抗纤溶酶活性降低。

(7) 影像学检查：放射性核素 ^{99m}Tc 骨髓扫描，可显示骨髓造血增生低下。

4. 诊断标准

1987 年全国再障学术会议修订的再障诊断标准：①全血细胞减少，网织红细胞绝对值减少；②一般无脾肿大；③骨髓至少一个部位增生低下或重度减低 (如增生活跃，须有巨核细胞明显减少)，骨髓小粒非造血细胞增多 (有条件者应作骨髓活检等)；④能排除引起全血细胞减少的疾病，如阵发性睡眠性血红蛋白尿、骨髓增生异常综合征中难治性贫血、急性白血病等；⑤一般抗贫血药物治疗无效。

诊断再障后，再进一步分急性或慢性。

(1) 急性再障 (亦称重型再障 I 型，SAA I) 有以下几点。

1) 临床表现：发病急，贫血呈进行性加剧，常伴严重感染，内脏出血。

2) 血常规：除血红蛋白下降较快之外，须具备下列 3 项之中 2 项：①网织红细胞 < 1%，绝对值 < $15 \times 10^9/L$；②白细胞减少，中性粒细胞绝对值 < $0.5 \times 10^9/L$；③血小板 < $20 \times 10^9/L$。

3) 骨髓象：①大部分增生减低，三系造血细胞明显减少，非造血细胞增多，如增生活跃须有淋巴细胞增多；②骨髓小粒中非造血细胞及脂肪细胞增多。

(2) 慢性再障有以下几点。

1) 临床表现：发病慢，贫血、出血、感染均较轻。

2) 血常规：血红蛋白下降速度较慢，网织红细胞、白细胞、中性粒细胞、血小板数较急性再障高。

3) 骨髓象：①三系或二系减少，至少一个部位增生减低，如增生活跃，红系中晚幼红细胞比率增多，巨核细胞明显减少；②骨髓小粒中非造血细胞及脂肪细胞增多。

病程中如病情恶化，临床表现、血常规及骨髓象与急性再障相同，称重型再障 II 型 (SAA II)。

目前国外沿用 Damitta(1996 年) 提出的重型再障 (SAA) 的诊断标准：外周血中性粒细胞＜ 0.5×10^9/L，血小板＜ 20×10^9/L，贫血及网织红细胞＜1%。具备上述 3 项之中 2 项，并有骨髓增生重度减低 (＜正常的 25%) 或增生减低 (为正常的 25%～50%)，其中非造血细胞＞70%，即可诊断为 SAA，未达到上述标准者为轻型再障 (MAA)，近年来不少学者将粒细胞＜ 0.2×10^9/L 的 SAA 定为极重型再障 (VSAA)。

Fanconi 贫血的诊断：除了再生障碍性贫血的诊断指标外，应同时伴有多发性先天性畸形，其中以骨骼 (特别是大拇指) 异常多见，此外常见皮肤色素异常，头小，侏儒，智力落后，眼、耳等异常，亦可有肾脏畸形或先心病等。

二、鉴别诊断

再生障碍性贫血应与急性白血病、骨髓异常增生综合征、骨髓纤维化，夜间阵发性血红蛋白尿等鉴别。

三、治疗

(一) 一般治疗

血红蛋白过低，可发生严重症状甚至危及生命。可适当输血或浓缩红细胞。一般认为 Hb 保持在 60～80g/L，有利于造血恢复。但输血可引起输血反应、继发性血友病、病毒感染等。出血亦是再障的常见表现，内脏出血特别是脑出血可导致死亡。一般血小板＜ 20×10^9/L，甚至＜ 10×10^9/L，患儿有严重消化道出血、血尿，特别是有颅内出血可能，可输血小板。亦可用大剂量免疫球蛋白 (IgG) 静脉注射，使血小板迅速增加，一般 0.4g/(kg·d)，连用 5 天，亦可用维生素 C、肾上腺皮质激素。再障由于中性粒细胞减少、免疫异常等易致感染，感染的原则是早应用强有力的抗生素治疗，并尽可能查明致病菌。注意口腔卫生，保持肛门清洁等。

(二) 特殊治疗

1. 雄激素

雄激素对骨髓造血有直接刺激作用，雄激素受体在诱导造血中有一定意义，雄激素还增加促红细胞生成素生成，或加强造血细胞对促红素的反应性，制剂有以下几种。①丙酸睾酮：每次 50～100mg，肌内注射，每天或隔天 1 次。②氟羟甲雄酮：20～30mg/d，口服。③司坦唑醇 (康力龙)：6～12mg/d，分 3 次口服。④美雄酮 (大力补)：10～15mg/d，分 2～3 次口服。⑤癸酸诺龙：每次 50～100mg，肌内注射，隔天 1 次，本类药物一般 3～6 个月才见效，血红蛋白先上升，白细胞增加较慢，血小板最后恢复，但有少数病例，血小板不恢复。对急性再障效果不明显，可能是病程短促，尤其对急重型再障大多数在见效前已死亡。雄激素副作用：①男性化作用包括痤疮、声音嘶哑，毛发增多等；②肝功能损害常有转氨酶增高，ALP 增高及肝内阻塞性黄疸；③ 9 岁以上儿童用药可加速生长及骨的成熟，使骨骺早闭，需与肾上腺皮质激素合用；④其他有钠潴留，发生水肿，体重增加，血浆容量增加，肌肉痉挛等。

2. 免疫抑制药物治疗

(1) 抗胸腺细胞球蛋白 (ATC) 和抗淋巴细胞球蛋白 (ALG)：其是以人胸腺细胞或淋巴细胞，给马、猪、兔等免疫，获得抗血清，经层析提纯而成，主要为 IgG。剂量为每天 15 ～ 20mg/kg，加入生理盐水稀释，静脉缓慢输注，疗程 4 ～ 5 天。副作用有过敏、一过性血细胞下降、并发感染或出血、血清病等。少数发生心动过缓，血压升高等。

(2) 环孢素 A(CSA)：Jacobson 认为辅助性 T 细胞 (Th) 及抑制性 T 细胞 (Ts) 之间不平衡，可致骨髓造血功能衰竭，CSA 能逆转这种情况。剂量：5 ～ 15 mg/(kg·d)，口服，用药至少 3 个月，有效后改为 1 ～ 7 mg/(kg·d)，可长期服药数月至 1 年以上。CSA 治疗 SAA 的有效率一般达 40%～ 50%。CSA 的副作用主要为肾毒性，血清肌酐可增高，还有肝毒性、胆红素、转氨酶增高，消化道反应，高血压，神经系统症状如震颤、感觉异常、癫痫发作等。

3. 皮质激素

(1) 皮质激素如泼尼松，疗效不好，且副作用大，故要慎用。

(2) 大剂量甲泼尼龙：一般 20mg/(kg·d)，静脉输注，每隔 3 ～ 4 天减半量，但疗效不如 ALG/ATG 或 CSA。

亦有将上述免疫抑制剂联合运用或再加用雄激素。

4. 骨髓移植

骨髓移植是将健康的骨髓造血干细胞输入患儿体内，并使之在患儿骨髓中增殖分化，恢复其造血功能，是治疗再障，尤其是重型再障的有效方法。Hows 认为小儿，特别 6 岁以下的重型再障，成人极重型再障，用 ATG/ALG 治疗效果不好，适于骨髓移植成功。移植后亦应治疗，以免发生移植排斥、移植物抗宿主病等。同时要预防感染，防止出血等。

5. 其他免疫调节药及治疗方法

(1) 一叶萩碱：兴奋自主神经系统及脊髓，16mg/d，2 个月可见疗效，副作用为肌肉震颤。

(2) 左旋咪唑：免疫调节剂，用法每次 25 ～ 50mg，口服，每天 3 次，每周用 2 ～ 3 天，连续用 2 个月至 2 年，可有消化道反应，或失眠等。

(3) A 型链球菌甘露聚糖 (多抗甲素)：具有免疫活性的多糖类物质，需口服每次 10 ～ 20 mg，每天 2 ～ 3 次。

(4) 达那唑：一种男性激素活性不强的同化激素，有特殊免疫作用，10mg/d。每天 2 ～ 3 次口服，可用数月，副作用为痤疮、SGPT 增高。

(5) 脾切除：适用于慢性再障，特别是久治无效者，指征：①骨髓增生好，外周血网织红细胞偏高；②红细胞和 (或) 血小板寿命缩短，脾脏破坏为主者；③经内科治疗长期疗效不佳者。

(6) 还可采用造血因子治疗，如粒－巨噬细胞刺激因子，粒细胞刺激因子，红细胞生成素等。

(7) 中药治疗：中医科学院血液学研究所推荐治疗再障方案：① ATG/ALG：每天 10 ～ 15mg/kg，静脉注射，每天 1 次，共 5 天；②泼尼松：1mg/kg，2 周后减量，4 ～ 6 周停药；③ CSA：3 ～ 6mg/kg，6 个月以上；④长效睾酮：每周 2 次，每次 4 mg/kg，6 个月以上；⑤ HGF(造血细胞生长因子)：即 E_1 及人重组粒细胞集溶刺激因子 (G ～ CSF)5μg/kg，肌内注射，每周 3 次，均于按①治疗后 1 个月后给予，疗程＞ 3 个月。

目前再障的治疗主要包括以下几方面：①支持治疗；②雄激素治疗；③免疫抑制药物治疗；④骨髓移植。

第二节 珠蛋白生成障碍性贫血

珠蛋白生成障碍性贫血亦称地中海贫血、海洋性贫血。这是一组遗传性溶血性贫血，其共同特点是由于珠蛋白基因的缺陷使血红蛋白中的珠蛋白肽链有一种或几种合成减少或不能合成，导致血红蛋白的组成成分改变。本组疾病的临床症状轻重不一，大多表现为慢性进行性溶血性贫血。

本病在国外以地中海沿岸国家和东南亚各国多见，我国长江以南各省均有报道，以广东、广西、海南、四川等地发病率较高。

一、诊断

(一) 病史

本病系遗传性疾病，家族中可有类似患者。在慢性溶血性贫血表现有急性溶血时，多有合并感染或使用氧化性药物、抗疟药等病史。

(二) 临床表现

贫血是最常见的表现，根据珠蛋白基因缺陷的不同及导致珠蛋白链合成的受影响程度不一样，以及病程的长短不同，其贫血的程度差别甚大，如重型 α 海洋性贫血，又称血红蛋白 Bart 胎儿水肿综合征。胎儿常于 20 ～ 40 周时流产，死胎或娩出后半小时内死亡。胎儿呈重度贫血、黄疸、水肿、肝脾肿大，而轻型 α 海洋性贫血和轻型 β 海洋性贫血均只有轻微贫血或无明显贫血。贫血严重者有肝、脾、淋巴结肿大，有些有黄疸。长期严重贫血可有心音低钝、心率增快、心脏扩大等贫血性心脏病表现。因骨髓长期代偿性增生，导致骨骼变大，髓腔增宽，1 岁后可形成珠蛋白生成障碍性贫血的特殊面容，表现为头颅变大、额部隆起、颧高、鼻梁塌陷、两眼距增宽。如并发含铁血黄素沉着症，即溶血所产生的过多的铁质沉积于心肌、肝、胰腺、脑垂体等脏器，则导致相应的临床症状。脾脏肿大，有时可有脾功能亢进表现。

（三）辅助检查

1. 确定溶血是否存在的检查

(1) 血常规及血涂片检查：血常规检查显示外周血红细胞和血红蛋白的下降。珠蛋白生成障碍性贫血为小细胞低色素性贫血，MCV、MCH 和 MCHC 均下降。血涂片见红细胞大小不均，中央浅染，靶形红细胞增多，或见有核红细胞增多。网织红细胞比例及绝对计数增高。

(2) 血红蛋白 HbF 和血红蛋白 HbA：定量测定及血红蛋白电泳：HbF 明显增高提示 β 海洋性贫血。婴儿期 HbF 含量变化大，要根据不同月龄的正常值判断有无 HbF 增高；HbF 明显增高还见于幼年型慢性粒细胞性白血病和骨髓增生异常综合征；HbF 轻微增高见于急性白血病、淋巴瘤、多发性骨髓瘤、再生障碍性贫血、恶性贫血、自身免疫性溶血性贫血和遗传性球形红细胞增多症的部分病例，应注意鉴别。

(3) 骨髓细胞学检查：骨髓红细胞系统增生较正常明显活跃，以中晚红细胞为主，粒红比值降低甚至倒置，其他血细胞系列无异常。

(4) 血清胆红素检测：总胆红素可增高，以间接胆红素增高为主。抵抗力增强者称为渗透脆性降低，抵抗力下降者称为渗透脆性增高。海洋性贫血红细胞渗透脆性减低。诊断遗传性球形红细胞增多症的敏感性和特异性较高。

血红蛋白电泳有助于判断珠蛋白肽链结构是否异常，HbBart 和 HbH 增高提示 α 海洋性贫血；异常的血红蛋白区带见于异常血红蛋白病，如 HbS、HbC、HbE、HbD 病等，珠蛋白生成障碍性贫血有时合并有异常血红蛋白病。

(5) 红细胞渗透脆性试验：检测红细胞对不同浓度的低渗氯化钠溶血作用的抵抗力，这种抵抗力与红细胞膜面积与红细胞容积的比值有关。

(6) 基因检查：用 PCR 法或寡核苷酸分子杂交方法，检查血红蛋白肽链的相应基因结构的异常。常用于 α 海洋性贫血和 β 海洋性贫血的产前检查。

(7) 超声检查：腹部 B 超检查肝脾大小，心脏受贫血影响大者可做心脏彩色多普勒超声。

(8) X 线检查：海洋性贫血的头颅 X 线检查有典型性的改变。

（四）诊断标准

根据 1987 年上海全国溶血性学术会议和 1988 年洛阳全国小儿血液病会议讨论所定标准。

1. β 珠蛋白生成障碍性贫血

(1) 重型有以下几点。

1) 临床表现：可有贫血、黄疸、肝脾肿大。儿童患者发育不良，智力迟钝，骨骼改变如颧骨隆起、眼距增宽、鼻梁低平，X 线可见外板骨小梁条纹清晰呈直立的毛发样等。

2) 实验室检查：Hb < 60g/L，呈小细胞低色素性贫血，红细胞形态不一、大小不均，

有靶形红细胞 (10% 以上);网织红细胞增多,骨髓中红细胞系统极度增生。血红蛋白电泳示 HbF > 30%。

家系调查可证明患者的父母均为轻型 β 珠蛋白生成障碍性贫血。

凡符合上述临床表现,有重度溶血性贫血、HbF > 30%,并能排除 HbF 增加的其他珠蛋白生成障碍性贫血者,可诊断 β 珠蛋白生成障碍性贫血。为进一步确定诊断可作 α 和 β 珠蛋白链的合成比率测定和基因分析。

(2) 轻型有以下几点。

1) 临床表现:无症状或轻度贫血症状,肝脾无肿大或轻度肝大。

2) 实验室检查:血红蛋白稍降低或正常,末梢血中可有少量靶形红细胞,红细胞轻度大小不均。HbA2 > 3.5%,HbF 正常或轻度增加 (不超过 5%)。

3) 遗传学:父或母为 β 珠蛋白生成障碍性贫血杂合子,患者为杂合子 (β+)。

4) 除外其他珠蛋白生成障碍性贫血和缺铁性贫血。

凡符合上述条件者可诊断本病。

(3) 中间型有以下几点。

1) 症状和体征:介于重型和轻型 β 珠蛋白生成障碍性贫血之间。

2) 实验室检查:同重型 β 珠蛋白生成障碍性贫血。

3) 遗传学:父或母均为 β 珠蛋白生成障碍性贫血杂合子;或父或母均为 β 珠蛋白生成障碍性贫血杂合子,但其中一方 HbF 持续存在;或父母中一方为 β 珠蛋白生成障碍性贫血杂合子,而另一方为 β 珠蛋白生成障碍性贫血。

凡符合上述条件者可诊断本病。多种不同基因的异常引起的中间型珠蛋白生成障碍性贫血需依据基因分析和 Hb 结构分析的结果作出区分。

2. α 珠蛋白生成障碍性贫血

(1) 血红蛋白 Bart 胎儿水肿综合征有以下几点。

1) 临床表现:胎儿在宫内死亡或早产或产后数小时内死亡。胎儿发育差,全身水肿,皮肤苍白、剥脱、轻度黄疸,肝脾肿大,体腔积液,可有器官畸形。孕妇可有妊娠高血压综合征和分娩血红蛋白 Bart 胎儿水肿综合征的胎儿史。

2) 实验室检查:血红蛋白明显减少,红细胞中心浅染、形态不一、大小不均,有核红细胞显著增多,靶形红细胞增多。有明显的溶血性贫血表现。血红蛋白电泳:Hb Bart 成分 > 80%,抗碱 Hb 增加,出现少量 Hb 或少量 HbH。

凡符合上述临床表现,Hb Bart > 80%,并能除外其他原因所致的胎儿水肿和死胎者,可作出诊断。进一步确定诊断需做 α、β 珠蛋白链的合成比率测定和基因分析。

(2) 血红蛋白 H 病有以下几点。

1) 临床表现:轻度至中度贫血,可有肝脾肿大和黄疸。

2) 实验室检查:有溶血性贫血之特征,红细胞形态基本同重型 β 珠蛋白生成障碍性贫血所见,红细胞内可见包涵体。骨髓中红细胞系增生极度活跃。Hb 电泳出现 HbH 区带。

3) 遗传学：可发现父母均为 α 珠蛋白生成障碍性贫血患者。

凡符合上述临床表现，Hb 电泳出现 HbH 区带，并可除外继发性 HbH 病和其他血红蛋白病者，大体可作出诊断。进一步确定诊断可做 α、β 珠蛋白链的合成比率测定和基因分析。

(3) 标准型 α 珠蛋白生成障碍性贫血 (α 珠蛋白生成障碍性贫血，轻型 α 珠蛋白生成障碍性贫血) 有以下几点。

1) 临床表现：同轻型 β 珠蛋白生成障碍性贫血，可无贫血及任何症状。

2) 实验室检查：同轻型 β 珠蛋白生成障碍性贫血，出生时 Hb Bart 可占 5%～15%，几个月后消失，红细胞有轻度形态改变，靶形红细胞多见，血红蛋白电泳正常。

3) 遗传学：父母任一方有 α 珠蛋白生成障碍性贫血。

凡符合上述条件，并排除其他轻型珠蛋白生成障碍性贫血和缺铁性贫血后，大体可作出诊断。进一步确诊可进行 α、β 珠蛋白链的合成比率测定和基因分析。

(4) 静止型 α 珠蛋白生成障碍性贫血 (α 珠蛋白生成障碍性贫血) 有以下几点。

出生时 Hb Bart 可占 1%～2%，出生 3 个月后消失，无贫血，血红蛋白电泳正常，红细胞形态正常。凡符合上述条件，且能证明父母一方有 α 珠蛋白生成障碍性贫血，诊断基本成立。进一步确诊可进行 α、β 珠蛋白链的合成比率测定和基因分析。

二、鉴别诊断

根据临床特点和实验室检查，结合阳性家族史，一般可作出诊断，有条件时可进行基因检测。本病须与缺铁性贫血、遗传性球形红细胞增多症、传染性肝炎或肝硬化鉴别。缺铁性贫血有引起缺铁的病因，外周血中无靶形红细胞增多，血红蛋白电泳正常，铁代谢检查示机体缺铁，铁剂治疗有效可资鉴别。遗传性球形红细胞增多症患者红细胞渗透脆性增高，外周血片可见小球形红细胞增多 (＞10%)，必要时可进行红细胞膜蛋白组分分析和基因分析加以鉴别。

三、治疗

轻型珠蛋白生成障碍性贫血无须特殊治疗。中间型和重型珠蛋白生成障碍性贫血需治疗。

1. 一般治疗

一般治疗应适当注意休息和营养，积极预防感染。

2. 特异性治疗

目前尚无好的特异性治疗方法，对于重型 β 珠蛋白生成障碍性贫血，可试用 γ 基因活化治疗，如羟基脲、5- 氮杂胞苷、异烟肼等治疗能活化 γ 基因，表达产生足够的 γ 链，从而使 γ 链与 α 链结合产生较大量的 HbF，减少因过量的 α 链沉积在红细胞内而致骨髓内溶血，此时，因 HbF 氧亲和力高，临床上可有红细胞轻度增加但无贫血症状。

3. 对症治疗

(1) 输血：定期输血是治疗重型 β 珠蛋白生成障碍性贫血的重要方法。可早期给予高量输血，浓缩红细胞，使 Hb 达 120 ～ 150g/L，然后每 3 ～ 4 周输注浓缩红细胞 10 ～ 15mL/kg，使 Hb 维持在 100g/L 以上。但同时给予铁络合剂治疗。

(2) 铁络合剂：常用去铁胺和二乙烯三胺五乙酸。通常在规则输注红细胞 1 年后开始用。如铁超负荷 (血清铁＞ 35.8mmol/L 或血清铁蛋白＞ 500μg/L)，前者剂量为 25 ～ 50mg/(kg·d)，每晚 1 次，连续皮下注射 8 ～ 12 天，或每天剂量分为 2 次皮下注射，每周 5 ～ 7 天，长期应用；亦可按 20 ～ 40mg/(kg·d) 加入等渗葡萄糖液中静脉滴注 8 ～ 12 小时；或加入红细胞悬液中缓慢输注。去铁胺副作用不大，偶见过敏反应，长期使用偶可致白内障和长骨发育障碍，剂量过大可引起视力和听觉减退。维生素 C 与络合剂联合应用可加强去铁胺从尿中排铁的作用，剂量为 100 ～ 200mg/d。可加用叶酸，剂量为 5 ～ 10mg/d。可适当补充维生素 E。

(3) 脾切除：脾切除可改善贫血症状或减少输血。应 5 ～ 6 岁以后施行，适应证：①输血需要量增加，每年需输注浓缩红细胞超过 220mL/kg；②脾功能亢进者；③巨脾引起压迫症状者。脾切除治疗对 HbH 病的治疗效果明显好于 β 珠蛋白生成障碍性贫血。

4. 特殊治疗

用异基因造血干细胞移植治疗重型 β 珠蛋白生成障碍性贫血的成活率可达 70% 以上，这是可能根治本病的方法。

第三节　缺铁性贫血

缺铁性贫血指由于各种原因导致的体内铁的缺乏，从而使用来制造血红蛋白的原料铁缺乏而产生的贫血，是儿童贫血最常见者。表现为小细胞低色素性贫血；骨髓增生活跃，以中晚幼红细胞增生为主；铁代谢检查示机体铁缺乏，铁剂治疗有效。

一、诊断

1. 病史

常有引起铁缺乏的相关病史，如婴幼儿喂养不当，未及时添加辅食，年长儿偏食、食欲差等，早产、低出生体重儿、双胎或母孕期有缺铁性贫血；消化系统疾病，如胃十二指肠溃疡、消化道畸形、慢性腹泻影响铁的吸收，或导致肠道长期慢性失血而铁丢失等；特发性肺含铁血黄素沉着症患者常有缺铁性贫血的典型表现和反复发作的呼吸系统疾病表现。

2. 临床表现

任何年龄均可发病，以 6 个月至 2 岁最多。起病缓慢。贫血症状的轻重与贫血发生或进展的速度及贫血的程度有关。

(1) 一般表现：皮肤黏膜逐渐苍白，以唇、口腔黏膜及甲床最为明显。易疲乏无力，不爱活动。年长儿可诉头晕、眼前发黑、耳鸣等。

(2) 髓外造血表现：可有轻度肝脾大。

(3) 非造血系统症状有以下几点。

1) 消化系统症状：食欲减退，少数有异食癖，如喜食泥土、墙皮等，常有呕吐、腹泻。可出现口腔炎、舌炎或乳头萎缩。重者可出现萎缩性胃炎或吸收不良综合征症状。

2) 神经系统症状：常有烦躁不安或萎靡不振，年长儿常精神不集中、记忆力减退，智力多数低于同龄儿。

3) 心血管系统症状：明显贫血时心率增快，心脏扩大，重者可发生心力衰竭。

4) 其他：因细胞免疫功能低下，常合并感染。上皮组织异常而出现反甲。

3. 辅助检查

(1) 血常规：呈小细胞低色素性贫血，红细胞中心苍白区扩大、红细胞平均容积 (MCV) < 80fl，红细胞平均血红蛋白量 (MCH) < 27pg，红细胞平均血红蛋白浓度 (MCHC) < 0.31。

(2) 骨髓象：红细胞系统增生活跃，以中、晚幼红细胞为主，红细胞体积小，胞质量少、嗜碱性稍强。

(3) 骨髓铁染色：可了解体内铁的储存和利用情况。正常人红细胞外铁为 + ～ ++，红细胞内铁即铁粒幼细胞，正常为 40%～ 60%；缺铁性贫血时，细胞外铁常为阴性，细胞内铁降低。

(4) 血清铁 (SI)、总铁结合力 (TIBC) 和运铁蛋白饱和度 (TS)：SI、TIBC、TS 三者的改变能反映体内铁平衡的情况及转运铁的能力，缺铁性贫血典型表现为 SI 降低、TIBC 增高、TS 降低 (正常值：SI 80 ～ 150μg/dL，TIBC 250 ～ 400μg/dL，TS 34%)。

(5) 血清铁蛋白 (SF)：可较准确地反映体内铁储存情况，是诊断缺铁可靠而灵敏的指标，正常值：15 ～ 100μg/dL。

(6) 红细胞内游离原卟啉 (FEP)：当铁缺乏时幼红细胞内原卟啉不能完全与铁结合成血红素，因而使 FEP 在红细胞内积聚而含量增加，正常人 FEP 为 15 ～ 50μg/dL。

4. 诊断标准

该诊断标准为中华儿科学会血液学组制定，1988 年洛阳全国小儿血液病学会议通过。

(1) 贫血为小细胞低色素性。①红细胞形态有明显小细胞低色素的表现，MCHC < 0.31，MCV < 80fl，MCH < 26pg。②贫血诊断标准：按目前国内诊断标准。

(2) 有明显的缺铁病因，如铁供给不足、吸收障碍、需要增多或慢性失血等。

(3) 血清 (浆) 铁＜ 10.7μmol/L(60μg/dL)。

(4) 总铁结合力＞ 62.7μmoL/L(350μg/dL)；运铁蛋白饱和度＜ 0.15 有参考意义，＜ 0.1 有确诊意义。

(5) 骨髓细胞外铁明显减少 (0 ～ +)，铁粒幼细胞＜ 15％。

(6) 红细胞游离原卟啉＞ 0.9μmol/L(50μg/dL)。

(7) 血清铁蛋白＜ 16μg/dL。

(8) 铁剂治疗有效，用铁剂治疗 6 周后，血红蛋白上升 20g/L 以上。

符合第 (1) 条和第 (2) ～ (8) 条中至少两条者，可诊断为缺铁性贫血。

二、鉴别诊断

根据病史特别是喂养史、临床表现和血常规，一般可初步诊断，必要时行骨髓检查，铁代谢的生化检查有确诊意义。

所有能影响血红蛋白合成的疾病均可导致小细胞低色素性贫血，故缺铁性贫血需与其他引起小细胞低色素性贫血的疾病鉴别。

1. 珠蛋白生成障碍性贫血

常有遗传性家族史，外周血片中靶形红细胞常增多，可出现有核红细胞；β 珠蛋白生成障碍性贫血 HbF 或 HbA，测定有增高，α 珠蛋白生成障碍性贫血。Hb Bart 或 HbH 增高；血清铁增高，红细胞游离原卟啉正常，骨髓中铁粒幼细胞增多，据此容易鉴别。但有时珠蛋白生成障碍性贫血可合并有缺铁性贫血。

2. 铁粒幼细胞性贫血

主要鉴别要点在铁代谢检查，铁粒幼细胞性贫血骨髓细胞外铁明显增加，铁粒幼红细胞增多，大量环形铁粒幼红细胞，血清铁增高。铁剂治疗无效。

3. 铅中毒

外周血片中可见嗜碱性点彩红细胞，红细胞游离原卟啉 (FEP) 和尿原卟啉明显增高，FEP/Hb 高达 17.5μg/gHb。或锌卟啉 (ZPP) 增高，ZPP/Hb ＞ 11.8μg/gHb。血铅含量增高。

4. 慢性感染性贫血

有慢性感染或反复感染病史，常为小细胞正色素性贫血，有时为小细胞低色素性，血清铁和总铁结合力均降低，但骨髓中铁粒幼红细胞增多，铁剂治疗无效。

三、治疗

1. 一般治疗

一般治疗应加强护理，避免感染，注意休息等。去除病因是纠正缺铁性贫血的基础，应针对引起缺铁的原因进行治疗，如调整饮食、驱除钩虫、治疗消化性溃疡等。

2. 特异性治疗

(1) 口服铁剂：剂量以元素铁计算。每次 1 ～ 2mg/kg，每天 2 ～ 3 次。常用制剂有硫酸亚铁(含铁20%)、富马酸亚铁(含铁30%)、葡萄糖酸亚铁(含铁11%)及右旋糖酐铁等，可与维生素C同时服用促进铁的吸收。

(2)注射铁剂：常用铁剂有右旋糖酐铁、山梨醇枸橼酸铁复合物。

铁剂应继续服至血红蛋白达正常水平后5～8周左右再停药，以补充储存铁。

3.对症治疗

一般病例无须输血。重症贫血并心功能不全或明显感染时可输浓缩红细胞每次5～7mL/kg，越是贫血严重，输血量应越少，输血速度应越慢，必要时可使用利尿药减轻心脏负荷，或采用换血疗法。

第四节 营养性缺铁性贫血

一、概述

营养性缺铁性贫血(Nutritional iron deficiencv anemia)是小儿的常见病，主要发生在6月至3岁的婴幼儿，具有小细胞低色性、血清铁和运铁蛋白饱和度降低、铁剂治疗效果良好等特点。由于体内铁缺乏致使血红蛋白合成减少而引起的一种小细胞低色素性贫血。

本病为儿科常见疾病，轻度贫血可无自觉症状，中度以上的贫血，可出现头晕乏力，纳呆，烦躁等症，并有不同程度的面色苍白、指甲口唇和睑结膜苍白。本病轻中度一般预后较好；重度贫血或长期轻中度贫血可导致脏腑功能失调，影响儿童健康成长，还可因气血不足，御邪力弱，易于感受外邪。解放以来，各种营养缺乏症都已明显减少，但缺铁性贫血仍是常见的威胁小儿健康的营养缺乏症。根据1981年全国16省市对7435名29天至7岁小儿的调查，血红蛋白在110g/L以下的营养性贫血的患病率高达36.31%；6月至6岁小儿9027名，患病率为43.03%。因而这是儿童保健工作中急待解决的问题。

二、病因病理

(一)病因

在生长发育最旺盛的婴儿时期，如果体内储存的铁被用尽而饮食中铁的含量不够，消化道对铁的吸收不足以补充血容量和红细胞的增加，即可发生贫血。其发病原因主要有以下个方面。

1.初生时机体铁的含量与贫血的关系

正常新生儿血容量约为85mL/kg，血红蛋白约190g/lL，新生儿期体内总铁量的75%以上在血红蛋白中，约15%～20%储存在网状内皮系统，合成肌红蛋白的量很少。酶中的铁不过数毫克。因此新生儿体内铁的含量主要取决于血容量和血红蛋白的浓度。血容量与体重成正比。

正常新生儿其体内铁的含量约 70mg/kg，早产儿及出生低休重儿体内的铁量与其体重成正比。生后生理性溶血所放出的铁储存在网状内皮细胞，加上储存铁足够生后体重增长 1 倍的应用。故出生体重越低，体内铁的总量越少，发生贫血的可能性越大。此外，胎儿经胎盘输血给母体，或双胎中的一胎儿输血给另一胎儿，以及分娩中胎盘血管破裂和脐带结扎等情况（脐带结扎延迟的，可使新生儿多得 75mL 血或 40mg 铁），都可能影响新生儿体内铁的含量。

2. 生长速度与贫血的关系

小儿生长迅速，血容量增加很快。正常婴儿长到 5 个月时体重增加 1 倍，1 岁时增加 2 倍，10 岁时几乎增加 10 倍。早产婴增加更快，1 岁时可增加 6 倍。正常足月儿初生时血红蛋白为 190g/L，至 2～5 个月时降至 110g/L 左右，此时仅动用储存的铁即可维持，无需在食物中加铁。但早产儿则不同，其需要量远超过正常婴儿。

正常婴儿体重增加 1 倍，保持血红蛋白于 110g/L，其体内储存的铁是足够用的。所以在体重增长 1 倍以前，若有明显的缺铁性贫血，一般不是由于饮食中缺铁所致，必须寻找其他原因。

3. 饮食缺铁

婴儿以乳类食品为主，此类食品中铁的含量极低。母乳铁的含量与母亲饮食有关系，一般含铁为 1.5mg/L。牛乳为 0.5～1.0rng/L，羊乳更少。乳类中铁的吸收率约为 2%～10%，人乳的铁的吸收率较牛乳高（缺铁时人乳中铁吸收率可增至 50%。生后 6 个月内的婴儿若有足量的母乳喂养，可以维持血红蛋白和储存铁在正常范围内。因此，在不能用母乳喂养时，应喂强化铁的配方奶，并及时添加辅食，否则在体重增长 1 倍后储存的铁用完，即能发生贫血。母乳喂养儿于 6 个月后如不添加辅食，亦可发生贫血。

4. 长期少量失血

正常人体内储存的铁，为人体总铁量的 30%，如急性失血不超过全血总量的 1/3，虽不额外补充铁剂，也能迅速恢复，不致发生贫血。长期慢性失血时，每失血 4mL，约等于失铁 1.6mg，虽每天失血量不多，但铁的消耗量已超过正常的 1 倍以上，即可造成贫血。1 岁以内婴儿由于生长迅速，储存的铁皆用于补充血容量的扩充，即使小量的慢性失血，也能导致贫血。近年来发现，每日以大量（＞1L）未经煮沸的鲜牛乳喂养的小儿，可出现慢性肠道失血，此类患儿血中可发现抗鲜牛乳中不耐热蛋白的抗体。也有人认为肠道失血与食入未经煮沸的鲜牛乳的量有关，2～12 个月的婴儿若每日摄入鲜牛奶总量不超过 1L，（最好不超过 750mL）或应用蒸发奶，失血现象即可减少。常见的慢性失血还可由于胃肠道畸形、膈疝、息肉、溃疡病、食管静脉曲张、钩虫病、鼻理、血小板减少性紫癜、肺含铁血黄素沉着症和少女月经过多等原因。

5. 其他原因

长期腹泻和呕吐、肠炎、脂肪痢等，均可影响营养素的吸收。急性和慢性感染时，患儿食欲减退，胃肠道吸收不好，也能造成缺铁性贫血。

（二）病理改变

缺铁时血红素形成不足，血红蛋白合成减少，因而新生儿的红细胞内血红蛋白含量不足，细胞浆减少；而缺铁对细胞的分裂、增殖影响较小，故红细胞数量减少的程度不如血红蛋白减少明显，从而形成小细胞低色素性贫血。

叶酸被吸收后，被叶酸还原酶还原为四氢叶酸，该物质是合成 DNA 过程中必需的辅酶，而维生素 B_{12} 在叶酸转变为四氢叶酸过程中起催化作用，从而促进 DNA 的合成。幼红细胞内的 DNA 减少使红细胞的分裂和增殖时间延长，红细胞核发育落后于细胞浆，因而胞浆的血红蛋白合成不受影响，红细胞的胞体变大，形成巨幼红细胞。由于红细胞的生长速度变慢，且这些异形红细胞在骨髓内易受破坏，进入血流中的成熟红细胞寿命也较短，因而导致贫血。

三、临床表现

发病多在 6 个月至 3 岁，大多起病缓慢，开始多不为家长所注意，到就诊时多数患儿已为中度贫血。症状的轻重取决于贫血的程度和贫血发生、发展的速度。

1. 一般表现

开始常有烦躁不安或精神不振，不爱活动，食欲减退，皮肤黏膜变得苍白，以口唇、口腔黏膜、甲床和手掌最为明显。学龄前和学龄儿童此时可自述疲乏无力。

2. 造血器官的表现

由于骨髓外造血反应，肝、脾和淋巴结常轻度肿大。年龄越小，贫血越重，病程越久，则肝脾肿大越明显，但肿大很少超过中度。

除造血系统的变化外，缺铁对全身代谢都有影响。从细胞学的角度看，可导致细胞色素酶系统缺乏；过氧化氢酶、谷胱甘肽过氧化酶、琥珀酸脱氢酶、单胺氧化酶、乌头酸酶及 α-磷酸甘油脱氢酶等酶的活力降低；并影响 DNA 的合成。由于代谢障碍，可出现食欲不振、体重增长减慢、舌乳头萎缩、胃酸分泌减低及小肠郭膜功能紊乱。异嗜症多见于成人及病程长的儿童。

神经精神的变化逐渐引起重视。现已发现在贫血尚不严重时，或贫血出现前、铁蛋白下降即出现烦躁不安，对周围环境不感兴趣。智力测验发现患儿注意力不集中，理解力降低，反应慢。婴幼儿可出现呼吸暂停现象（Breath holding spells）。

3. 较易发生感染

此类患者 E 玫瑰花结、活性 E 玫瑰花结形成率皆降低，PHA 等皮肤试验反应明显低于正常，说呢 T 淋巴细胞功能减弱。经铁剂治疗后，粒细胞杀菌功能多于 4～7 天内恢复正常，当血红蛋白降低至 70g/L 以下时，可出现心脏扩大和杂音，此为贫血的一般表现而非缺铁性贫血的特有体征。由于缺铁性贫血发病缓慢，机体耐受力强，当血红蛋白下降至 50g/L 以下时心率增快、但可不出现心功能不全的表现；合并呼吸道感染后，心脏负担加重，可诱发心力衰竭。

四、理化检验

1. 生化检验

在贫血出现以前，即出现一系列的生化改变。当缺铁时，机体首先动用储存铁，以维持铁代写的需要，肝脏和骨髓中的铁蛋白与含铁血黄素含量减少；继之，血清铁蛋白减少。血清铁蛋白正常值为 35ng/mL，若降低至 10ng/mL 以下，即可出现临床方面的缺铁现象。

2. 血象

外周血象示小细胞低色素性贫血，红细胞及血红蛋白均降低，血红蛋白降低尤甚。血小板多数在正常范围内，严重病例可稍降低，但极少达到引起出血的程度。

3. 骨髓象

骨髓呈增生现象，骨髓细胞计数稍增，巨核细胞数正常。

4. 其他检查

若有慢性肠道失血，大便潜血阳性，需行胃肠钡餐或 B 超检查。病情严重、病程长的，颅骨 X 线片可见如血红蛋白病的辐射样条纹改变。

五、诊断标准

仅凭症状不易做出早期诊断。应仔细询问病史，尤其应注意病因分析，则可早期得到诊断线索，如初生体重，有无经胎盘失血、胎盘早期剥离，生后体重增长速度，患儿饮食情况，每日鲜牛奶的入量。较大儿童应注意慢性失血和寄生虫病，大女孩应注意月经情况。诊断困难的可用铁剂试验诊断。

六、鉴别诊断

本病需与下列疾病鉴别：

1. 再生障碍性贫血（再障）

又称全血细胞减少症，临床以贫血、出血、感染等为特征。外周血象检查呈全血减低现象。骨髓象多系统增生减弱。

2. 营养性巨幼红细胞性贫血

维生素 B_{12} 缺乏或（和）叶酸缺乏为主要病因，临床除贫血表现外，并有神经系统表现，重则出现震颤、肌无力等。血象呈大细胞性贫血。骨髓象增生明显活跃，以红细胞系统增生为主，各期幼红细胞均出现巨幼变。

七、治疗

1. 铁剂治疗

铁剂是治疗缺铁性贫血的特效药，其种类很多，一般以口服无机铁盐是最经济、方便和有效的方法。二价铁比三价铁容易吸收，故多采用，常用的有硫酸亚铁，含铁量为20%，价格低，疗效好，应为首选；富马酸铁，含铁30%，对婴儿为服用方便，多配成

2.5% 硫酸亚铁合剂溶液 (硫酸亚铁 2.5g，稀盐酸 2.9mL，葡萄糖 12.5g，氯仿水 100mL)
剂量应按所含铁元素计算，根据实验，以 4.5g ～ 6mg/kg·d，分 3 次服用为宜，(折合硫
酸亚铁 0.03mg/kg·d；富马酸铁 0.02g/kg·d；2.5% 硫酸亚铁合剂 1.2 mL/kg·d)，此量可达到
吸收的最高限度，超过此量吸收下降，反而增加对胃私膜的刺激，剂量过大可产生中毒
现象。服药最好在两餐之间，既减少对胃黏膜的刺激，又利于吸收。应避免与大量牛奶
同时服用，因牛奶含磷较高，可影响铁的吸收。茶和咖啡与铁剂同时服用，亦影响铁的
吸收。

维生素 C 可使三价铁还原成二价铁，使其易于溶解，即使小肠中 pH 增高，仍可保持
铁于溶解状态。例如，将维生素 C 60mg 加入米饭中，可使铁的吸收增加 3 倍。故于服用
铁剂的同时，最好服用维生素 C。若于服铁剂前 4 小时服用维生素 C，则无此种作用。

对于极少数反应强烈的小儿，可改用刺激性小的葡萄糖亚铁 (ferrous gluconate)，或
将上述铁剂减至半量，待恶心、呕吐、腹泻或胃部不适等症状消失后，再加至常用量。
对于不能耐受口服铁剂、腹泻严重而贫血又较重的患儿，方考虑用铁剂注射。常用的铁
注射剂有：右旋糖酐铁，每毫升含铁 50mg，肌注；含糖氧化铁，每毫升含铁 20mg，静
脉注射。肌肉注射铁剂局部可产生疼痛及荨麻疹，还可见发热、关节痛、头痛或局部淋
巴结肿大等。静脉注射铁剂还可发生栓塞性脉管炎。注射铁剂的治疗效应并不比口服快，
故须慎用。

铁剂治疗一般须继续应用至红细胞和血红蛋白达到正常水平后至少 6 ～ 8 周。因缺
铁性贫血，不只血红蛋白减少，储存铁也全部用完。由于小儿不断生长发育，血容量不
断扩充，而饮食中不能满足铁的需要，治疗目的不应只纠正缺铁性贫血，并应储藏足够
的铁，以备后用。维生素 B_{12} 叶酸对于治疗缺铁性贫血无效，不可滥用。

2. 病因治疗

多数发病的原因是饮食不当，故必须改善饮食，合理喂养。有些轻症患者仅凭改善
饮食即可治愈。在改善饮食时，首先应根据小儿的年龄给以合适的食物。由于患儿消化
能力较差，更换和添加辅食必须小心。一般在药物治疗开始数天后，临床症状好转时，
逐渐添加辅食。1 岁左右的婴儿可加蛋类、菜泥、肝和肉末等。幼儿和儿童必须纠正偏食，
给予富含铁质、维生素 C 和蛋白质的食物。

对于因服用大量鲜牛奶而致的慢性肠道失血，应将牛奶的量减至每日 500mL 以下，
或改用奶粉、蒸发奶或代乳品。对肠道畸形、钩虫病等在贫血纠正后应行外科手术或
驱虫。

3. 输血

由于发病缓慢，机体代偿能力强，一般不需要输血。重度贫血或合并严重感染或急
需外科手术者，才是输血的适应证。对于血红蛋白在 30g/L 以下者，应立即进行输血，但
必须采取少量多次的方法，或输入浓缩的红细胞，每次 2 ～ 3mL/kg。输血速度过快、量
过大，可引致心力衰竭。若心力衰竭严重，可用换血法，以浓缩的红细胞代替全血，一

般不需要洋地黄治疗。

4. 治疗后的反应

服用铁剂 12～24 小时后，细胞内含铁的酶开始恢复，首先出现临床症状好转，烦躁等精神症状减轻，食欲增进。36～48 小时后，骨髓出现红细胞系统增生现象。网织红细胞于用药 48～72 小时后开始上长，4～11 日达高峰。此时血红蛋白迅速上升，一般于治疗 3～4 周后贫血被纠正。心脏杂音于 2～3 周后减轻或消失，脾脏逐渐缩小。用药 1～3 月，储存铁达到正常值。

第五节 营养性巨幼红细胞性贫血

营养性巨幼红细胞性贫血是由于缺乏维生素 B_{12} 和（或）叶酸所引起的一种大细胞性贫血。

一、病史采集

1. 现病史

询问患儿有无嗜睡、乏力、呆滞、反应迟钝、烦躁不安、易怒、颤抖、抽搐、走路不稳、不认亲人、少哭不笑、厌食、恶心、呕吐、腹泻等情况。询问有无倒退现象，即智力与动作能力比以往倒退。贫血严重者，询问有无气促、发绀等。

2. 过去史

询问是否曾患舌炎、反复感染、慢性肝脏、胃肠道疾病，如婴儿肝炎综合征、慢性腹泻等，询问平时粪便性状与颜色等。询问是否长期服用苯巴比妥、苯妥英钠等抗惊厥药物；或抗叶酸药如甲氨蝶呤、磺胺药等。

3. 个人史

询问出生时是否是早产儿。询问喂养史时应注意是否以羊奶为主，是否为单纯母乳喂养，有无添加蛋黄、肝泥、菜泥、水果泥等含维生素 B_{12}、叶酸丰富的辅食。注意询问患儿的籍贯。

4. 家族史

乳母是否长期以素食为主，母亲是否患恶性贫血，有无遗传缺陷，如遗传性叶酸吸收障碍等。

二、体格检查

注意有无颜面水肿、毛发稀疏发黄，皮肤有无出血点或淤斑，皮肤是否苍黄，黏膜是否苍白。注意肝、脾是否肿大，有无舌炎、舌尖下溃疡。注意反应能力、坐、爬、立、行等运动功能是否落后，注意有无神经系统阳性体征，如腱反射亢进、踝阵挛、共济失调、Babinski 征阳性、手足无意识运动或震颤、躯体震颤等。注意心脏是否扩大，有无收缩期杂音。

三、辅助检查

首先进行全血象检查，包括红细胞计数、血红蛋白、红细胞形态、白细胞计数与分类、血小板计数及网织红细胞计数。血清叶酸、维生素 B_{12} 测定及红细胞叶酸含量可确定诊断。骨髓检查可直接了解骨髓造血功能情况，对于与白血病、再生障碍性贫血、营养性缺铁性贫血及骨髓转移瘤的鉴别诊断有重要意义。

四、诊断

(一)诊断要点

1. 缺乏维生素 B_{12} 所致的巨幼红细胞性贫血诊断标准

(1) 婴幼儿有摄入动物性食物不足的病史。

(2) 多于生后 6 个月以后发病，贫血貌，有明显的精神神经症状，如表情呆滞、反应迟钝、智力动作发育落后甚至倒退等，重者出现震颤。

(3) 血红蛋白降低，红细胞计数按比例较血红蛋白降得更低，呈大细胞性贫血，MCV > 94fl、MCH > 32pg。红细胞大小不等，以大细胞多见，多数红细胞呈大卵圆形。中性粒细胞胞体增大，核分叶过多 (5 叶者 > 5% 或 6 叶者 > 1%)。骨髓增生活跃，巨幼红细胞 > 10%。粒细胞系及巨核细胞系亦有巨型变，巨核细胞有核分叶过多、血小板生成障碍。

(4) 血清维生素 B_{12} 含量 < 7.4pmol/L(100ng/L)。

具有上述第 (1) ~ (3) 项可临床诊断为本病，如同时具有第 (4) 项可确诊本病。

2. 缺乏叶酸所致的巨幼红细胞性贫血诊断标准

(1) 有摄入量不足 (羊乳喂养等)、长期服抗叶酸药或抗癫痫药或长期腹泻史。

(2) 发病高峰年龄为 4 ~ 7 个月，严重贫血貌，易激惹，体重不增，慢性腹泻等。

(3) 血象和骨髓象改变与维生素 B_{12} 缺乏贫血相同。

(4) 血清叶酸含量 < 6.91nmol/L(3μg/L)。

(5) 红细胞叶酸含量 < 317.8nmol/I.(140μg/L)。

具有上述第 (1) ~ (3) 项可临床诊断本病，如同时具有第 (4)、(5) 项可确诊本病。

(二)鉴别诊断

本病注意与大脑发育不全、舞蹈病、黄疸性肝炎、红白血病或红血病、恶性贫血等相鉴别。

五、治疗

(一)一般治疗

(1) 去除病因。

(2) 加强护理，防治感染。

(3) 注意营养，对震颤明显不能进食者给予鼻饲。

（二）药物治疗

处方一维生素：B_{12}100/μg/ 次 im 每周 2 ～ 3 次

【说明】

连用 2 ～ 4 周，直至临床症状明显好转、血象恢复正常。仅由维生素 B_{12} 缺乏引起的营养性巨幼红细胞性贫血宜单用维生素 B_{12} 治疗。开始治疗时，不应同时给予叶酸，以免加重神经系统症状。但对维生素 B_{12} 治疗反应较差者，可加用或改用叶酸治疗。

处方二叶酸 5 ～ 20mg d p.o 或 im7 ～ 14 d 或持续数月维生素 C 50 ～ 200mg/d 分 2 ～ 3 次 p.o

【说明】

对单纯叶酸缺乏引起的营养性巨幼红细胞性贫血，口服叶酸治疗，最好同时服用维生素 C，维生素 C 能促进叶酸利用，同时口服可提高疗效。

处方三维生素战 10 mg p.o t.i.d

氯化钾 0.25 g p.o t.i.d

【说明】

有神经系统症状者可加用维生素 B_6、氯化钾。

（三）输血疗法

当贫血引起心功能不全或血红蛋白低于 30g/L 时，输血是抢救措施。心功能不全、贫血重、贫血并发肺炎者每次输血量宜少，速度宜慢。

六、注意事项

(1) 本病好发于 2 岁以内的婴幼儿常因喂养不当所至，故应及时添加辅食，避免纯羊奶喂养，母亲饮食应均衡，避免长期素食。

(2) 注意区分贫血引起的一般精神表现和由维生素 B_{12} 引起的特异性精神神经症状。

第六节　特发性血小板减少性紫癜

特发性血小板减少性紫癜是小儿时期最常见出血性疾病，表现为皮肤黏膜自发性出血，外周血血小板计数降低，骨髓中巨核细胞数正常或增多。

一、诊断

1. 病史

急性特发性血小板减少性紫癜在起病前常有急性病毒感染史，部分病例有疫苗接种史。慢性型也常在病前有前驱感染史。

2. 临床表现

急性患者起病急，病前多有病毒感染史，主要表现为出血倾向，以皮肤黏膜出血最常见，如皮肤出血点、瘀点、瘀斑，齿龈出血，鼻出血。严重者可有消化道、泌尿道出血，最严重者为颅内出血。当严重出血后，可有继发贫血。

3. 辅助检查

(1) 血常规：血小板降低至 $< 100 \times 10^9/L$，急性型血小板下降较显著。出血严重者可有血红蛋白下降。

(2) 束臂试验：出血时间延长，血块回缩不良，束臂试验阳性。

(3) 血清学检查：血小板相关抗体 PAIg、PAC_3 增多。

(4) 骨髓检查：巨核细胞增多或正常，有巨核细胞成熟障碍，急性血小板减少性紫癜巨核细胞常为幼稚型，而慢性者巨核细胞常为成熟型，但两者产生血小板的巨核细胞均减少。

4. 诊断标准

出血倾向，伴血小板减少，而无明显其他临床表现者可诊断血小板减少性紫癜，骨髓检查巨核细胞正常或增多则进一步支持特发性血小板减少性紫癜的诊断。

(1) 特发性血小板减少性紫癜诊断标准 (1986 年首届中华血液学会全国血栓与止血学术会议修订标准) 包括以下几方面。

1) 多次化验检查血小板计数减少。

2) 脾脏不增大或仅轻度增大。

3) 骨髓检查巨核细胞数增多或正常，有成熟障碍。

4) 以下 5 点中应具备任何一点：①泼尼松治疗有效；②切脾治疗有效；③PAIg 增多；④ PAC_3 增多；⑤血小板寿命测定缩短。

5) 排除继发性血小板减少症。

(2) 临床分型包括急性型和慢性型。

急性型：病程 ≤ 6 个月。

慢性型：病程 > 6 个月。

(3) 病情分度包括轻度、中度、重度和极重度。

轻度：血小板计数 $> 50 \times 10^9/L$，仅外伤后易发生出血或手术后出血过多。

中度：血小板计数在 $(25 \sim 50) \times 10^9/L$，有皮肤黏膜出血点或外伤后瘀斑、血肿、伤口出血延长，但无广泛出血现象。

重度：具有以下一项或一项以上。①血小板在 $(10 \sim 25) \times 10^9/L$，皮肤广泛出血、瘀斑或多发血肿，黏膜活动性出血 (牙龈出血、口腔血泡、鼻出血)；②消化道、泌尿道或生殖道暴发出血或发生血肿压迫；③视网膜出血或咽后壁出血；④外伤处出血不止，经一般治疗无效。

极重度：具有以下一项或一项以上：①血小板$< 10 \times 10^9$/L，皮肤黏膜广泛自发性出血、血肿或出血不止；②危及生命的严重出血（包括颅内出血）。

二、鉴别诊断

需与各种原因导致的继发性血小板减少性紫癜相鉴别。

(1) 病毒感染：病毒感染急性期可出现血小板减少，有时或有出血点，感染去除后血小板上升。而 ITP 发生在病毒感染之后。

(2) 再生障碍性贫血：一般血常规三系降低，骨髓检查时巨核细胞数减少或消失。

(3) 微血管病性溶血：血栓性血小板减少性紫癜、溶血尿毒综合征和 DIC 均有血小板减少，但除血小板减少和出血外，尚有溶血和血栓形成等其他表现。

(4) 白血病和肿瘤：可有血小板减少并出血，骨髓中见巨核细胞减少，可见白血病细胞或肿瘤细胞比例增高。

(5) 骨髓增生异常综合征：有时可先表现为出血和血小板减少，但患者常伴有贫血，有时肝脾肿大，外周血和骨髓中可见病态造血的表现，骨髓中巨核细胞数正常或增多或减少，可有巨核系病态造血，出现较多的小巨核细胞。

三、治疗

1. 一般治疗

一般治疗应注意护理，防止碰撞，严重者卧床休息，控制感染。忌用损害血小板功能的药物。

2. 特异性治疗

(1) 肾上腺皮质激素：泼尼松 2mg/(kg·d)，分次口服，血小板极低、可以排除结核者可用大剂量激素治疗，如甲泼尼龙 30mg/(kg·d)，静脉滴注，连用 3～5 天，或用地塞米松 2mg/(kg·d)，连用 7 天，上述剂量完成后，可用小剂量泼尼松维持，如血小板恢复，急性型患者一般 3～4 周后停用，慢性型用 8 周左右。

(2) 静脉用丙种球蛋白：每天 400mg/kg，连用 5 天；或 1g/kg，用 1～2 天。常用于急性重症患儿，尤其是婴幼儿。慢性型者亦可使用。

(3) 免疫抑制药：常用于慢性型患者激素和丙种球蛋白治疗效果欠佳者，或用于 2 岁以下严重出血而不宜切脾者，或用于切脾无效者。常用方法有长春新碱 1.5mg/m²，每周 1 次，连用 4～6 周；或用环磷酰胺 1.5～3 mg/(kg·d)，连用 8 周，无效者停药，有效者可用至 12 周；或用硫唑嘌呤 2～4 mg/(kg·d)，分次口服，常连用数月，此药较安全，可长时间应用维持量 1～2 mg/(kg·d)。

(4) 抗 D 抗体：适用于各型特发性血小板减少性紫癜，有效率可达 70%～90%，其中对 RhD 阳性者效果更好，常用量 40～50µg/kg，3～8 周 1 次。

(5) 中药：如血康口服液、血美安胶囊等，可用于血小板降低不显著者，或作为其他治疗方法的辅助治疗。

(6) 其他：如达那唑、氨肽素等。

3. 对症治疗

输入的血小板易被破坏，一般不予输注，当有颅内出血或其他急性内脏大出血时，可输注血小板悬液，但需同时使用较大剂量肾上腺皮质激素。

4. 特殊治疗

可行脾切除，慢性型特发性血小板减少性紫癜切脾常有 2/3 左右患者有效。切脾指征：①危及生命的严重出血，紧急治疗无效；②长期或间断处于重度出血，药物治疗无效或需长期大剂量激素维持，病程 1 年以上，年龄 ≥ 5 岁，骨髓中巨核细胞增多；③中度出血，病程 3 年以上，年龄 > 10 岁，用保守治疗无效者。

四、疗效评价

1. 预后评估

小儿急性型 ITP 80%～90% 的病例可在病程 6 个月内恢复正常，其余转变为慢性型。慢性型者 50%～60% 在 5 年内恢复正常，无效者切脾后 2/3 病例有效。总死亡率 0.65%～1.9%，常死于颅内出血、消化道出血或感染。

2. 痊愈标准

(1) 显效：血小板恢复正常，无出血症状，持续 3 个月以上为显效。维持 2 年以上无复发者为基本治愈。

(2) 良效：血小板升至 $50 \times 10^9/L$，或较原水平上升 $30 \times 10^9/L$，无或基本无出血症状，持续 2 个月以上。

(3) 进步：血小板有所上升，出血症状改善，持续 2 周以上。

(4) 无效：血小板计数及出血症状无改善或恶化。

第七节　皮肤黏膜淋巴结综合征

一、概述

皮肤黏膜淋巴结综合征又称川崎病，川崎病 (Kawasaki disease，KD) 于 1967 年由日本川崎富作首先报告，曾称为黏膜皮肤淋巴结综合征 (mucocutaneous lymphnode syndrome，MCLS)，是一种以全身血管炎性病变为主要病理的急性发热性出疹性疾病，临床以不明原因发热、多形红斑、球结膜充血、草莓舌和颈淋巴结肿大、手足硬肿为特征。本病好发于婴幼儿，男女比例为 (1.3 ～ 1.5)：1。病程多为 6 ～ 8 周，绝大多数患儿经积极治疗可以康复，但尚有 1%～2% 的死亡率。死亡原因多为心肌炎、动脉瘤破裂及心肌梗塞，有些患儿的心血管症状可持续数月至数年。约 15%～20% 未经治疗的患儿发生冠状动脉损害。自 1970 年以来，世界各国均有发生，以亚裔人发病率为高。本病呈散发或小流行，四季均可发病。发病年龄以婴幼儿多见，80% 在 5 岁以下。男：女为 1.5∶1。本病的病因尚未明了，现在多认为本病是一定易患宿主对多种感染病原触发的一种免疫介导的全身性血管炎。

二、病因和发病机理

1. 病因

不明，流行病学资料提示立克次体、丙酸杆菌、葡萄球菌、链球菌、反转录病毒、支原体感染为其病因，但均未能证实。

2. 发病机理

本病的发病机理尚不清楚。推测感染原的特殊成分，如超抗原 (热休克蛋白 65，HSP65 等) 可不经过单核 / 巨噬细胞，直接通过与 T 细胞抗原受体 (TCR)Vβ 片段结合，激活 CD30+T 细胞和 CD40 配体表达。在 T 细胞的诱导下，B 淋巴细胞多克隆活化和凋亡减少，产生大量免疫球蛋白 (IgG、IgM、IgA、IgE) 和细胞因子 (IL-1，IL-2，IL-6，TNF-α)。抗中性粒细胞胞浆抗体 (ANCA)、抗内皮细胞抗体和细胞因子损伤血管内皮细胞，使其表达细胞间黏附分子 -1(ICAM-1) 和内皮细胞性白细胞黏附分子 -1(ELAM-1) 等黏附分子，导致血管壁进一步损伤。

3. 病理

本病病理变化为全身性血管炎，好发于冠状动脉。病理过程可分为四期，各期变化如下：

Ⅰ期约 1～9 天，小动脉周围炎症，冠状动脉主要分支血管壁上的小营养动脉和静脉受到侵犯。心包、心肌间质及心内膜炎症浸润，包括中性粒细胞、嗜酸性粒细胞及淋巴细胞。

Ⅱ期约 12～25 天，冠状动脉主要分支全层血管炎，血管内皮水肿、血管壁平滑肌层及外膜炎性细胞浸润。弹力纤维和肌层断裂，可形成血栓和动脉瘤。

Ⅲ期约 28～31 天，动脉炎症渐消退，血栓和肉芽形成，纤维组织增生，内膜明显增厚，导致冠状动脉部分或完全阻塞。

Ⅳ期数月至数年，病变逐渐愈合，心肌疤痕形成，阻塞的动脉可能再通。

三、临床表现

1. 主要表现

(1) 发热：39～40℃，持续 7～14 天或更长，呈稽留或弛张热型，抗生素治疗无效。

(2) 球结合膜充血：于起病 3～4 天出现，无脓性分泌物，热退后消散。

(3) 唇及口腔表现：唇充血皲裂，口腔黏膜弥漫充血，舌乳头突起、充血呈草莓舌。

(4) 手足症状：急性期手足硬性水肿和掌跖红斑，恢复期指、趾端甲下和皮肤交界处出现膜状脱皮，指、趾甲有横沟，重者指、趾甲亦可脱落。

(5) 皮肤表现：多形性皮斑和猩红热样皮疹，常在第一周出现。肛周皮肤发红、脱皮。

(6) 颈淋巴结肿大：单侧或双侧，坚硬有触痛，但表面不红，无化脓。病初出现，热退时消散。

2. 心脏表现

于疾病 1 ～ 6 周可出现心包炎、心肌炎、心内膜炎、心律失常。发生冠状动脉瘤或狭窄者，可无临床表现，少数可有心肌梗塞的症状。冠状动脉损害多发生于病程 2 ～ 4 周，但也可于疾病恢复期。心肌梗塞和冠状动脉瘤破裂可致心源性休克甚至猝死。

3. 其他

可有间质性肺炎、无菌性脑膜炎、消化系统症状 (腹痛、呕吐、腹泻、麻痹性肠梗阻、肝大、黄疸等)、关节痛和关节炎。

四、辅助检查

1. 血液检查

周围血白细胞增高，以中性粒细胞为主，伴核左移。轻度贫血，血小板早期正常，第 2 ～ 3 周时增多。血沉增快，C- 反应蛋白等急相蛋白、血浆纤维蛋白原和血浆黏度增高，血清转氨酶升高。

2. 免疫学检查

血清 IgG、IgM、IgA、IgE 和血循环免疫复合物升高；TH2 类细胞因子如 IL-6 明显增高，总补体和 C3 正常或增高。

3. 心电图

早期示非特异性 ST-T 变化；心包炎时可有广泛 ST 段抬高和低电压；心肌梗死时 ST 段明显抬高、T 波倒置及异常 Q 波。

4. 胸部平片

可示肺部纹理增多、模糊或有片状阴影，心影可扩大。

5. 超声心动图

急性期可见心包积液，左室内径增大，二尖瓣、主动脉瓣或三尖瓣返流；可有冠状动脉异常，如冠状动脉扩张 (直径 > 3mm，≤ 4mm 为轻度；4 ～ 7 mm 为中度)、冠状动脉瘤 (≥ 8mm)、冠状动脉狭窄。

6. 冠状动脉造影

超声波检查有多发性冠状动脉瘤、或心电图有心肌缺血表现者，应进行冠状动脉造影，以观察冠状动脉病变程度，指导治疗。

五、诊断标准

发热 5 天以上，伴下列 5 项临床表现中 4 项者，排除其他疾病后，即可诊断为川崎病：

(1) 四肢变化：急性期掌跖红斑，手足硬性水肿；恢复期指趾端膜状脱皮。

(2) 多形性红斑。

(3) 眼结合膜充血，非化脓性。

(4) 唇充血皲裂，口腔黏膜弥漫充血，舌乳头突起、充血呈草莓舌。

(5) 颈部淋巴结肿大。

如 5 项临床表现中不足 4 项，但超声心动图有冠状动脉损害，亦可确诊为川崎病。

2. IVIG 非敏感型 KD

目前对该病诊断尚无统一定义，还有"IVIG 无反应型 KD"、"IVIG 耐药型 KD"、"难治性 KD"等多种表述。多数认为，KD 患儿在发病 10 天内接受 IVIG，2g/kg 治疗，无论一次或分次输注 48 小时后体温仍高于 38℃，或给药 2 ~ 7 天甚至 2 周) 后再次发热，并符合至少一项 KD 诊断标准者，可考虑为 IVIG 非敏感型 KD。

六、鉴别诊断

本病需与渗出性多形红斑、幼年特发性关节炎全身型、败血症和猩红热相鉴别。

1. 幼年类风湿病

发热时间较长，可持续数周或数月，对称性、多发性关节炎，尤以指趾关节受累比较突出，类风湿因子可为阳性。

2. 渗出性多形性红斑

不规则红斑及多样性皮疹，眼、唇有脓性分泌物及假膜形成，皮疹包括斑疹、丘疹、荨麻疹和疱疹，疱疹破裂后可形成溃疡。

七、治疗

1. 阿司匹林

每日 30 ~ 50mg/kg，分 2 ~ 3 次服用，热退后 3 天逐渐减量，约 2 周左右减至每日 3 ~ 5mg/kg，维持 6 ~ 8 周。如有冠状动脉病变时，应延长用药时间，直至冠状动脉恢复正常。

2. 静脉注射丙种球蛋白 (IVIG)

剂量为 1 ~ 2g/kg 于 8 ~ 12 小时静脉缓慢输入，宜于发病早期 (10 天以内) 应用，可迅速退热，预防冠状动脉病变发生。应同时合并应用阿司匹林，剂量和疗程同上。部分患儿对 IVIG 效果不好，可重复使用 1 ~ 2 次，但约 1% ~ 2% 的病例仍然无效。应用过 IVIG 的患儿在 9 个月内不宜进行麻疹、风疹、腮腺炎等疫苗预防接种。

3. 糖皮质激素

因可促进血栓形成，易发生冠状动脉瘤和影响冠脉病变修复，故不宜单独应用。IVIG 治疗无效的患儿可考虑使用糖皮质激素，亦可与阿司匹林和双嘧达莫合并应用。强的松剂量为每日 2mg/kg，用药 2 ~ 4 周。

4. 其他治疗

(1) 抗血小板聚集：除阿司匹林外可加用双嘧达莫，每日 3 ～ 5mg/kg。

(2) 对症治疗：根据病情给予对症及支持疗法，如补充液体、保护肝脏、控制心力衰竭、纠正心律失常等，有心肌梗死时应及时进行溶栓治疗。

(3) 心脏手术：严重的冠状动脉病变需要进行冠状动脉搭桥术。

5. IVIG 非敏感型 KD 的治疗

(1) 继续 IVIG 治疗：首剂 IVIG 后仍发热者，应尽早再次应用 IVIG，可有效预防 CAL，若治疗过晚，则不能预防冠状动脉损伤。建议再次使用剂量为 2g/kg 一次性输注。

(2) 糖皮质激素联用阿司匹林治疗：有学者建议 IVIG 非敏感型 KD 可以在 IVIG 使用基础上联合使用糖皮质激素加阿司匹林。

八、预后

川崎病为自限性疾病，多数预后良好。复发见于 1% ～ 2% 的患儿。无冠状动脉病变患儿于出院后 1、3、6 月及 1 ～ 2 年进行一次全面检查（包括体检、心电图和超声心动图等）。未经有效治疗的患儿，15% ～ 25% 发生冠状动脉瘤，更应长期密切随访，每 6 ～ 12 月一次。冠状动脉瘤多于病后 2 年内自行消失，但常遗留管壁增厚和弹性减弱等功能异常。大的动脉瘤常不易完全消失，常致血栓形成或管腔狭窄。

第八节　葡萄糖 -6- 磷酸脱氢酶缺乏症

葡萄糖 -6- 磷酸脱氢酶 (G-6-PD) 缺乏症是一种遗传性溶血性疾病。

一、诊断

1. 病史

G-6-PD 缺乏症是由于 G-6-PD 基因突变所致。G-6-PD 缺乏症为 X 不完全显性遗传。

2. 临床表现

根据诱发溶血的不同病史，可分为五种临床类型。

(1) 伯氨喹型药物性溶血性贫血：由于服用某些具有氧化特性的药物引起的急性溶血。此类药物包括抗疟药（伯氨喹、奎宁等）、镇痛退热药（安替比林、非那西丁）、硝基呋喃类（呋喃西林、呋喃唑酮）、磺胺类药、砜类（氨苯砜等）、萘、苯胺、维生素 K_3、维生素 K_4、奎尼丁等。常于服药后 1 ～ 3 天出现急性血管内溶血。有头晕、厌食、恶心、呕吐、疲乏等症状，继而出现黄疸、血红蛋白尿，溶血严重者可出现少尿、无尿、酸中毒和急性肾衰竭。溶血过程呈自限性，轻症溶血持续 1 ～ 2 天或 1 周左右。临床症状逐渐改善而自愈。

(2) 蚕豆病：常见于 < 10 岁小儿，男孩多见，常在蚕豆成熟季节流行，进食蚕豆或蚕豆制品均可致病。通常于进食蚕豆或其制品后 24 ～ 48 小时内发病，表现为急性血管内溶血，其临床表现与上述相似。

(3) 新生儿黄疸：在广东、香港等地由 G-6-PD 缺乏引起的新生儿黄疸不少见。感染，病理产，缺氧，给新生儿哺乳的母亲服用氧化剂药物，或新生儿穿戴有樟脑丸气味的衣服等均可诱发溶血。主要症状为苍白、黄疸，大多于出生 2 ～ 4 天后达高峰，半数患儿可有肝脾大。贫血大多为轻度到中度。血清胆红素含量增高，重者可导致胆红素脑病。

(4) 感染诱发的溶血：细菌、病毒感染等均可诱发 G-6-PD 缺乏者发生溶血，一般于感染后几天之内突然发生溶血，溶血程度大多较轻，黄疸多不显著。

(5) 先天性非球形细胞性溶血性贫血 (CNSHA) 分两型：磷酸己糖旁路中酶的缺陷所致者称为 I 型，其中以 G-6-PD 缺乏所致者较为常见；糖无氧酵解通路中缺乏所致者称为 II 型，以丙酮酸激酶缺乏较为常见。 I 型患者自幼年起出现慢性溶血性贫血，表现为贫血、黄疸、脾大；可用感染或服药诱发急性溶血。

3. 辅助检查

(1) 红细胞 G-6-PD 缺乏的筛选试验有以下几方面。

1) 高铁血红蛋白还原试验。

2) 荧光斑点试验。

3) 硝基四氮唑蓝片法。

(2) 红细胞 G-6-PD 活性测定：这是特异性的直接诊断 G-6-PD 缺乏症的方法，其正常值随测定方法而不同。

(3) 变性珠蛋白小体生成试验：在溶血症状时做变性珠蛋白小体生成试验其阳性细胞 > 0.053，溶血停止时呈阴性。不溶血血红蛋白病患者此试验亦为阳性。

4. 诊断

阳性家族史或过去病史均有助于临床诊断。病史中有急性溶血特征，并有食蚕豆或服药物史，或新生儿黄疸，或自幼即出现原因未明的慢性溶血者，均考虑本病。结合实验室检查即可确诊。

二、治疗

对急性溶血者，应去除诱因。注意纠正水、电解质失衡，碱化尿液。贫血较轻者不需输血。去除诱因后溶血大多于 1 周内自行停止；贫血较重时，可输给 G-6-PD 正常的红细胞 1 ～ 2 次。注意肾功能，如出现肾衰竭，应采取有效措施。

新生儿黄疸可用蓝光治疗，必要时换血疗法。

第九节 维生素 K 缺乏症

维生素 K 缺乏症是由于维生素 K 缺乏、体内某些维生素 K 依赖凝血因子活力低下而引起的自限性出血性疾病。

一、诊断

1. 病史

维生素 K 依赖因子缺乏的病因与维生素 K 缺乏的病因几乎相同。

(1) 新生儿期维生素 K 缺乏的病因有以下几点。

1) 母亲体内维生素 K 浓度：孕妇本身血液中的维生素 K 浓度低下，导致新生儿维生素 K 缺乏；孕母用药可以导致新生儿期的维生素 K 缺乏，如母亲使用双香豆素、阿司匹林、磺胺、苯巴比妥、苯妥英钠、异烟肼等影响维生素 K 代谢的药物。

2) 单纯母乳喂养：母乳中含维生素 K 较少，母乳喂养者肠内细菌产生维生素 K 少。

3) 吸收利用低下：新生儿胆汁中胆酸含量低下，脂溶性维生素 K 的吸收受胆酸浓度的影响，故新生儿易有维生素 K 的吸收减少。新生儿肝功能不成熟可直接导致维生素 K 依赖因子的缺乏。

(2) 婴儿期维生素 K 及其依赖因子缺乏的病因有以下几点。

1) 摄入不足：长期单纯母乳喂养，未按时添加富含维生素 K 的绿色蔬菜、水果等。

2) 吸收障碍：阻塞性黄疸患儿胆汁不能排入肠道，引起脂肪及脂溶性维生素 K 吸收障碍；长期慢性腹泻也可引起维生素 K 吸入减少。

3) 利用障碍：婴儿肝功能损害可引起维生素 K 在肝脏的利用下降，导致维生素 K 依赖因子合成减少。同时严重的出血，可加重肝功能的损害，形成恶性循环。

4) 维生素 K 合成减少：机体内的维生素 K 多由肠道内正常菌群所合成，长期应用广谱抗生素，如磺胺、新霉素等可导致肠道菌群失调，导致维生素 K 合成减少。

2. 临床表现

本病分为 3 型，即早发型、经典型和晚发型。

(1) 早发型：生后 24 小时内发病，常见于孕妇使用干扰维生素 K 代谢的药物，如抗凝药、抗惊厥药、抗结核药等。可有头颅出血、颅内、胸腔内或腹腔内出血。

(2) 经典型：生后 2 ～ 3 天发病，早产儿可迟至两周。常见出血部位为脐残端、胃肠道 (呕血或黑便)、皮肤受压及穿刺处；其他如鼻出血、尿血、肺出血等较少见，阴道出血偶见。一般为少量或中等量出血，多为自限性，1 周后出血者极少。

(3) 晚发型：出生 1 个月后发病，与某些因素有关，如长期腹泻和长期使用抗生素，肝、胆疾患和母乳喂养。颅内出血多见，预后不良。

3. 辅助检查

根据凝血酶原时间延长、凝血时间轻度延长或正常，即可确诊。近年来建立了一些新的检查方法。

(1) 活性Ⅱ因子总量测定：一种测定抗原的方法。如测定比率为1，表示所有的凝血酶原均从无活性状态转变为活性状态，维生素K不缺乏；如比率＜1，表示存在无活性凝血酶原，有维生素K缺乏。

(2) PIVKAⅡ法：采用免疫学方法或电泳法直接测定无活性凝血酶原，阳性即表示维生素K缺乏。

(3) 维生素K测定：使用高压液相层分析法可直接测定血中维生素K，但需血量大，不适用于新生儿。

4. 诊断标准

根据病史特点、临床表现和实验室检查，特别是维生素K治疗有效可帮助诊断。

二、鉴别诊断

应与以下疾病鉴别。

1. 新生儿咽下综合征

婴儿娩出时吞下母血，于生后不久发生呕血与便血。与本病的鉴别点：①患儿无贫血，凝血机制正常，洗胃后呕吐停止；② Apt 试验：将1份呕吐物加水5份，离心10分钟，取上清液4mL，加1%氢氧化钠1mL，液体变为棕色为母血，粉红色为婴儿血。

2. 新生儿消化道出血

应激性溃疡、胃穿孔、坏死性小肠结肠炎等，常有诱发因素如窒息缺氧、感染、喂食不当等。可见腹胀、腹腔内游离气体、休克等症状和体征。

3. 新生儿期其他出血性疾病

先天性血小板减少性紫癜有血小板减少，弥散性血管内凝血常伴有严重原发疾病，除凝血酶原时间及凝血时间延长外，纤维蛋白原和血小板计数降低可资鉴别。

三、治疗

患儿有出血现象时应立即静脉注射维生素K_1 1mg，可迅速改善出血；严重者可输新鲜全血或血浆10～20mL/kg；胃肠道出血时应暂禁食，静脉补充营养；止血后应根据情况适当纠正贫血。

第十节　弥散性血管内凝血

弥散性血管内凝血不是一种独立的疾病，而是许多疾病在进展过程中产生凝血功能障碍的最终共同途径，是一种临床病理综合征。由于血液内凝血机制被弥散性激活，促发小血管内广泛纤维蛋白沉着，导致组织和器官损伤；另一方面，由于凝血因子的消耗引起全身性出血倾向。两种矛盾的表现在 DIC 疾病发展过程中同时存在，并构成特有临床表现。在 DIC 已被启动的患者中引起多器官功能障碍综合征将是死亡的主要原因。国内尚无发病率的报道。DIC 病死率高达 31% ～ 80%。

一、诊断

1. 病史

常有原发病的病史，诱发弥散性血管内凝血的常见原发病有以下几方面。①各种感染，如细菌、病毒及疟原虫等；②组织损伤，如外科大手术、严重外伤、挤压伤，严重烧伤等；③免疫性疾病，如溶血性输血反应、流脑等所致的暴发性紫癜等；④某些新生儿疾病，如新生儿寒冷损伤综合征、新生儿窒息、新生儿溶血、新生儿呼吸窘迫综合征等；⑤其他，如巨大血管瘤、急性出血性坏死性小肠炎等。

2. 临床表现

有原发病的症状和体征，且有下述表现。

(1) 出血：皮肤黏膜出血，注射部位或手术野渗血不止，消化道、泌尿道、呼吸道出血。

(2) 休克一过性或持续性血压下降，不能用原发病解释的微循环衰竭。婴幼儿常为精神萎靡、面色青灰、黏膜青紫、肢端冰冷、尿少等。

(3) 栓塞：表现为各脏器 (如肾、肺、脑、肝等) 功能障碍，出现如血尿、少尿、无尿或肾衰竭、发绀、呼吸困难、昏迷、抽搐、黄疸、腹水等。

(4) 溶血：表现为高热、黄疸、腰背痛及血红蛋白尿。

3. 辅助检查

由于凝血及纤溶系统均受累，有多种出、凝血方面检查的异常，主要诊断指标有以下几项。

(1) 血小板计数，血小板数量低于正常或进行性下降。

(2) 凝血酶原时间和白陶土部分凝血活酶时间，凝血酶原时间延长 3 秒以上或白陶土部分凝血活酶时间延长 10 秒以上。

(3) 纤维蛋白原，低于 1.6g/L(肝病 DIC 时＜ 1g/L)，或进行性下降。

(4) 血浆鱼精蛋白副凝试验 (3P 试验)：阳性或 FDP ＞ 20 mg/L(肝病 DIC 时，FDP ＞ 60mg/L)。

(5) 血片中破碎红细胞＞20％。

对疑难病例，有条件者可进行下列进一步检查。

(1) F Ⅷ：C 和 vWF 测定：F Ⅷ：C 降低，vWF 升高。

(2) 抗凝血酶Ⅲ (AT Ⅲ) 测定：抗凝血酶Ⅲ含量及活性降低。

(3) 血浆 β_2 血栓球蛋白测定：β_2 血栓球蛋白增高。

(4) 纤维蛋白肽 A：FPA 增高。

4. 诊断标准

存在易引起 DIC 的基础疾病，有出血、栓塞、休克、溶血表现，或对抗凝治疗有效，则要考虑 DIC 的可能性。实验室检查中的主要指标如有 3 项或 3 项以上异常即可确诊。如异常者少于 3 项，则行进一步检查帮助确诊。DIC 低凝期及纤溶亢进期用上述指标确定，而高凝期因持续时间很短，临床不易发现，如在高凝期进行检查，则表现为抽血时血液易凝固、凝血时间缩短、APTT 缩短，血小板数可正常或稍增高，纤维蛋白原正常或稍增高。

第五届中华血液学会全国血栓与止血学术会议制订的诊断标准如下。

临床表现如下。

(1) 存在易引起 DIC 的基础疾病。

(2) 有下列两项以上表现：①多发性出血倾向；②不易用原发病解释的微循环衰竭或休克；③多发性微血管栓塞的症状和体征，如皮肤、皮下、黏膜栓塞坏死及早期出现的肾、肺、脑等脏器功能不全；④抗凝治疗有效。

实验室检查如下。

(1) 主要诊断指标同时有下列 3 项以上异常。①血小板计数低于 $100 \times 10^9/L$ 或呈进行性下降 (肝病、白血病患者要求血小板数低于 $50 \times 10^9/L$)，或有下述两项以上血浆血小板活化产物升高：β 血小板球蛋白 (β-TC)；血小板第 4 因子 (PF4)；血栓素 β_2(EXB$_2$)；颗粒膜蛋白 (GMP)140。②血浆纤维蛋白原含量＜1.5g/L 或进行性下降或超过 4g/L(白血病及其他恶性肿瘤＜1.8g/L，肝病＜1.0g/L)。③3P 试验阳性或血浆 FDP＞20mg/L(肝病时 FDP＞60mg/L)，或 D-二聚体水平升高或阳性。④凝血酶原时间缩短或延长 3 秒以上，或呈动态变化 (肝病者延长 5 秒以上)。⑤纤溶酶原含量及活性降低。⑥抗凝血酶Ⅲ (AT ～Ⅲ) 含量及活性降低。⑦血浆因子Ⅷ：C 活性低于 50％ (肝病患者为必备项目)。

(2) 疑难病例应有下列一项以上异常：①因子Ⅷ:C 降低，vWF:Ag 升高，Ⅷ:C/vWF:Ag 比值降低；②血浆凝血酶-抗凝血酶试验：浓度升高或凝血酶原碎片 1+2(F1+2) 水平升高；③血浆纤溶酶与纤溶酶抑制复合物浓度升高；④血 (尿) 中纤维蛋白肽 A 水平增高。

二、鉴别诊断

与其他类似的微血管性溶血性贫血，如血栓性血小板减少性紫癜和溶血尿毒综合征鉴别。

三、治疗

1. 一般治疗

治疗引起 DIC 的原发病。

2. 特异性治疗

(1) 肝素：一般在 DIC 的早期使用，应用肝素的指征有：①处于高凝状态者；②有明显栓塞表现者；③消耗性凝血期表现为凝血因子、血小板、纤维蛋白原进行性下降，出血逐渐加重，血压下降或休克者；④准备补充凝血因子如输血或血浆，或应用纤溶抑制药物而未能确定促凝物质是否仍在发挥作用者。以下情况应禁用或慎用肝素：①颅内出血或脊髓内出血、肺结核空洞出血、溃疡出血；②有血管损伤或新鲜创面者；③ DIC 晚期以继发性纤溶为主者；④原有重度出血性疾病，如血友病等；⑤有严重肝脏疾病者。肝素 60 ～ 125U/kg，每 4 ～ 6 小时 1 次，静脉注射或静脉滴注，用药前后监测试管法凝血时间 (CT)，如果 CT 延长 2 倍以上，则应减量或停用，肝素过量者用等量鱼精蛋白中和。

(2) 抗血小板聚集药物：常用于轻型 DIC、疑似 DIC 而未肯定诊断者或高凝状态者，常用药物有阿司匹林和双嘧达莫。①阿司匹林：10 ～ 20mg/(kg·d)，分 2 ～ 3 次口服。用到血小板数恢复正常数天后才停药。②双嘧达莫 (潘生丁)：5mg/(kg·d)，分 2 ～ 3 次口服，疗程同阿司匹林。

(3) 抗凝血因子有凝血酶Ⅲ和蛋白 C 浓缩剂。

1) 抗凝血酶Ⅲ：常用于 DIC 的早期，补充减少抗凝血酶Ⅲ量，其有抗凝血酶及抑制活化的 X 因子的作用，能保证肝素的疗效。常用剂量为首剂 80 ～ 100U/kg，1 小时内滴完，以后剂量减半，12 小时 1 次，连用 5 天。

2) 蛋白 C 浓缩剂：对感染等所致的内毒素引起的 DIC，应用蛋白 C 浓缩物可以提高肝素的疗效。

(4) 其他抗凝制剂：脉酸酯、MD-850、刺参酸性黏多糖、重组凝血酶调节蛋白、水蛭素等均有抗凝血作用，可用于 DIC 早期即高凝期。

(5) 血液成分输注：有活动性 DIC 时，可补充洗涤红细胞、浓缩血小板、清蛋白等。如果 DIC 过程已停止，或者肝素化后仍持续出血，应该补充凝血因子，可输注新鲜血浆、凝血酶原复合物。

(6) 抗纤溶药物：在 DIC 早期，为高凝状态时禁用抗纤溶药物，当病情发展到以纤溶为主时，可在肝素化的基础上慎用抗纤溶药，如 EACA、PAMBA 等。

3. 对症治疗

(1) 改善微循环。①低分子右旋糖酐。②血管活性药物如 654-2 多巴胺等。

(2) 纠正酸中毒及水、电解质的平衡紊乱。

第七章 儿童肾脏疾病

第一节 急性肾小球肾炎

急性肾小球肾炎（简称急性肾炎）是以急性肾炎综合征为主要临床表现的一组原发性肾小球肾炎。其特点为急性起病，血尿、蛋白尿、水肿和高血压，可伴一过性氮质血症，本病常见于感染后，有多种病因，常于咽部或皮肤链球菌感染后 1～3 周发病。任何年龄均可发病。急性肾炎是可以治愈的，多数急性肾炎自然痊愈，少数患者病程迁延或转为慢性肾炎，个别病例可因疾病早期发生严重并发症而死亡。本节主要介绍链球菌感染后急性肾炎。

一、病因与发病机制

链球菌感染后肾小球肾炎 (poststreptococcal glomerulonephritis, PSGN) 为一类免疫介导性疾病，迄今多项研究致力于揭示该病的致病抗原性质、作用部位及其在自身免疫反应中所起作用，但尚不明确。多年来，认为多种链球菌抗原成分可致肾炎。主要致病菌为 A 族乙型溶血性链球菌 12 型，此外，最近研究发现 M 蛋白 1、2、4、12、25、49、57、59、60、61 型以及兽疫链球菌均可导致 PSGN。A 族乙型溶血性链球菌感染在儿童中极为常见，据统计，每年全世界有超过 47 万例 PSGN，97% 在发展中国家，大约 5000 例最终死亡。曾有研究发现，人类白细胞抗原 (HLA) 与 PSGN 也存在一定的相关性。

通常认为本症是链球菌抗原 - 抗体复合物（循环免疫复合物或原位复合物）介导的免疫性肾小球疾病。此复合物激活补体后产生趋化物质和血小板衍生的炎症介质，引发肾小球局部免疫性炎症而发病。急性肾炎起病急，呈一过性，血清检测可检出高水平循环免疫复合物。目前研究较多的两种抗原是肾炎相关链球菌纤溶酶受体 (NAPIR) 和链球菌热源性外毒素 B(SPEB)，通过可能的途径，被链球菌激活后，结合于肾小球，捕获纤溶酶，从而造成肾小球基底膜的损害。

二、临床表现

急性肾炎多见于儿童，男性多于女性。本病起病较急，临床表现轻重不一。通常于前驱感染后 1～3 周起病，潜伏期相当于致病抗原初次免疫后诱导机体产生免疫复合物所需的时间，呼吸道感染者的潜伏期较皮肤感染者短。轻者全无临床症状而检查时发现无症状镜下血尿，典型者呈急性肾炎综合征表现，重症者可发生急性肾衰竭。本病大多预后良好，常可在数月内临床自愈。

（一）潜伏期

大部分患者有前驱感染史（咽部或皮肤）。轻者可无感染的临床表现，仅抗链球菌溶血素 O 滴度上升。通常于前驱感染后 1 ～ 3 周（平均 10 天左右）起病，潜伏期相当于致病抗原初次免疫后诱导机体产生免疫复合物所需的时间，呼吸道感染者的潜伏期较皮肤感染者短。不马上发病的主要原因是急性肾炎并不是链球菌直接感染肾脏而是变态反应的结果。

（二）一般表现

1. 血尿

几乎全部患者均有肾小球源性血尿，约 40% 患者可有肉眼血尿，尿色呈洗肉水或浑浊深茶色，无血块，持续 1 ～ 2 周，肉眼血尿消失后一般仍有镜下血尿，常为起病首发症状和患者就诊原因。

2. 蛋白尿

大部分患者有轻、中度蛋白尿，蛋白尿一般不重，在 0.5 ～ 3.5g/d，约 20% 患者呈肾病综合征范围的蛋白尿。多为成年患者，常常病程迁延和（或）预后不良。大部分患者蛋白尿于数日至数周内转阴。

3. 水肿

水肿常为起病的初发表现，80% 以上患者均有水肿，典型表现为晨起眼睑水肿或伴有下肢轻度凹陷性水肿，少数严重者可波及全身。大部分患者于 2 周左右自行利尿、消肿。

4. 高血压

多数患者出现一过性轻、中度高血压，常与其水钠潴留有关，老年人更多见。利尿治疗后血压可逐渐恢复正常。少数患者可出现严重高血压，甚至高血压脑病。

5. 少尿

大部分患者起病时尿量 < 500mL/d。可由少尿引起氮质血症。2 周后尿量渐增，肾功能恢复。

6. 肾功能异常

患者起病早期可因肾小球滤过率下降、水钠潴留而尿量减少，少数患者甚至少尿（< 400mL/d）。常有一过性氮质血症，血肌酐及尿素氮轻度升高，1 ～ 2 周后尿量渐增，肾功能于利尿后数日可逐渐恢复正常。仅有极少数患者可表现为急性肾衰竭，需要与急进性肾炎相鉴别。

7. 免疫学检查异常

一过性血清补体 C3 下降，多于起病 2 周后下降，8 周内渐恢复正常，对诊断本病意义很大。患者血清抗链球菌溶血素 O 滴度可升高。

8. 全身表现

患者常有疲乏、厌食、恶心、呕吐、嗜睡、头晕、视物模糊及腰部钝痛。

(三)尿异常

几乎全部患者均有肾小球源性血尿，约40%患者可有肉眼血尿。可伴有轻、中度蛋白尿，少数患者可呈肾病综合征范围的大量蛋白尿。尿沉渣除红细胞外，早期还可见白细胞和上皮细胞增多，并可有颗粒管型和红细胞管型等。

(四)并发症

1. 急性充血性心力衰竭

程度不等的心力衰竭，见于半数以上有临床表现的急性肾炎患者，以成年人尤其是老年人为多见，可能有一定程度的心脏病，如冠心病，有肺瘀血、肝瘀血等左右心力衰竭的典型表现，心脏扩大，可有奔马律。

2. 脑病

儿童患者较多见，发生率为5%～10%。表现为剧烈头痛、呕吐、嗜睡、神志不清、黑矇，严重者有阵发性惊厥及昏迷。常常因此而掩盖了急性肾炎本身的表现。由于患者血压并不特别高，而且持续时间较短暂，因此眼底改变一般都不明显，仅有视网膜小动脉痉挛表现。

3. 急性肾功能衰竭

由于重视限盐及利尿措施，目前心力衰竭及脑病的发生率下降、救治成功率较高。因此急性肾炎的主要严重并发症为55岁以上的患者中约60%出现GFR下降，常伴高血钾，而儿童及青年中发生率较低。

4. 继发感染

急性肾炎常因上呼吸道感染或心功能受影响导致肺部充血、水肿，而并发支气管炎或肺炎，加重病情。

(五)实验室检查

1. 尿液检查

血尿是急性肾炎的重要表现，80%以上的红细胞是变形的多形性红细胞。尿蛋白通常阳性，可以从微量到肾病综合征范围的大量蛋白尿。

2. 血常规检查

常见轻度贫血，待利水消肿后恢复。白细胞计数大多正常，但感染灶未愈时，白细胞总数及中性粒细胞常增高。

3. 肾功能

约半数患者可有暂时性GFR减退，一般只表现血BUN升高及内生肌酐清除率降低，而血肌酐一般正常。

4. 补体

一过性的血清补体降低是本病重要的诊断依据之一。疾病早期大部分患者血中总补体C3都明显降低，在6～8周恢复正常。当毛细血管内增生明显时，C3下降明显。如存在持续性低补体血症，则应疑及膜增生性肾小球肾炎。

5. 抗链球菌溶血素 O

50%～80%患者抗链球菌溶血素 O 滴度增高。抗链球菌溶血素 O 滴度升高只表明近期有链球菌感染，提示急性肾炎的病因可能与链球菌感染有关，但滴度高低与肾炎的严重程度及预后无关。

三、诊断

根据链球菌感染后 1～3 周、肾炎综合征表现、一过性血清 C3 下降，可临床诊断本病。大多数预后良好，一般在数月内自趋痊愈，但也有的镜下血尿迁延半年或更久。若 GFR 进行性下降或病情于 2 个月尚未见全面好转应及时行肾活检确诊。

四、病理

肾脏体积可较正常增大，病变主要累及肾小球。病理变化以肾小球毛细血管内皮细胞、系膜细胞增生性变化为主。

（一）免疫荧光

沿肾小球毛细血管壁或系膜区有颗粒状的 IgG、C3 沉着，C3 沉积度大于 IgG，有时也可以见 IgM 和 IgA。此外在系膜区或肾小球囊内可见纤维蛋白，免疫荧光改变分为三型：星空型、系膜型及花环型。

1. 星空型

约占 30%，以 IgG 和（或）C3 弥漫、不规则、细颗粒状在肾小球毛细血管里和系膜区沉淀为特征，很少或罕见大沉淀物沉积于毛细血管壁。这种类型见于发病初 2 周时，常伴有光学显微镜下肾小球内皮细胞、系膜细胞增生和白细胞浸润。

2. 系膜型

约占 45%，主要为 IgG 和（或）C3，在肾小球毛细血管连续排列，细胞增生局限于系膜区，此型见于年轻人、病情轻或疾病处于静止期者，长期预后良好。

3. 花环型

约占 25%，IgG 和（或）C3，沿肾小球毛细血管壁周边连续排列，系膜区沉积物相对少，光学显微镜下肾小球呈小叶状改变。花环型沉淀多见于成年男性，临床表现持续大量蛋白尿，于疾病后期行重复肾穿刺可见肾小球节段硬化，C3 沉积比 IgG 密集，毛细血管壁周边沉淀在电子显微镜下表现为不典型驼峰。少数情况下 C3、IgG 沿肾小管基膜呈线形沉积，其导致特殊免疫异常的发病机制尚不清楚。

（二）光镜

急性肾炎肾小球损害分为以下三方面。

(1) 毛细血管内细胞增生、内皮细胞和系膜细胞增生，主要在小叶中央区，呈弥漫性分布，程度轻重不一。当细胞增生明显时，肾小球体积增大，血管袢肥大，毛细血管内有不同程度阻塞，偶有小血栓形成。

(2) 毛细血管内存在许多多形核白细胞浸润，主要为中性粒细胞浸润，称为渗出性急性肾炎。每个小球可有数个到十余个甚至数十个中性粒细胞，阻塞毛细血管腔。

(3) 异常沉淀物：可见驼峰样或锥形的上皮下异常沉淀物，呈嗜酸性，PAS 阳性，Masson 染色下呈深绿色，沉淀物嵌入上皮细胞胞质内，被红色光晕包围，数量不一。当驼峰小、数量少时，应使用油镜观察。

基本病变主要是弥漫性内皮细胞及系膜细胞增生伴细胞浸润（中性粒细胞、单核细胞、嗜酸性粒细胞等）。急性期可伴有中性粒细胞和单核细胞浸润。病变严重时，增生和浸润的细胞可压迫毛细血管祥使管腔狭窄或闭塞。肾小管病变多不明显，但肾间质可有水肿及炎症细胞浸润。

（三）电镜

与光学显微镜所见相似，肾小球系膜细胞和内皮细胞增生、多形核白细胞浸润。细胞增生以系膜细胞为主，其被膜样物质包裹，细胞大，核多，边缘不规则，胞质色淡，含大量高尔基体，胞质内细纤维结构看不清。内皮细胞肿胀，胞质淡染，细胞小孔和小泡节段消失。多形核白细胞浸润皱缩的毛细血管腔，部分胞质直接与基膜接触，某些呈轻度脱颗粒外形。单核细胞很难区分，有时与变性的内皮细胞相混淆。疾病早期可见电子致密物沉积及细胞增生、浸润。上皮下电子致密物形成驼峰 (camel hump) 及膜内沉积为本病电镜表现的特点。驼峰见于疾病早期，一般病后 4～8 周消退。如驼峰样沉积物多而不规则且弥漫分布并有中性粒细胞附于其上，称为"不典型驼峰"。起病 4～8 周后，驼峰状沉淀物吸收，使基膜薄厚不均，并遗留虫蚀状透亮区。驼峰也可见于其他感染后、感染性心内膜炎、过敏性紫癜、膜增生性肾小球肾炎（Ⅰ、Ⅱ），临床需加以鉴别。电子致密物分布与荧光显微镜下沉积类型有关。

五、鉴别诊断

（一）以急性肾炎综合征起病的肾小球疾病

1. 其他病原体感染后急性肾炎

许多细菌、病毒及寄生虫感染均可引起急性肾炎。病毒感染后急性肾炎多数临床表现较轻，常不伴血清补体降低，少有水肿和高血压，肾功能一般正常，临床过程自限。

2. 系膜毛细血管性肾小球肾炎

临床上除表现急性肾炎综合征外，常伴肾病综合征表现，病变常持续。50%～70%患者有持续性低补体血症，8 周内不恢复。

3. 系膜增生性肾小球肾炎 (IgA 肾病及非 IgA 系膜增生性肾小球肾炎)

部分患者有前驱感染可呈现急性肾炎综合征，患者血清 C3 一般正常，病情无自愈倾向。IgA 肾病患者疾病潜伏期短，可在感染后数小时至数日内出现肉眼血尿，血尿可反复发作，部分患者血清 IgA 升高。

（二）急进性肾小球肾炎

起病急，病情重，进展迅速，多在发病数周或数月内出现较重的肾功能损害。一般有明显的水肿、血尿、蛋白尿、管型尿等，也常有高血压及迅速发展的贫血，可有肾病综合征表现。重症急性肾炎呈现急性肾衰竭者与该病相鉴别困难时，应及时做肾活检以明确。

（三）全身系统性疾病肾脏受累

如狼疮性肾炎、过敏性紫癜肾炎、细菌性心内膜炎肾损害、原发性冷球蛋白血症肾损害、血管炎肾损害等可呈现急性肾炎综合征表现；根据其他系统受累的典型临床表现和实验室检查可区别，必要时做肾活检鉴别。

六、治疗

本病治疗以休息及对症治疗为主。急性肾衰竭者应予透析，待其自然恢复。本病为自限性疾病，不宜应用糖皮质激素及细胞毒性药物，应对症治疗，预防致死性并发症。

（一）非药物治疗

急性期应卧床休息，待肉眼血尿消失、水肿消退及血压恢复正常后逐步增加活动量。急性期应予低盐（每日 3g 以下）饮食。肾功能正常者不需限制蛋白质入量，但氮质血症时应限制蛋白质摄入，并以优质动物蛋白为主。明显少尿的急性肾衰竭者需限制液体入量。水肿和高血压的患者应当限制钠的摄入。

（二）对症治疗

1. 消除感染灶

对尚留存于体内的前驱感染如咽峡炎、扁桃体炎、脓疱疮、鼻旁窦炎、中耳炎等应积极治疗，使其痊愈。可选用青霉素类抗生素治疗 2 周。

2. 降压

经休息、限盐、利尿剂治疗而血压仍高者应给予降压药。血管紧张素转化酶抑制剂(ACED)、血管紧张素 II 受体拮抗剂(ARB)、钙通道阻滞剂(CCB)、β 受体阻断剂、利尿剂均可依据病情选用。

3. 利尿剂的应用

经控制水盐入量仍有水肿、血压高、尿少者应给予利尿剂。可选用氢氯噻嗪、袢利尿剂呋塞米 20～40mg 口服或注射。禁用保钾利尿剂。

4. 高血压脑病的治疗

常需迅速降压。可选用硝普钠静脉滴注。还可用乌拉地尔，重症先静脉注射，12.5mg，以生理盐水稀释后缓慢静脉注射，其后可静脉滴注维持。高血压脑病除降压外还需注意防止惊厥、吸氧，还常需应用袢利尿剂以减轻水钠潴留、降压和减轻脑水肿。

5. 充血性心力衰竭

主要应给予利尿、降压及减轻心脏前后负荷治疗。临床上常用袢利尿剂,再配合酚妥拉明或硝普钠。因急性肾炎的心力衰竭主要不是心肌收缩力下降而致,故一般不用洋地黄类强心剂。如经药物保守治疗无效则可应用透析或血滤纠正。

(三)透析治疗

少数发生急性肾衰竭而有透析指征时,应及时透析治疗帮助患者度过急性期。或急性肾功能衰竭合并肺水肿、脑水肿或高血钾患者应行紧急血液透析、血液滤过或腹膜透析。尤其对水钠潴留引起急性左心衰竭者,血液超滤治疗可使病情迅速缓解。

(四)避免加重肾损害的因素

感染、低血容量、劳累、肾毒性药物(氨基糖苷类抗生素、非甾体抗炎药、造影剂、矿物类药物、含有马兜铃酸的中药等)、妊娠、理化因素、代谢因素等,均有可能损伤肾脏,加重肾功能恶化,应注意避免。

第二节　慢性肾小球肾炎

原发性肾小球疾病包括急慢性肾小球肾炎、急进性肾小球肾炎、无症状性血尿和(或)蛋白尿、肾病综合征几种,而慢性肾小球肾炎(简称慢性肾炎)是 CKD 最常见的疾病之一。

慢性肾炎,指以蛋白尿、血尿、高血压、水肿为基本临床表现,可伴随不同程度的肾功能减退,其起病方式不尽相同,病变缓慢进展,病情迁延难愈,最终将会发展成为慢性肾衰竭的一组疾病。

一、病因及发病机制

慢性肾炎属于肾小球疾病的一大类,下面我们从肾小球疾病的角度阐述其发病机制。目前为止肾小球疾病的发病机制尚未能完全阐明,一般认为与免疫因素密切相关,且以此为始发,加之补体、活性氧、细胞因子等炎性介质以及高血压、脂质代谢紊乱等的共同参与,最终导致了肾小球的损伤。

(一)免疫反应

肾小球疾病的发病过程中,免疫反应以体液免疫为主,细胞免疫次之。

(二)炎症反应

研究显示,免疫反应需要引起一定的炎症反应才可以导致肾小球疾病的发生。该炎症介导系统包括炎症细胞和炎症介质两部分,炎症细胞被激活后,可产生多种炎症介质。

另外，在炎症反应发生时，炎症介质反过来又可以聚集、激活炎症细胞，放大这种效应并使之持续化。

（三）非免疫、非炎症性因素

肾小球疾病发展过程中，在上述免疫炎症性因素的始动作用下，肾单位长期处于高灌注、高压力、高滤过状态，加之凝血功能紊乱、氧自由基损伤、微血栓形成等多种因素共同作用，最终促使肾小球硬化与纤维化。

二、临床表现

本病多见于中青年，男性多于女性，任何年龄均可发病。临床表现多样化，起病常较为隐匿，以蛋白尿、血尿、水肿、高血压为特点，可以伴有不同程度的肾功能减退。

患病初期患者的临床症状常不明显，部分患者可见到眼睑和（或）下肢水肿、腰痛、乏力、血压可正常或升高，很多患者是通过健康体检发现患病的。

（一）蛋白尿

生理情况下，肾小球滤过的原尿中主要为小分子蛋白质，肾小球滤过膜具有分子屏障以及电荷屏障两方面的屏障作用，一定程度上有效阻止了蛋白尿的漏出。当肾小球滤过膜的屏障作用被破坏后，即可发生蛋白尿，肾小球性蛋白尿以白蛋白为主。当尿蛋白排泄量超过 150mg/d 时，为检测结果阳性，即可称为蛋白尿。

（二）血尿

正常人的尿液中常无红细胞或偶见红细胞。当肾小球基底膜断裂时，红细胞通过裂缝时受到挤压而受损，受损后的红细胞后续在肾小管不同渗透压以及 pH 的作用下，即形成了变形红细胞尿，同时红细胞容积变小，甚至发生破裂。该过程是肾小球肾炎血尿发生的主要原因。

血尿包括肉眼血尿和镜下血尿两种。前者尿的外观可见鲜红色、酱油色、茶色，或呈洗肉水样；后者外观颜色无异常，但于离心后沉渣检查时，每高倍视野红细胞超过 3 个，称为镜下血尿。肾小球肾炎引起的血尿常为无痛性，间断发生。

（三）水肿

水肿多从眼睑及颜面部开始，由水钠潴留导致组织间隙液体积聚过多引起。慢性肾炎出现水钠潴留的原因与"球－管失衡"和肾小球滤过分数下降有关。前者指的是 GFR 下降而肾小管重吸收功能基本正常，后者指的是 GFR 与肾血浆流量的比值下降。另外，高血压及毛细血管通透性增加等因素也会加重水肿。

（四）高血压

慢性肾炎可以发生高血压，其原因有水钠潴留、肾素分泌增多、肾内降压物质分泌下降几方面。另外部分患者的难治性高血压与肾脏局部交感神经的过度兴奋有关。

三、诊断

患者出现尿化验异常（包括蛋白尿、血尿）、高血压，可伴有肾功能不同程度的减退、水肿，除外继发性、遗传性肾小球疾病后，即可诊断为慢性肾炎。

四、病理类型

慢性肾炎常见病理类型有系膜增生性肾炎、局灶节段性病变、膜性肾病、系膜毛细血管性肾炎、增生硬化性肾炎。

五、治疗

慢性肾炎的治疗以延缓病情进展，防治并延缓肾功能的进行性恶化，改善临床症状，防治并发症，提高患者生活质量为其主要的治疗目的。

（一）非药物治疗

患者应当限制盐的摄入，水肿和高血压的患者应当限制钠在 3 ～ 5g，过分限制钠盐，易于发生电解质紊乱，使肾的血流量减少，加重肾功能减退。同时患者应当限制蛋白质及磷的摄入，这是因为研究证实，控制蛋白质及磷的摄入量，可以使肾小球内的高压力、高灌注、高滤过减轻，延缓肾小球的硬化及肾病的进展。选择优质蛋白，即动物蛋白为主的饮食，但应注意，低蛋白饮食的过程中，要注意适当增加糖类的补充，以满足机体正常的生理代谢所需，防止负氮平衡的发生。患者还应当戒烟、减少饮酒、减肥等。

（二）免疫抑制剂

众多肾脏疾病，包括慢性肾炎，是由免疫复合物的异常沉积进而激发炎症反应而造成的机体损伤，免疫调节、免疫抑制即是治疗这类肾脏疾病的重要方法。

但糖皮质激素等免疫抑制剂在临床应用中，治疗周期较长，并有肯定的毒副作用，因而在应用中，应当严格评价患者的适应证及禁忌证。在应用前做到与患者耐心细致地沟通，取得患者的信任与配合，针对具体的病理分型选择个体化的治疗方案，规范治疗剂量及疗程，既要确保疗效，减少复发，又不可盲目加大剂量，延长疗程，以免造成严重的毒副反应，同时要在治疗过程中严密监测相关指标，防治不良反应。一般而言，当患者肾功能正常或轻度受损时，尿蛋白较多，无禁忌证且考虑有活动性病变时，根据不同的病理分型可考虑试用。

人在生理情况下每天由肾上腺分泌约 10 ～ 20mg 的糖皮质激素。糖皮质激素呈脉冲式释放，在清晨释放达高峰。糖皮质激素具有强大的抗炎、免疫抑制作用，在临床治疗中被广泛应用。糖皮质激素在免疫调节方面的作用常体现在以下方面。

(1) 阻止 T 细胞的活化。

(2) 阻止毛细血管通透性的提高，减少组织中各种活性物质的释放。

(3) 减少受损毛细血管内皮细胞与巨噬细胞、粒细胞的粘连。

(4) 干扰巨噬细胞对抗原的吞噬作用，间接减少了白三烯与前列腺素的合成。

(5) 使炎症组织释放的缓激肽的活化受到阻断。糖皮质激素常引起感染，库欣综合征，消化性溃疡，骨质疏松，水钠潴留，血糖升高，白内障、青光眼等眼部疾患，痤疮等不良反应。当严格把握适应证。

目前肾脏疾病治疗中免疫抑制剂的应用有了很大的发展。肾病治疗中的新药不断出现，临床中比较推崇多靶点治疗的联合用药方案，以减少此类药物应用过程中出现不良反应的概率。此类药物主要包括环磷酰胺、吗替麦考酚酯、环孢素、他克莫司等。

环磷酰胺属于烷化剂，通过减少 B 淋巴细胞和 T 淋巴细胞来抑制细胞免疫和体液免疫，并可以同时作用于处于静止期和增殖期的细胞。环磷酰胺的毒副作用与治疗中应用的剂量相关。副作用包括恶心呕吐、脱发。临床应用中更值得我们注意的是由环磷酰胺引起的膀胱毒性、性腺毒性、骨髓抑制及其致癌的危险。

近年来，吗替麦考酚酯广泛应用于肾小球疾病，用于激素及细胞毒性药物治疗效果不佳的难治性肾病，取得一定疗效，可用于环磷酰胺等药物有严重禁忌证，或治疗无效或有严重副作用时。吗替麦考酚酯是一种抗代谢免疫抑制剂，可以选择性地抑制淋巴细胞的增生，并可以抑制 B 淋巴细胞和 T 淋巴细胞。吗替麦考酚酯相较于环磷酰胺、他克莫司等其他免疫抑制剂副作用轻。其副作用中，胃肠道反应如恶心呕吐、消化不良、腹痛等较为常见，胰腺炎等较为罕见。此外，还可以出现感染、白细胞减少、血小板减少等，甚至发生严重贫血，该药的不良反应在减量、分次服用或停药后多可以得到缓解。另外，临床上吗替麦考酚酯通常与激素联合应用。

环孢素 A 是从土壤的真菌中分离出来的一种选择性的强效免疫抑制剂。它通过抑制钙调磷酸酶发挥作用，选择性地作用于 T 淋巴细胞，减弱 T 淋巴细胞的聚集，减少其他细胞因子的生成，减轻炎症反应。环孢素 A 最重要的副作用是肾毒性。急性肾损伤的发生与肾血流量的下降有关。环孢素 A 致使血管的内皮细胞受损，并通过影响肾素的产生及释放从而引起血管收缩，导致 GFR 下降。同时，药物还可以引起肾小管和肾血管结构和功能的改变，引起肾间质纤维化，这种变化常与慢性肾损伤有关。临床上在环孢素 A 的应用过程中，神经毒性也常见，包括震颤、睡眠障碍等，甚至发生脑病。由环孢素 A 引起的高血压也较为多见。此外还可出现感染、胃肠道功能紊乱、肝损害、高尿酸血症、血糖升高、多毛、齿龈增生等，并且其长期的应用还存在发生肿瘤的风险。由于环孢素撤减后容易复发，因而临床中，常常需要与糖皮质激素或其他免疫抑制剂联合应用，另外，可以在尿蛋白完全缓解后，予以缓慢减量至最少剂量维持 1～2 年。由于环孢素 A 的有效治疗浓度范围较小，而且其由肝脏代谢，因而很多药物会通过影响肝脏相关代谢系统而影响环孢素 A 的血药浓度，进而影响疗效，所以，该药在应用时，需要监测血药浓度。

（三）控制高血压

高血压患者的肾脏是最常受累的靶器官之一，高血压是导致终末期肾病的重要原因之一。

本病患者在治疗中要注意严格积极控制高血压，合理选择降压药物，争取将血压控制到目标值。如果尿蛋白＜1g/d，血压应控制在130/80mmHg以下；如果尿蛋白≥1g/d，不伴有心脑血管并发症且患者可以耐受的情况下，血压尽量控制在125/75mmHg以下。对于长期难以控制的高血压，在降压过程中切忌过快过猛，应当逐渐平稳降压，尽量选择长效降压药，多种降压药物应当联合治疗，以期达到减少不良反应，提高疗效的目的。通过以上的用药原则规范治疗，力求使患者的血压能够稳定于目标范围，减少血压的波动，更好地保护靶器官。另外，还要关注降压药物对于脂代谢、糖代谢、尿酸代谢的不利影响。

对慢性肾炎患者的降压治疗中，ACEI、ARB、CCB、β受体阻断剂、利尿剂均可作为一线药物应用。另外，多项研究提出，ACEI、ARB不但有降低血压的作用，还具有非血压依赖性肾脏保护作用，能减少蛋白尿，延缓肾功能恶化，是首选的降压药物。其减少蛋白尿的机制可能与下面几方面有关：

(1) 能同时对肾小球入球小动脉和出球小动脉有扩张作用，而对后者的扩张作用更强，从而可以使肾小球内的高压力、高灌注、高滤过减轻，并降低肾小球跨膜压力。

(2) 抑制肾脏内炎性因子。

(3) 可以选择性降低肾小球基底膜对蛋白分子的通透性。

(4) 缓激肽作用。在应用ACEI、ARB的过程中，有下面几个问题值得注意：服药期间应当密切监测肾功能，如果血肌酐水平升高＞30%，应当予以减量，排查影响血肌酐升高的危险因素，当血肌酐水平升高＞50%，需及时停药；服用该类药物的同时，还应当关注监测血钾水平，谨慎使用；双侧肾动脉狭窄的患者禁止使用。另外，少数患者应用ACEI后出现干咳，可考虑换用ARB。

(四) 避免加重肾脏损害的因素

感染、低血容量、劳累、肾毒性药物(氨基糖苷类抗生素、非甾体抗炎药、造影剂、矿物类药物、含有马兜铃酸的中药等)、妊娠、理化因素、代谢因素等，均有可能损伤肾脏，加重肾功能恶化，应注意避免。

第三节　IgA肾病

IgA肾病(IgA nephropathy，IgAN)是一种常见的原发性肾小球疾病，特征为肾活检病理显示在肾小球系膜区以IgA为主的免疫复合物沉积，以肾小球系膜增生为基本组织学改变。它的临床表现多样化，血尿常见，可伴有不同程度的蛋白尿、高血压及肾功能受损，最终可导致终末期肾脏病。还有一些继发性IgAN，如系统性红斑狼疮性肾炎、过敏性紫癜性肾炎、干燥综合征、关节炎、强直性脊柱炎、疱疹样皮炎、酒精性肝硬化、慢性肝炎等疾病也可以造成肾小球系膜区 IgA 沉积。

不同国家或地区的 IgAN 发病率不同，可能与对肾脏病的监控及肾活检的指征和时机不同有关。我国 IgAN 占原发性肾小球疾病的 45% 左右，而且近年来有明显上升趋势。IgAN 的发生受遗传和环境因素影响很大。亚洲人发病率很高，第二是白种人，非洲人比较罕见。IgAN 的家族聚集倾向比较明显。可发生于任何年龄，80% 的患者年龄在 16 ～ 35 岁。男性更为多见。

一、病因机制

迄今为止还不能阐明 IgAN 确切的发病机制，IgAN 的发生发展为多因素参与的过程。系膜区沉积的 IgA 主要以多聚 IgA(plgA1) 为主，其触发炎症反应，导致 IgAN 的发生发展。目前认为 IgA1 分子的糖基化异常可造成 IgA1 易于自身聚集，或被 IgG 或 IgA 识别形成免疫复合物，这一过程可能是 IgA 发病中的始动因素，而遗传因素可能参与或调节上述发病或进展的各个环节。

二、病理

肾脏组织病理和免疫病理检查是 IgAN 确诊的必备手段。免疫荧光检查：特征表现为以 IgA 或以 IgA 为主的免疫球蛋白在肾小球系膜区呈颗粒状或团块状弥漫沉积，部分病例可沿毛细血管袢沉积。光镜检查：IgAN 主要累及肾小球。病变类型多种多样，涉及增生性肾小球肾炎的所有病理类型。包括肾小球轻微病变、系膜增生性病变、局灶节段性病变、毛细血管内增生性病变、系膜毛细血管性病变、新月体性病变和硬化性病变等。

电镜检查：IgAN 的典型的超微病理改变是肾小球系膜细胞增生、系膜基质增加并伴有大团块状电子致密物沉积。电子致密物可由系膜区和副系膜区延续到毛细血管壁内皮细胞下或上皮下，与免疫荧光检查所见免疫复合物沉积相一致。

三、临床表现

IgAN 多见于青壮年男性，临床表现多种多样，发作性肉眼血尿型和无症状性血尿型和（或）蛋白尿型为其最常见的临床表现。

（一）间断性肉眼血尿

45% 左右的患者表现为一过性或反复发作性肉眼血尿，大多伴有上呼吸道感染，少数伴有肠道或泌尿道感染，个别人发生在剧烈运动之后。多数血尿特点为"感染同步性血尿"，即血尿在感染后几小时或 1 ～ 2 天后出现，血尿持续时间为几小时至数日不等。这个血尿特点与急性链球菌感染后之急性肾炎（血尿在感染后 1 ～ 3 周后出现）不同。可伴有全身轻微症状如低热、周身不适、肌肉酸痛等。有的患者因为大量红细胞致急性肾小管堵塞，在血尿的同时伴有肾病综合征的表现，如一过性的尿量减少、水肿、高血压和尿素氮、血肌酐升高，少数患者出现少尿性的急性肾衰竭。儿童和青年的 IgAN 患者，肉眼血尿的发生率比较高。

（二）无症状性尿检异常

约 35％的 IgAN 患者由体检时发现患病，表现为无症状之镜下血尿，伴有或不伴有蛋白尿。多数患者的发病时间难以确定是因为疾病呈隐匿过程。尿常规中红细胞管型不多见，24 小时尿蛋白定量大多不超过 2g。呈现隐匿性肾炎的临床表现轻微的 IgAN 以往认为预后良好，但有研究表明近一半的患者会出现病情的进展，如尿蛋白增加、高血压、血肌酐升高等。因而肾脏病理病变的程度才是判断预后的相对可靠依据，提示只有病理轻微同时临床轻微才预示着预后良好。2003 年北大医院的一项研究提示相当一部分临床表现轻微的 IgAN 患者肾脏病理损伤并不一定轻微，这部分患者可能处于疾病的早期，其预后不一定是良性过程。他们建议有条件的话及早行肾活检、早期诊断。

（三）蛋白尿

不伴有血尿的单纯蛋白尿 IgAN 很少见。患者大多表现轻度蛋白尿，但约有 17％的患者会出现大量蛋白尿甚至 NS。一部分 NS 出现在病程的早期，病理多为轻微病变或者伴明显的活动性系膜增生；一部分患者临床伴有高血压、肾功能损害，肾脏病理肾小球病变较为严重，呈现弥漫性系膜增生伴局灶节段硬化，并肾小管间质损伤，为慢性肾小球肾炎进展的晚期改变。

（四）高血压

约有 1/5 的成人 IgAN 患者伴有高血压的发生，儿童却较少见。特点是起病时即刻出现高血压的不多见，而随着病程的延长、疾病的进展，高血压的发生率增高，高血压多出现在肾衰竭前 6 年左右。伴有高血压的患者肾脏病理多伴有弥漫性小动脉内膜病变，大多是由肾小球病变继发了肾血管的损害，常和弥漫的肾小球病变平行，严重的肾血管病变加重了肾小球的缺血。发生恶性高血压的 IgAN 多见于青壮年男性，可见到头晕、头痛、视物模糊、恶心、呕吐、舒张压超过 130mmHg，眼底血管病变在Ⅲ级以上，可伴有肾衰竭和（或）心力衰竭，急性肺水肿，需要及时处理，不然可能会危及生命。有研究显示：恶性高血压中最常见的肾性继发因素是 IgAN。

（五）急性肾衰竭

7.5％左右的 IgAN 可能会出现急性肾衰竭，较为少见。有三种情况：

1. 急进性肾炎综合征

多有持续的肉眼血尿或镜下血尿，大量蛋白尿，肾功能进行性下降，可有水肿、高血压、少尿或无尿。肾组织病理显示：广泛的新月体形成，IgA 为主的免疫复合物沉积，为Ⅱ型新月体性肾炎。

2. 急性肾炎综合征

出现血尿、蛋白尿、水肿、高血压、一过性肾衰竭，但血肌酐大多不会超过 400μmol/L。肾组织病理显示：急性链球菌感染后肾小球肾炎，以毛细血管内皮细胞增生为主的病变。

3. 大量肉眼血尿

多为一过性的，有时临床不易察觉，为血红蛋白对肾小管的毒性及红细胞管型堵塞肾小管引起急性肾小管坏死所致。

（六）慢性肾衰竭

多数患者在确诊后 15 年左右逐渐进入慢性肾衰竭阶段。也有患者首诊即为肾衰竭，伴有高血压，既往病史不详，有的从未检查过尿常规，部分患者因为双肾缩小不能行肾活检确诊。

（七）家族性 IgAN

最早被提及是在 1978 年，家族性 IgN 是指同一家系中至少有两个血缘关系的家庭成员经过肾活检确诊为 IgAN，家族史调查三代以上，所有家庭成员均经过尿筛查及肾功能检查。还有，可疑的家族性 IgAN 是指家系中只有一个被确诊为 IgAN，而其他家庭成员有持续的镜下血尿、蛋白尿、慢性肾小球肾炎、无其他原因的肾功能减退但未作肾活检的。目前认为家族性 IgAN 大约占全部 IgAN 的十分之一左右。我国的一项研究提示，中国的家族性 IgAN 并不少见，在 IgAN 患者的亲属中开展家族史的调查以及尿常规和肾功能的筛查是很必要的。家族性 IgAN 与散发性 IgAN 比较，病情轻重和预后是否相近，目前还存在争议。

四、诊断和鉴别诊断

（一）诊断

IgAN 临床表现是多种多样的。常见于青壮年。伴随感染同步发生的血尿（肉眼血尿或镜下血尿），伴或不伴蛋白尿，临床上要考虑到 IgAN 的可能性。肾活检是确诊 IgAN 的主要依据，尤其需要免疫病理明确 IgA 或以 IgA 为主的免疫复合物在肾小球系膜区弥漫沉积。

（二）鉴别诊断

结合临床表现，IgAN 要与以下疾病相鉴别。

1. 非 IgAN 的系膜增生性肾小球肾炎

本病在我国发生率很高。33% 左右的患者出现肉眼血尿。临床与 IgAN 鉴别困难。必须依靠免疫病理检查方可区分开来。

2. 链球菌感染后急性肾小球肾炎

IgAN 的发病特点之一是感染同时或感染后即刻出现血尿，而链球菌感染后急性肾小球肾炎的特点是上呼吸道感染（或急性扁桃体炎）后出现血尿，感染后肾病的潜伏期为 1～2 周，可有水肿、蛋白尿、高血压甚至一过性氮质血症等急性肾炎综合征，还可以出现初期一过性的补体 C3 下降，一部分患者出现一过性抗链球菌溶血素"O"滴度增高，病程多为良性过程，多数患者经过休息、对症支持治疗数周或者数月而痊愈。IgAN

患者如果是以急性肾炎综合征起病的，临床上可以通过感染后的潜伏期和血清补体 C3、ASO、IgA 水平等指标做出鉴别诊断。如果链球菌感染后肾小球肾炎患者病情迁延，血尿和 (或) 蛋白尿反复发作，有时需要靠肾活检病理来鉴别。

3. 过敏性紫癜肾炎

IgAN 与过敏性紫癜肾炎的病理、免疫组织学特征极其相似。二者发病特点有所不同，过敏性紫癜肾炎起病多为急性，而 IgAN 患者病情演变缓慢。当然过敏性紫癜肾炎除了肾脏表现外，还有典型的皮肤紫癜、黑便、腹痛、关节痛以及全身血管炎的改变等。

4. 遗传性肾小球疾病

以血尿为主的单基因遗传性肾小球疾病主要有薄基底膜肾病和眼－耳－肾综合征 (Alport 综合征)。儿童或年轻患者出现以血尿为主要的临床表现时，要详细询问家族史并对眼睛、耳朵进行检查以排除遗传性肾脏疾病。

(1) 薄基底膜肾病：临床表现主要为持续性镜下血尿 (畸形红细胞尿)，肾脏是唯一受累器官，血压通常正常，肾功能长期在正常范围，病程大多为良性过程。

(2) Alport 综合征：临床表现主要为以血尿、进行性肾功能减退直至终末期肾脏病、感音神经性耳聋和眼部病变为特征的遗传性疾病综合征。多个器官受累为特征，其中包括肾脏受累。

对于家族性 IgAN，应该强调同一家系中两个以上个体经肾活检证实为 IgAN。另外还应强调同时电镜检查除外薄基底膜肾病和早期的 Alport 综合征。肾活检病理尤其是电镜检查是明确和鉴别这三种疾病的主要手段。此外，皮肤和肾组织Ⅳ型胶原 α 链检测及家系的连锁分析对鉴别以上三种疾病具有重要意义。

5. 肾小球系膜区继发性 IgA 沉积的疾病

慢性酒精性肝病、强直性脊柱炎、银屑病关节炎、血清学阴性脊柱关节炎、Reiter's 综合征 (非淋病性尿道炎、关节炎、结膜炎) 等，这些疾病肾脏病理可能显示肾小球系膜区有 IgA 沉积，但肾脏临床表现不明显，部分疾病表现为血清及唾液中 IgA 水平增高，HLA-B27 增高，并且均有相应的肾外改变，容易与 IgAN 鉴别。另外，乙肝病毒相关性肾炎、狼疮性肾炎等虽然肾脏表现常见，但肾脏病理除了有 IgA 沉积外还伴有多种免疫复合物的沉积，而且临床上多系统受累加免疫血清学指标均不难与 IgAN 鉴别。

五、治疗

目前 IgAN 的病因和发病机制还不十分清楚，临床和病理表现呈现轻重不一的多样化，所以迄今缺乏统一的治疗方案。

(一) 一般治疗

尽量避免感冒、感染，避免过度劳累、情绪波动，避免使用有肾损伤的药物等。

(二) 积极控制感染

IgAN 肉眼血尿常与上呼吸道感染同时发生，表明感染可能诱发 IgAN，因而积极控制和去除咽炎、扁桃体炎、龋齿、上颌窦炎等感染灶对减少 IgAN 的肉眼血尿反复发作可能是有益处的。甚至有学者建议扁桃体切除。建议根据 IgAN 同时合并上呼吸道感染等黏膜感染的患者的具体情况予 1～2 周的抗生素治疗，当然避免使用肾毒性药物。

（三）控制高血压

对于 IgAN 患者来说，高血压和肾病是互相影响的，互为疾病进展加重因果，因而控制高血压是非常必要的。尿蛋白在 1g/24h 以下时，目标血压要控制在 130/80mmHg 以下，尿蛋白大于 1g/24h，目标血压要控制在 125/75mmHg 以下。首选 ACEI 或者 ARB，如果仍不能控制血压至目标值，可以加用 CCB、利尿剂、β 受体阻滞剂或中枢降压药等联合治疗。应用降压药的同时适当限制钠盐的摄入。

（四）急性肾小管坏死

因肉眼血尿红细胞管型阻塞所致的急性肾小管坏死，以支持治疗为主，控制血压、必要时透析治疗支持。患者的肾功能常可恢复至治疗前水平。

（五）IgAN 终末期肾衰竭治疗

行肾脏替代治疗（腹膜透析、血液透析或肾移植），同时治疗慢性肾衰竭的各种并发症。

（六）减少尿蛋白

患者尿蛋白的多少、有无肾功能受损及肾脏病理改变为选择治疗方案的主要依据。

1. 糖皮质激素

多项研究发现激素治疗对不同病理分级的 IgAN 患者都是有效的，可以降低尿蛋白、保护肾功能，短期（6 个月）治疗也能够使患者长期受益。如能早期进行激素干预，肾小球的活动病变可能逆转。

2. 激素联合细胞毒性药物

还有研究发现激素加细胞毒性药物的治疗，可明显延缓进展性 IgAN 以急性炎症为主的肾功能的进展和降低尿蛋白、改善病理损伤。但进展性 IgAN 病理以急性炎症为主的此类患者在激素治疗的基础上是否需要联合细胞毒性药物治疗，以及使用何种细胞毒性药物，目前还无共识。另有研究发现，免疫抑制剂对于进展性以慢性病变为主的 IgAN 患者的肾功能也有保护作用，但副作用明显，应当慎重考虑是否使用。

3. 对于特殊类型 IgAN——血管炎和新月体性 IgAN 的治疗

应按照新月体性肾炎强化免疫治疗。

4. 免疫抑制剂

环磷酰胺、硫唑嘌呤较早地被应用于治疗 IgAN，环孢素也被应用，发现能降低患者尿蛋白。但对肾功能会有损害，目前吗替麦考酚酯在 IgAN 的治疗中也存在争议，还有专家发现羟氯喹有效。

5. ACEI/ARB

一部分研究显示，ACEI 或 ARB 能够减少尿蛋白且具有剂量依赖性。对于 IgAN 慢性肾功能不全轻症的患者，ACEI 或 ARB 也有减少尿蛋白和延缓肾功能进展的作用。

6. 其他治疗方法

有研究发现慢性肾衰竭的 IgAN 患者应用抗凝、抗血小板聚集药物双嘧达莫和低剂量华法林治疗可以稳定肾功能，但样本量小。

(1) 扁桃体切除：有研究显示扁桃体可能是血清异常 IgA1 的来源之一，扁桃体的切除可能减少异常的 IgA1 的产生。大多数资料显示扁桃体切除后可以减少血尿、蛋白尿，但是否能保护肾功能还存在争议。

(2) 鱼油：有荟萃分析显示鱼油治疗 IgAN 有部分保护肾功能的作用。但样本不足。

(七) IgAN 的治疗建议

IgAN 是一种慢性进展性疾病，治疗原则推荐如下。

1. 低危组

尿蛋白小于 1g/24h 且肾功能正常时，ACEI/ARB 可以作为 IgAN 的首选治疗；若仍不能控制尿蛋白或者出现肾功能进展，可考虑加用激素或细胞毒类药物。

2. 相对高危组

尿蛋白定量在 1 ~ 3.5g/24h、肾功能正常、病理分级为轻至中度的患者，在 ACEI/ARB 的基础上加用激素治疗能更好地减少尿蛋白和保护肾功能，病理类型相对严重的患者获益更多。NS 且病理类型轻的患者首选激素治疗临床缓解率较高。

3. 进展性 IgAN

病理以活动性病变为主且 CR 小于 250μmol/L 的患者用激素加细胞毒类药物治疗可以延缓终末期肾病的发生；病理以慢性病变为主的患者应用激素或细胞毒类药物治疗可能会延缓肾功能进展的速度，但此时要密切观察副作用的发生以权衡利弊。

4. 血管炎和新月体性 IgAN

激素加细胞毒类药物可改善病理、稳定肾功能。有的需要强化免疫抑制治疗。

第四节　糖尿病肾病

糖尿病 (diabetes mellitus，DM) 是由多种病因引起的以慢性高血糖为特征的代谢性疾病，其高血糖主要由胰岛素分泌障碍和 (或) 产生胰岛素抵抗所致。糖尿病肾病 (diabetic nephropathy，DN) 是糖尿病微血管病变导致肾小球硬化的一种疾病，是糖尿病的主要死亡原因之一。

一、病因和发病机制

迄今为止，DN 发生发展的机制尚未完全明了，但公认由胰岛素代谢障碍导致的长期高血糖是发生的最关键原因。高血糖造成肾脏血流动力学改变、糖代谢异常所致的一系列后果以及与遗传因素相互作用是造成肾脏病变的基础，众多生长因子、细胞因子被激活则是病变形成的直接机制。

二、病理

光镜下，早期可见肾小球肥大，基底膜轻度增厚，系膜轻度增生。随着病情进展，基底膜弥漫增厚，基质及系膜细胞增生，形成典型的 K-W(Kimmelstiel-Wilson) 结节。同时可见内皮下纤维蛋白帽、球囊滴、小动脉透明样变、肾小管萎缩、近端肾小管上皮细胞空泡变性、肾乳头坏死及间质炎症细胞浸润等。

免疫荧光可见沿肾小球毛细血管祥、肾小管和肾小球基底膜弥漫的线状 IgG 沉积，伴有 IgM、C3 等沉积。系膜区及 K-W 结节中罕见 IgG、IgM 或 C3 沉积。

电镜下，早期肾小球基底膜不规则增厚，系膜区扩大，基质增多，晚期则形成结节状，这与光镜下所见 K-W 结节吻合，渗出性病灶可见细微颗粒状电子致密物，还可见足突融合等。

三、临床表现

(一) 症状

1. 蛋白尿

早期 DN 无临床蛋白尿，只有用敏感方法才能检测出微量蛋白尿。临床 DN 早期唯一的表现为蛋白尿，蛋白尿从间歇性逐渐发展为持续性。

2. 水肿

DN 早期一般没有水肿，少数患者在血浆蛋白降低前，可有轻度水肿。若出现大量蛋白尿，血浆蛋白低下，水肿加重，多为疾病进展至晚期表现。

3. 高血压

在无肾病的 1 型糖尿病 (T1DM) 患者中高血压患病率较正常人并不增加，2 型糖尿病 (T2DM) 患者伴高血压者较多，但出现蛋白尿时高血压的比例也升高，在有 NS 时患者伴有高血压，此高血压大多为中度，少数为重度。

4. 肾衰竭

DN 进展快慢有很大的差异。有的患者轻度蛋白尿可持续多年，但肾功能正常，有的患者尿蛋白很少，可快速发展出现 NS，肾功能逐渐恶化，最终出现尿毒症。

5. 贫血

有明显氮质血症的患者，可有轻度的贫血。

6. 其他脏器并发症表现

(1) 心血管病变：如心力衰竭、心肌梗死。

(2) 神经病变：如周围神经病变。

(3) 自主神经病变：累及自主神经时可出现神经源性膀胱。

(4) 视网膜病变：DN 严重时几乎 100％合并视网膜病变，但有严重视网膜病变者不一定有明显的肾脏病变。当 DN 进展时，视网膜病变常加速恶化。

(二) 分期分级

无论是 T1DM 还是 T2DM，30％～40％的患者可出现肾脏损害，而 T2DM 中约 5％的患者在诊断为糖尿病的同时就已存在糖尿病肾脏损害，当 DN 的诊断确立后，要进行 DN 的分期诊断，Mogensen 根据 T1DM 的病程及病理生理演变过程将 DN 改变分为 5 期，轻重与肾小球硬化呈正相关。

1. Ⅰ期

这一期主要以 GFR 增高和肾体积增大为特征。这种初期的病变与患有高血糖的水平是一致的，但是可逆的，经过医院给予的胰岛素治疗可得以恢复，这一期没有病理组织学的损害，此期又被称作肾小球高滤过期。

2. Ⅱ期

该期患者的尿白蛋白排泄率 (UAER) 已呈现正常 (< 20μg/min 或 < 30mg/24h) 但肾小球已出现结构上的改变。运动后 UAER 增高组可恢复。肾小球基底膜 (GBM) 开始增厚，系膜基质开始增加，GFR 多高于正常范围并与血糖水平呈现一致，GFR > 150mL/(min·1.73m^2) 的患者的 HbA1c 常 > 9.5％。GFR < 150mL/(min·1.73m^2) 和 UAER > 30μg/min 的患者更易发展为临床肾病。DM 肾受累Ⅰ、Ⅱ期患者血压多正常，此期又称做正常蛋白尿期。

3. Ⅲ期

此期又称作早期 DN。患者 UAER 为 20 ～ 200μg/min，患者的血压出现轻度的升高趋势，开始出现肾小球的功能减退。

4. Ⅳ期

是临床上的 DN 或显性的 DN。这一期的特点是患者开始出现大量的白蛋白尿 (每日大于 3.5g)、水肿和高血压。DN 患者的水肿开始变得比较严重，对利尿药反应差。

5. Ⅴ期

即为终末期肾功能衰竭期。DM 患者一旦出现持续性尿蛋白就有可能发展为 DN，由于肾小球基底膜广泛增厚，肾小球毛细血管腔进行性狭窄和更多的肾小球坏退，肾脏滤过功能进行性下降，导致肾功能衰竭。

根据临床与病理过程，Mogensen 将 DN 分期简要概括如表 7-1 所示。

表 7-1　DN 分期

分期	表现
Ⅰ期	肾小球肥大，呈高滤过状态，GFR 升高，无肾脏病理组织学改变
Ⅱ期	间歇性微量白蛋白尿期，尿蛋白排泄率正常或运动后增高，肾脏病理可有肾小球基底膜增厚和系膜扩张；需排除其他因素引起的尿白蛋白排泄一过性增加
Ⅲ期	持续性微量白蛋白尿期，GFR 正常，病变仍为可逆性
Ⅳ期	显性蛋白尿期，尿常规检查尿蛋白水平从＋～＋＋＋＋，可多达肾病范围的蛋白尿，GFR 下降，病理上有典型的弥漫性肾小球硬化改变
Ⅴ期	肾功能衰竭期，尿蛋白排泄可减少，肾功能异常

2010 年，肾脏病理学会研究委员会首次提出了 DN 病理分级标准，在 T_1DM 和 T_2DM 患者中均适用，肾小球损伤分级见表 7-2。

表 7-2　肾小球损伤分级

分级	表现
Ⅰ级	肾小球基底膜增厚
Ⅱa 级	轻度系膜增生
Ⅱb 级	重度系膜增生
Ⅲ级	一个以上结节性硬化 (K-W 结节)
Ⅳ级	弥漫性肾小球硬化

四、诊断

(一) 筛查

(1) 对于 T_1DM 病程 ≥ 5 年及 T_2DM 患者，从诊断开始，每年检查 UAER 或 UACR。

(2) 对于所有成年糖尿病患者，每年检测血肌酐，评估 GFR 和对 CKD 进行分期。

(二) 诊断

糖尿病患者中出现下列任何 1 项，就可以考虑是 DN。

(1) 大量的白蛋白尿。

(2) 糖尿病视网膜病变基础上伴微量白蛋白尿。

(3) 病程 10 年以上的糖尿病患者出现微量白蛋白尿，必要时肾活检明确诊断，肾脏病理被认为是诊断 DN 的金标准。

DN 诊断标准如表 7-3 所示，诊断 DN 时要排除非 DN，鉴别困难时需肾脏穿刺病理检查来鉴别。

表 7-3　DN 诊断标准

美国肾脏病基金会标准	大部分糖尿病患者中，出现以下任何 1 条考虑 DN
	1. 大量或显性尿白蛋白
	2. 糖尿病视网膜病变伴微量白蛋白尿
	3.10 年以上糖尿病病程的 TIDM 中出现微量白蛋白尿
中华医学会糖尿病学分会微血管并发症学组建议	大部分糖尿病患者中，出现以下任何 1 条考虑 DN
	1. 大量或显性尿白蛋白
	2. 糖尿病视网膜病变伴任何一期 CKD
	3.10 年以上糖尿病病程的 TIDM 中出现微量白蛋白尿

五、鉴别诊断

(一) 糖尿病合并原发性肾小球肾炎

糖尿病可与原发性肾小球肾炎并存，有报道多合并 IgAN，易误诊为 DN，糖尿病患者在病情稳定，血糖控制良好等情况下，出现尿中红细胞增多，大量蛋白尿，或者出现血肌酐飞速增高，以及肾脏体积变小，或无糖尿病视网膜病变，就要考虑糖尿病合并慢性肾炎可能，这种情况下如何鉴别，往往依赖于肾穿刺活检术，肾活检可以看到明显的糖尿病典型的 K-W 结节。

(二) 糖尿病合并继发性肾炎

糖尿病常与继发性肾炎相并存，而误诊为 DN，但后者常有继发性肾炎的临床表现及实验室检查，如糖尿病合并狼疮性肾炎及其他自身免疫病及淀粉样变性等，可有相关的免疫学指标异常及全身多系统的表现，必要时进行肾活检病理诊断。

(三) 糖尿病酮症酸中毒及糖尿病伴有心力衰竭

可出现一过性蛋白尿，代谢紊乱或心力衰竭纠正后尿蛋白消失。

(四) 泌尿系感染

细菌为主，同时伴有尿路刺激症状尿频、尿急、尿痛，腰痛，感染控制后尿蛋白可减少或消失。

(五) 高血压性肾病

糖尿病合并高血压的患者可以出现蛋白尿、少量血尿。肾功能进行性减退，需与 DN 鉴别，高血压性肾病又称高血压肾小动脉硬化，常伴有动脉硬化性视网膜病变，缺乏糖尿病视网膜病变典型表现，同时伴有左室肥厚、冠心病、心力衰竭、脑动脉硬化、脑血管意外等，肾活检表现肾小动脉硬化，肾小球缺血，无典型的 K-W 结节。

六、治疗

将血糖控制在接近正常的水平是防止 DN 的发生和延缓 DN 发展的最为重要的治疗措施，美国"糖尿病控制与合并症实验研究"(DCCT 试验) 的结果表明，强化胰岛素治疗使血糖长期控制在接近正常水平能够减少 T1DM 患者 DN 的发生率和延缓其进展。"英国前瞻性糖尿病研究"(UKPDS 试验) 显示，长期严格控制血糖，可减少 T_2DM 患者 DN 的发生。因而，血糖的控制是防治糖尿病发生和发展的基础，故对 DN 的基础治疗仍是积极控制糖尿病。

(一) 一般治疗

1. 生活方式

生活方式干预还包括低盐低脂低蛋白饮食、运动、戒烟、限制饮酒、控制体重、进行体育锻炼等，长期规律的、合理的运动可减轻体重，改善脂质代谢，控制血糖、血压，提高生活质量，有利于减缓 DN 进展，保护肾功能；吸烟是糖尿病患者白蛋白尿及肾功能进展的危险因素，戒烟或减少吸烟是糖尿病患者预防或控制进展的重要措施，对于肥胖或超重的 T_2DM 患者，建议通过饮食、运动合理减轻体重。明显水肿，蛋白尿、高血压者，宜卧床休息，禁用肾毒性药物。

2. 医学营养治疗

(1) 总热量：在保证胰岛素的情况下可适当增加糖类，每日摄入的总热量应使患者维持或接近理想体重，肥胖者可适当减少热量，消瘦者可适当增加热量。每日饮食应该根据自己身体所需的热量。可以选择一些热量高而蛋白质含量低的主食类食物，如土豆、藕粉、粉丝、芋头、白薯、山药、南瓜、菱角粉、荸荠粉等，膳食总热量达到标准范围。透析后因病情改善，饮食的总热量和蛋白质量应比透析前适当增加。

(2) 蛋白质、氨基酸摄入：对于非透析 DN 患者，因为糖尿病患者肾功能下降、尿白蛋白增加，目前主张在 DN 的早期即应限制蛋白质的摄入，摄入量大约应为 0.6～0.8g/(kg·d)，因此肾病患者应避免高蛋白饮食，控制蛋白质每日摄入量，进行优质低蛋白质饮食。所谓优质，牛奶蛋白是最好的，其次是禽蛋蛋白，再其次是鱼类蛋白、瘦肉蛋白，植物蛋白不易吸收为劣质蛋白，比如豆制品，日常的馒头、米饭所含的蛋白，应该限制，其会增加肾脏负担。对透析患者，透析后常伴有蛋白能量消耗增加，食欲增加，适当增加蛋白质摄入有利于保存肌肉容量及功能。透析后饮食中蛋白质量按每日 1～1.2g/kg 体重供给，每日可食鸡蛋 2 个，牛奶 500mL，适量的鱼类、瘦肉等为佳，尽可能多摄入必需氨基酸，也可以口服 α- 酮酸来代替部分必需氨基酸。

(3) 钠、钾摄入：对于 DN 患者来讲，高盐摄入可升高血压及尿蛋白，增加心脑血管疾病及全因死亡的风险，应该控制盐的摄入量，对于水肿或尿量减少的患者尤为重要，限制盐摄入 (≤ 6g/d) 可降低血压和尿蛋白，并可加强肾素－血管紧张素系统 (renin-angiotensin system，RAS) 抑制剂的肾脏保护作用，因此，推荐 DN 患者盐的摄入少于 6g/d，但不应低于 3g/d。对于合并高钾血症的患者，还需要限制钾盐摄入。DN 由于肾功能减退，肾脏对钾的排泄功能降低，易出现高钾血症，一旦出现，将诱发心律失常，甚至危及生命，所以，应限制含钾饮料、含钾水果的摄入，如橘子、香蕉等，每日应低于 1500 ～ 2000mg，如有呕吐、腹泻等失液体情况，可适量增加钠、钾摄入，故饮食中钠、钾的摄入需个体化，根据患者是否有并发症、药物情况等调整，此外，蛋白质中含有丰富的钾，控制蛋白质摄入在一定程度上也利于限钾。

(4) 维生素摄入：摄入充足维生素、微量元素。特别是维生素 B、维生素 C 和锌、钙、铁等，可对肾脏起保护作用，如维生素 D、维生素 C、维生素 E，所以多吃玉米等粗粮以及蔬菜、水果等有益。

(5) 钙、磷摄入：DN 饮食还应注意高钙低磷，肾脏损害时，磷的排泄会减少，导致血磷升高，影响钙的吸收。血中钙的浓度降低，理想的膳食应该是提高钙含量，尽量降低磷含量。高钙的东西往往也高磷，如动物内脏、排骨、虾皮等，不宜多吃。而低蛋白饮食本身就降低了磷的摄入，有利于治疗。透析后饮食中应补充富含铁及维生素 C 的食物，除低磷饮食外，还可加用氢氧化铝，以降低磷的吸收。透析时大量维生素丢失，应给予足量维生素 B 和维生素 C。

(6) 脂肪摄入：患者应该减少脂肪的摄入量，现在的研究已证明低蛋白、低胆固醇、不饱和脂肪酸饮食对保护肾功能非常重要，尤其是对于 DN 晚期的患者，橄榄油、花生油中含有较丰富的单不饱和脂肪酸，也可以作为能量的来源。

(7) 水的摄入：掌握患者液体出入平衡也很重要。当然 DN 患者透析治疗后，能出现少尿甚至无尿，严格限制水分的摄入，一般每日入液量为前一日的排尿量加上 500mL 为宜，因此患者还需了解食物的含水量，量出为入，保持干体重。当患者合并发热、呕吐、腹泻等丢失液体时，应适当补充液体。

(二) 控制血糖

高血糖是导致 DN 的主要因素，美国 DCCT 试验和 UKPDS 试验结果均表明严格控制高血糖能够降低 DN 的发生。根据世界卫生组织的标准，空腹血糖的正常范围是 3.9 ～ 6.1mmol/L，餐后 2 小时血糖正常范围是 6.1 ～ 7.8mmol/L。对糖尿病患者来说，血糖偏高还会对分泌胰岛素的 β 细胞产生毒性，导致 β 细胞分泌胰岛素的功能进一步衰退，减低胰岛素分泌，血糖进一步升高，很快变成严重的糖尿病。

1. 血糖控制目标及药物选择原则

DN 患者血糖控制应遵循个体化原则。血糖控制目标：HbA1c ≤ 7%。GFR < 60mL/(min·1.73m^2) 的 DN 患者 HbA1c ≤ 8%。对老年患者，HbA1c 控制目标可适当放宽至 8.5%。合理的血糖控制可延缓糖尿病患者蛋白尿、肾功能减退的发生和进展。在降糖药的选择中也需权衡利弊，选用有利于控制并发症或不加重并发症的抗高血糖药物。

2. 抗高血糖药物

抗高血糖药物包括双胍类、磺脲类、α- 糖苷酶抑制剂、噻唑烷二酮类 (TZD)、胰高血糖素样肽 -1(GLP-1) 受体激动剂、二肽基肽酶Ⅳ (dipeptidy1 peptidase Ⅳ, DPP-4) 抑制剂、钠 - 葡萄糖共转运蛋白 2(SGLT2) 抑制剂以及胰岛素等。

(1) 双胍类：双胍类药物是 T_2DM 控制血糖的首选药物 (如二甲双胍)，肾功能不全时，二甲双胍可能在体内蓄积，甚至引起乳酸性酸中毒。临床上需根据患者 GFR 水平决定二甲双胍是否使用以及用药剂量。

(2) 磺脲类：大部分磺脲类药物 (如格列美脲、格列齐特、格列吡嗪等) 由肝代谢，原形及代谢物主要经肾排泄，因此在肾功能受损的患者中可能蓄积。由于磺脲类药物促进胰岛素分泌，GFR 下降患者接受磺脲类药物治疗的低血糖风险增加，应加强血糖监测。

(3) α- 糖苷酶抑制剂：α- 糖苷酶抑制剂 (如阿卡波糖、米格列醇、伏格列波糖等) 口服后被胃肠吸收不到 1%，故一般认为对肾功能无影响。但随着肾功能降低，α- 糖苷酶抑制剂及其代谢产物的血药浓度显著增加，GFR $<$ 25mL/(min·1.73m^2) 的患者应禁用阿卡波糖，GFR $<$ 30mL/(min·1.73m^2) 的患者慎用伏格列波糖。

(4) 噻唑烷二酮类：噻唑烷二酮类药物 (如吡格列酮和罗格列酮) 主要经过肝代谢，大部分吡格列酮经胆汁由粪便清除。罗格列酮可被完全代谢，无原形药物从尿中排出，其代谢产物主要从尿液 (64%)、粪便 (23%) 排出，肾功能下降的患者无需调整剂量。严重肾功能障碍者应禁用吡格列酮。

(5) GLP-1 受体激动剂：GLP-1 受体激动剂包括利拉鲁肽、艾塞那肽、利司那肽等。利拉鲁肽代谢产物可通过尿液或粪便排泄；艾塞那肽经蛋白水解酶降解后，主要通过肾小球滤过消除；利司那肽通过肾小球滤过清除，然后经过肾小管重吸收及后续的代谢降解，产生更小的肽和氨基酸，再次进入蛋白质代谢过程。这类药物均可应用于 CKD1 ～ 3 期患者，终末期肾病患者不建议使用。

(6) DPP-4 抑制剂：DDP-4 抑制剂包括利格列汀、西格列汀、沙格列汀、维格列汀以及阿格列汀等。利格列汀主要以原形通过肠肝系统排泄，肾排泄低于给药剂量的 5%，因此使用不受肾功能降低的影响，用于 CKD1 ～ 5 期的患者均无需调整剂量。西格列汀主要以原形从尿中排泄，GFR $>$ 50mL/(min·1.73m^2) 不需要调整剂量，GFR 在 30 ～ 50mL/(min·1.73m^2) 之间剂量减半，GFR $<$ 30mL/(min·1.73m^2) 减为 1/4 剂量。沙格列汀在肝脏代谢，通过肾和肝排泄，GFR $<$ 45mL/(min·1.73m^2) 剂量减半。维格列汀代谢后约 85% 通过尿液排泄，中度或重度肾功能不全患者中剂量减半。阿格列汀主要以原形通过尿液排泄，中度肾功能受损患者剂量减半，重度患者使用 1/4 剂量。有研究显示 DPP-4 抑制剂可能具有降低尿白蛋白的作用。

(7) SGLT2 抑制剂：SGLT2 抑制剂包括达格列净、恩格列净和卡格列净等。达格列净及相关代谢产物主要经肾脏清除，一般 GFR $<$ 60mL/(min·1.73m^2) 时不推荐使用，但有研究显示 GFR 在 45 ～ 60mL/(min·1.73m^2) 时使用达格列净是安全有效的。恩格列净主要

经粪便 (41.2％) 和尿液 (54.4％) 消除，GFR ＜ 45mL/(min·1.73m^2) 时禁用。卡格列净主要经粪便 (51.7％) 和经尿液 (33％) 排泄，GFR 在 45 ～ 60mL/(min·1.73m^2) 时限制使用剂量，为每日 100mg，GFR ＜ 45mL/(min·1.73m^2) 的患者不建议使用。SGLT2 抑制剂的降糖作用随肾功能减退而下降，直至无明显疗效。应注意的是，SGLT2 抑制剂可能增加尿路及生殖道感染风险，患者应适量增加饮水，保持外阴清洁。

(8) 胰岛素：没有确凿证据表明胰岛素治疗有降糖之外的肾脏获益，胰岛素治疗的目的是改善血糖控制。在 DN 的早期阶段，由于胰岛素抵抗增加，胰岛素需求可能增加。对于中晚期 DN 患者，肾脏对胰岛素的清除减少，胰岛素需求量可能下降。对于老年中晚期 DN 患者应尽量预防低血糖发生。

(三) 控制血压、降低蛋白尿

高血压是加速 DN 进展的重要因素，也是决定患者心血管病预后的主要风险因素。

1. 血压控制目标

DN 伴有蛋白尿的患者，血压应控制在 130/80mmHg 以下，但舒张压不宜低于 70mmHg，老年患者舒张压不宜低于 60mmHg。

2. 降压药物选择

(1) ACEI/ARB：对糖尿病伴高血压且 UACR ＞ 300mg/g 或 GFR ＜ 60mL/(min·1.73m^2) 的患者，强烈推荐 ACEI 或 ARB 类药物治疗 (如贝那普利、坎地沙坦)，不伴高血压，无白蛋白尿且 GFR 正常的糖尿病患者，不推荐使用 ACEI 或 ARB 类药物等进行预防。ACEI/ARB 禁用于伴有双侧肾动脉狭窄的患者。

(2) 利尿剂：氢氯噻嗪对中重度肾功能损害患者的效果较差，GFR ＜ 30mL/(min·1.73m^2) 的 DN 患者应慎用；呋塞米在肾功能中重度受损时仍可使用，必要时加大剂量。盐皮质激素受体拮抗剂 (mineralocorticoid receptor antagonist，MRA) 也有利尿作用，常用的 MRA 为螺内酯和依普利酮。用药期间应监测血钾，防止发生高血钾，因利尿剂影响糖代谢故应慎重使用。

(3) CCB：CCB(如苯磺酸氨氯地平、硝苯地平缓释片等) 是一类无绝对肾脏禁忌证的降压药物。在肾功能受损时，长效 CCB 无需减少剂量。

(4) 其他种类降压药物：β 受体阻滞剂常用药包括美托洛尔和比索洛尔等，肾功能异常对美托洛尔的清除率无明显影响，DN 患者无需调整剂量，但比索洛尔从肾脏和肝脏清除的比例相同，GFR ＜ 20mL/(min·1.73m^2) 时每日剂量不得超过 10mg。α 受体阻滞剂多在肝脏代谢，由粪便排出，少部分经尿液排泄，故肾功能损伤患者大多无需改变剂量。

(四) 纠正脂质代谢紊乱

研究发现，降血脂不仅可以减少蛋白尿，延缓 DN 的进程，还可以大大降低心血管病的发生率，良好的血脂管理可改善 DN 患者预后。

1. 血脂控制目标值

进行调脂治疗时，推荐 LDL-C 作为首要目标，非 HDL-C 作为次要目标。DN 患者血脂治疗目标为：有动脉粥样硬化性心血管疾病病史或 $GFR < 60mL/(min\cdot1.73m^2)$ 等极高危患者 LDL-C 水平小于 1.8mmol/L，其他患者应小于 2.6mmol/L。

2. 降脂药物

(1) 他汀类药物：研究显示，他汀类药物对肾功能无不良影响，在患者可耐受的前提下，推荐 DN 患者接受他汀类药物治疗。常用的他汀类药物包括阿托伐他汀、辛伐他汀、氟伐他汀、瑞舒伐他汀和普伐他汀等。当 DN 患者处于 CKD1 ~ 3 期时，他汀类药物的使用无需减量；处于 CKD4 ~ 5 期，阿托伐他汀可无需减量，辛伐他汀应减量使用，而氟伐他汀、瑞舒伐他汀、普伐他汀均应谨慎使用；不推荐未使用他汀类药物的透析患者开始他汀类药物治疗，但已开始他汀类药物治疗的透析患者可继续使用，除非出现副作用。DN 易发生他汀类药物相关肌病，故应避免大剂量应用。

(2) 其他调脂药物：他汀类药物治疗不能达标时，可联合应用依折麦布、前蛋白转化酶枯草溶菌素 -9 抑制剂等。因贝特类药物会增加 DN 患者肌炎、横纹肌溶解和肝脏损害风险，故仅推荐应用于严重的高甘油三酯血症 (甘油三酯＞ 5.7mmol/L)，另有研究显示，烟酸类药物对改善肾脏预后无明显作用，因此不推荐他汀类和烟酸类药物联合治疗。

（五）透析治疗和肾移植

一旦 $GFR < 15mL/(min\cdot1.73m^2)$，可考虑腹膜透析、血液透析等替代治疗，有肾移植条件者应进行肾移植，或胰肾联合移植。

（六）其他防治措施

慎用或避免使用具有肾毒性的药物，如非甾体抗炎药、含马兜铃酸的中草药、造影剂等，预防感染，避免 ACEI、ARB、利尿剂等药物引起的急性肾损伤，从而进一步加重肾损害。

第五节 狼疮性肾炎

狼疮性肾炎 (lupus nephritis，LN) 是系统性红斑狼疮最常见、最重要的并发症，是在系统性红斑狼疮的基础上合并肾脏不同病理类型的免疫性损害，同时伴有明显肾脏损害的临床表现的一种疾病。而系统性红斑狼疮是一种多系统损害的慢性系统性自身免疫病，其血清内有大量不同的自身抗体，以抗核抗体为主。LN 在我国发病率高，是我国最常见的继发性肾小球疾病之一，也是导致系统性红斑狼疮患者死亡的主要原因。LN 好发于育龄期女性，不同种族中发病率存在显著差异，其临床表现多样化，病情轻重不一，对治疗的反应及预后差异性大。

一、病因及发病机制

体内循环中以抗 dsDNA 为主的抗体与相应抗原结合后形成免疫复合物，沉积于肾小球，或 dsDNA 等抗原先与肾小球基底膜结合，再与相应抗体结合，形成免疫复合物，两种途径均可引起炎症反应，在炎症细胞、炎症介质等参与下引发 LN。

二、病理

(一) 病理分型

因 LN 不同病理类型治疗方案不同，故需行肾活检术以明确病理类型，指导治疗，判断预后，根据 2003 年国际肾脏病学会 / 肾脏病理学会之修定，具体分型如下。

1. Ⅰ型 (轻微系膜病变型 LN)

光镜下肾小球形态正常，但免疫荧光可见系膜区免疫复合物沉积。

2. Ⅱ型 (系膜增生性 LN)

光镜下可见不同程度的系膜细胞增生或系膜基质增多，伴系膜区免疫复合物沉积，电镜或免疫荧光检查除系膜区沉积物外，可存在很少量、孤立的上皮侧或内皮下沉积物。

3. Ⅲ型 (局灶性 LN)

病变范围 < 50% 的肾小球 (局灶)，可表现为活动或非活动性、节段性或球性、毛细血管内或毛细血管外增生，通常伴有节段内皮下沉积物，伴或不伴系膜增生性病变。

Ⅲ (A)：活动性病变 —— 局灶增生性 LN。

Ⅲ (A/C)：活动和慢性化病变并存 —— 局灶增生伴硬化性 LN。

Ⅲ (C)：慢性非活动性病变伴肾小球瘢痕形成 —— 局灶硬化性 LN。

4. Ⅳ型 (弥漫性 LN)

受累的肾小球 ≥ 50%，病变可表现为活动或非活动性、节段性或球性、毛细血管内或毛细血管外增生，通常伴弥漫内皮下沉积物，伴或不伴系膜增生性病变，肾小球的病变又分为节段性 (S)(指病变范围不超过单个肾小球的 50%) 和球性 (G)(指病变范围超过单个肾小球的 50%)。当 50% 以上受累的肾小球为节段性病变时，称弥漫节段 LN(Ⅳ -S)，当 50% 以上受累肾小球表现为球性病变时，称弥漫球性 LN(Ⅳ -G)，此型还包括弥漫性"白金耳"但不伴明显肾小球增生性病变者。

Ⅳ -S(A)：活动性病变 —— 弥漫节段增生性 LN。

Ⅳ -G(A)：活动性病变 —— 弥漫球性增生性 LN。

Ⅳ -S(A/C)：活动和慢性病变并存 —— 弥漫节段增生伴硬化性 LN。

Ⅳ -G(A/C)：活动和慢性病变并存 —— 弥漫球性增生性硬化性 LN。

Ⅳ -S(C)：慢性非活动性病变伴瘢痕形成 —— 弥漫节段硬化性 LN。

Ⅳ -G(C)：慢性非活动性病变伴瘢痕形成 —— 弥漫球性硬化性 LN。

5. V型 (膜性狼疮肾炎)

光镜、免疫荧光或电镜检查可见大部分肾小球存在弥漫或节段上皮侧免疫复合物沉积，伴或不伴系膜病变，V型狼疮肾炎合并Ⅲ型或Ⅳ型病变，需同时诊断V＋Ⅲ型或V＋Ⅳ型。V型可存在节段或球性肾小球硬化 (但非肾小球毛细血管袢坏死或新月体导致的肾小球瘢痕)。

6. Ⅵ型 (终末期硬化性 LN)

Ⅵ型指 90% 以上肾小球球性硬化，无活动性病变。

以上 6 型，预后依次由好到差。评判肾脏病理活动性病变的指标：

(1) 细胞增生。

(2) 细胞浸润。

(3) 纤维素样坏死、核破裂。

(4) 细胞性新月体。

(5) 透明血栓，白金耳。

(6) 肾小管间质单核细胞浸润。

慢性病变的指标：

(1) 肾小球硬化。

(2) 纤维素性新月体。

(3) 间质纤维化。

(4) 肾小管萎缩。若肾组织以活动性病变为主，慢性病变较少，常对免疫抑制治疗反应好，预后也较好，反之，治疗反应及预后也较差。

(二) 免疫荧光

免疫荧光检查表现通常为以 IgG 为主的沉积，同时伴有 C4、C1q 及 C3 沉积。"满堂亮"就是 IgG、IgA、IgM、C3、C4、C1q 染色均为阳性的表现，对 LN 诊断有重要意义，而且免疫复合物在肾小管 - 间质沉积也是其特点之一，各型均可见此表现。

(三) 电镜

大多数肾小球的电子致密沉积物为颗粒状，少数可表现为指纹状、结晶、发夹样结构等，还经常可见管状包涵体。肾小管间质及血管也常受累，伴有此损害者往往肾功能损害较重，对治疗反应差，预后也差。

(四) 肾脏病理指数

因病理有活动性和慢性之分，所以在区分病理类型的同时，还要评估肾组织的活动指数 (AI) 和慢性指数 (CI) 以指导治疗、判断预后。AI 越高，说明肾脏活动性越明显，是积极给予免疫抑制剂治疗的一个指征，CI 高低则是决定病变的可逆程度与远期肾功能的一个指标。

三、临床表现

(一)症状和体征

1. 肾脏表现

临床表现差异大，最初出现尿异常，可为无症状蛋白尿和（或）血尿、高血压，也可表现为 NS、急性肾炎综合征或急进性肾炎综合征，随着病程发展晚期可进展至尿毒症。蛋白尿为最常见的临床表现，其次为镜下血尿，但肉眼血尿少见，部分患者尿中还有白细胞和管型，少数患者出现肾小管功能障碍导致的肾小管性酸中毒及钾离子代谢紊乱。尿中红细胞、白细胞、管型的多少在一定程度上反映肾脏病变的活动性。

2. 肾外表现

(1) 全身症状：可有乏力、周身不适、发热、食欲缺乏、消瘦等症状。

(2) 皮肤黏膜：大多数患者会出现皮疹，常见的有颊部蝶形红斑、盘状红斑、光敏感、网状青斑、口腔溃疡、脱发、雷诺现象等。

(3) 浆膜炎：如胸腔积液、心包积液。

(4) 肌肉骨骼：关节痛是最常见的症状，部分可出现肌痛、肌炎。

(5) 心血管：以心包炎最常见，其他可有心肌损害、心律失常、心力衰竭等。

(6) 肺：间质性病变、肺动脉高压、肺血管炎。

(7) 神经系统：累及脑为多见，且一旦有此表现均提示病情活动，可表现为头痛、呕吐、癫痫、性格改变、意识障碍、偏瘫、妄想、幻觉、舞蹈病、脑血管意外、昏迷等。

(8) 消化系统：食欲减退、腹痛、腹水、肝酶升高、呕吐、腹泻等，往往以上症状是病情发作或活动的信号。

(9) 血液系统：贫血、白细胞或血小板减少、淋巴结肿大等。

(10) 其他：习惯性自发性流产、口干、眼干、视网膜血管炎等。

(二)实验室检查

1. 一般检查

血常规异常及血沉增快等。血常规异常可有贫血，为正细胞正色素性贫血，其他还可见白细胞减少、血小板减少或全血细胞减少，也可出现溶血性贫血。

2. 自身抗体

抗核抗体是系统性红斑狼疮的特征性抗体，阳性率高达 98%，抗 dsDNA 抗体阳性率为 40%～90%，此抗体高滴度是病情活动的标志，抗 Sm 抗体阳性率为 20%～76%。

3. 补体

补体 C3、C4 低下，C3 下降是狼疮活动的指标之一。

4. 狼疮带试验

狼疮的阳性率约为 50%，阳性代表狼疮活动性。

5. 尿常规

可表现为单纯蛋白尿，也可见血尿、白细胞、红细胞、管型等。

6. 肾功能

肾功能正常或下降。

四、诊断

首先必须符合系统性红斑狼疮的诊断，在此基础上出现蛋白尿、血尿、管型尿、白细胞尿或肾功能减退时即可诊断。临床上育龄期女性患者出现多系统（皮肤黏膜、浆膜、肌肉骨骼、心肺、神经、消化、血液系统等）损害，并出现自身抗体异常，都应高度考虑系统性红斑狼疮，目前采用的系统性红斑狼疮诊断标准是由美国风湿病学会拟定的，具体如下。

（一）颊部红斑

遍及颧部的扁平或高出皮肤的固定性红斑，常不累及鼻唇沟部位。

（二）盘状红斑

隆起红斑上覆有角质性鳞屑和毛囊栓塞，旧病灶可有皮肤萎缩性瘢痕。

（三）光过敏

日晒后可引起皮肤过敏。

（四）口腔溃疡

口腔或鼻部无痛性溃疡。

（五）关节炎

非侵蚀性关节炎，≥2个外周关节。

（六）浆膜炎

胸膜炎或心包炎。

（七）肾病变

尿蛋白＞0.5g/d或细胞管型。

（八）神经系统病变

癫痫发作或精神症状。

（九）血液系统异常

溶血性贫血或白细胞减少或淋巴细胞绝对值减少或血小板减少。

（十）免疫学异常

狼疮细胞阳性或抗dsDNA抗体或抗Sm抗体阳性或梅毒血清试验假阳性。

（十一）抗核抗体阳性

上述 11 项中，如果有≥4 项阳性（包括在病程中任何时候发生的），则可诊断为系统性红斑狼疮。在此基础上同时伴有肾脏损害，如尿蛋白、潜血、管型、肾功能损害、肾组织病理损害等，即可诊断为 LN。

在诊断明确后还需判定患者病情的严重性，具体评分如下：脑器质性症状（8 分）、抽搐（8 分）、脑神经受累（8 分）、精神异常（8 分）、视力下降（8 分）、脑血管意外（8 分）、血管炎（8 分）、狼疮头痛（4 分）、肌炎（4 分）、关节炎（4 分）、蛋白尿（4 分）、血尿（4 分）、管型尿（4 分）、脓尿（4 分）、脱发（2 分）、新出皮疹（2 分）、白细胞减少（1 分）、血小板减少（1 分）、发热（1 分）。根据患者前 10 天内是否出现上述症状而评分，总分≥10 分提示系统性红斑狼疮活动。

五、治疗

出现尿蛋白和（或）尿红细胞增加、肾病综合征、进展较快的氮质血症、急进性肾炎，都是积极治疗的指征，但固定不变的蛋白尿、氮质血症，尿沉渣或肾活检没有活动性证据时，则不宜过度治疗。

LN 的治疗与病理类型息息相关，不同的病理类型免疫损伤不同，治疗方法也不同，一般来讲，Ⅰ型和轻症Ⅱ型无需特殊治疗措施，一般给予中、小剂量糖皮质激素治疗，当出现严重肾外表现时则可给予相应治疗，对于较重的Ⅱ型和轻症的Ⅲ型，可给予单纯的糖皮质激素 [如泼尼松 0.5～1.0mg/(kg·d)] 治疗，待病情控制后逐渐减量并维持，如单纯激素治疗效果不佳或有禁忌证时，可给予免疫抑制剂治疗。重症Ⅲ型及Ⅳ、Ⅴ型（Ⅴ＋Ⅵ、Ⅴ＋Ⅲ）治疗分为诱导阶段及维持阶段，诱导阶段主要用于急性严重性活动性病变以迅速控制病情，一般为 6～9 个月，维持阶段主要是为了稳定病情，减轻组织损伤及慢性纤维化病变，防止复发。

（一）诱导期常用药物及用法

1. 糖皮质激素

冲击疗法为甲泼尼龙每日 0.5g 静脉滴注，3 天为 1 个疗程，若病情需要可再重复 1 个疗程，之后给予泼尼松 1.0mg/(kg·d) 口服，4～8 周后逐渐减量，每 2 周减 5～20mg/d，之后再每 2 周减 2.5mg/d 直至每日或隔日 5～15mg 维持。此期为控制病情激素不可缺少，但因剂量大，不良反应也大，故应逐渐减量直至维持量，同时，还应与其他免疫抑制剂联用，如环磷酰胺、吗替麦考酚酯等。

2. 环磷酰胺

每月静脉给药 1 次，将环磷酰胺与 250mL 生理盐水配置，1 小时以上滴注完毕，同时进行水化以增加尿量，减轻膀胱毒性作用。总疗程为 6～9 个月，总量控制在 9g 以内。第一个月剂量为 0.75g/m² 体表面积，之后每个月剂量为 0.5～1.0g/m² 体表面积，用药期间需监测外周白细胞计数，不得低于 $4×10^9$/L，若白细胞数降至 $(3～4)×10^9$/L，环磷酰胺剂量减半，若白细胞数低于 3×10^9/L，则需暂停用药。对于年龄＞ 60 岁或血肌酐＞ 300.5μmol/L 的患者，剂量需降低 1/4。虽然环磷酰胺静脉给药效果要优于口服，但静脉用药不良反应较大，常见的不良反应主要为白细胞减少、感染、性腺抑制、脱发等。

3. 吗替麦考酚酯

诱导期剂量为 1.0 ～ 2.0g/d，分 2 次口服，并根据患者肾功能水平、血浆白蛋白、体重等情况酌情调整剂量，有条件者可监测血药浓度，目标值为 30 ～ 45(mg·h)/L，疗程为 6 ～ 9 个月，若 9 个月后病情为部分缓解，则可将诱导期延长至 12 个月。此药常见的不良反应为感染、白细胞减少及胃肠道反应。

4. 环孢素

用药剂量为 4 ～ 5mg/(kg·d)，分 2 次口服，还应监测血药浓度，使其维持在 100 ～ 200ng/mL 之间，3 个月后根据病情逐渐减量，每个月减 1mg/(kg·d) 至 2mg/(kg·d) 维持，疗程不得少于 1 年，半年内肌酐倍增或无效者，则应停药。环孢素最常见的毒性为血肌酐升高、高血压、肾小管间质慢性化改变等。但此药停用后患者复发率较高。

5. 他克莫司

诱导期用量为 0.1 ～ 0.15mg/(kg·d)，分为 2 次服用，中间间隔 12 小时，需空腹或餐后 2 小时口服，用药期间应监测血药浓度，其谷浓度为 5 ～ 15ng/mL，若血肌酐升高大于基础值的 25％或血肌酐值大于 132μmol/L 则需调整剂量，连续使用半年，如病情缓解（包括完全缓解或部分缓解），他克莫司可减至 0.07ng/(kg·d) 再使用半年，1 年后改为维持治疗。他克莫司主要的不良反应为肾功能异常、血糖、血压的升高。

（二）维持期常用药物及用法

经过诱导治疗患者病情缓解（完全缓解或部分缓解），进入维持治疗阶段。完全缓解是指尿常规正常，24 小时尿蛋白定量＜ 0.3g，人血清白蛋白≥ 35g/L，血肌酐正常或升高不超过正常范围的 15％，无肾外活动迹象，部分缓解是指尿蛋白下降超过基础值的 50％，24 小时尿蛋白定量≥ 0.3g，人血清白蛋白≥ 30g/L，肾功能稳定，无肾外活动指征。具体药物用量如下。

(1) 泼尼松：每日 10mg，若病情持续缓解，可调整为隔日口服。

(2) 吗替麦考酚酯：0.5 ～ 0.75g/d 口服。

(3) 环孢素：每日 2 ～ 3mg/kg 口服。

(4) 他克莫司：每日 0.05 ～ 0.075mg/kg 口服。

(5) 硫唑嘌呤：1 ～ 2mg/(kg·d) 口服。

(6) 雷公藤多苷：60mg/d 口服。

(7) 来氟米特：20mg/d 口服。

（三）重症 LN

(1) 重型Ⅲ型或Ⅳ型，诱导期可选用方案。

①激素＋环磷酰胺。

②激素＋吗替麦考酚酯。

③激素＋吗替麦考酚酯＋他克莫司。

④Ⅴ＋Ⅳ型和Ⅴ＋Ⅲ型诱导期可采用激素＋吗替麦考酚酯＋他克莫司。

重型Ⅲ型或Ⅳ型、Ⅴ＋Ⅳ型、Ⅴ＋Ⅲ型维持期均可采用以下方案：

①激素＋雷公藤多苷。

②激素＋来氟米特。

③激素＋吗替麦考酚酯。

④激素＋硫唑嘌呤。

(2) Ⅴ型狼疮需严格控制血压达标，保持在 130/80mmHg 以下，可选用 ACEI 或 ARB 类以减少蛋白尿，并给予相应的抗凝、降脂治疗以预防血栓及心血管并发症，同时给予小量激素及雷公藤多苷。对于表现为肾病综合征，且有并发症的高危患者，治疗方案为激素＋吗替麦考酚酯＋他克莫司或激素＋他克莫司，疗程为 6～9 个月，激素＋吗替麦考酚酯＋他克莫司方案可延长至 1 年，维持期可用激素＋他克莫司或激素＋雷公藤多苷或激素＋硫唑嘌呤等治疗。

(3) 对于其他重型如大量新月体形成、抗核抗体或抗中性粒细胞胞质抗体 (ANCA) 高滴度阳性、合并栓塞性微血管病变、弥漫性肺泡出血者可采用血浆置换或免疫吸附治疗。以上为常用治疗方法，因持续缓解病例也有复发可能，故一般不主张完全停用免疫抑制剂治疗，可采用小剂量激素维持，对于不能遵医嘱长期用药患者，可以考虑在持续缓解至少 5 年以后再停止药物治疗，但需密切观察尿常规及免疫相关指标。

第六节　多囊肾病

多囊肾病 (polycystic kidney disease，PKD) 是一种遗传性疾病，包括常染色体显性遗传多囊肾病 (autosomal dominant polycystic kidney disease，ADPKD) 和常染色体隐性遗传多囊肾病 (autosomal recessive polycystic kidney disease，ARPKD)，其中 ADPKD 的发生率约为 1/400～1/1000，病理特征主要表现为双肾囊肿进行性增多，最终破坏肾脏的结构及功能，60 岁以上的患者有一半以上进入到终末期肾病，除累及肾脏外，还可引起肝囊肿、胰囊肿、脑动脉瘤、心瓣膜病等病变，是一种系统性疾病。ARPKD 为一种罕见病，新生儿的发生率为 1/20000，在此不作过多赘述。本节主要介绍 ADPKD。

一、病因及发病机制

(一) 病因

本病约 60% 为遗传上代的致病基因，而余下的 40% 无家族遗传史，为自身基因突变所致。目前已知的突变基因有 PKDI 和 PKD2，分别位于第 16 染色体短臂和第 4 染色体长臂，二者的蛋白表达产物分别为多囊蛋白 1(polycystin 1，PC1) 和多囊蛋白 2(polycystin 2，PC2)，PC1 是一种糖蛋白，分布在细胞膜上，PC2 也是一种膜蛋白，分布在细胞膜和内质网膜上。PC1 为膜受体，PC2 为非特异性阳离子通道，PC1 激活 PC2，使钙离子内流，并激活 G 蛋白结合部位，使信号传导至细胞核，从而维持肾小管正常形态的发生和分化。若 PKDI 或 PKD2 发生基因突变，则引起 PC1 或 PC2 结构及功能异常，导致信号传导异常，正常肾小管形态不能维持，进而发生肾囊肿。

(二) 发病机制

囊肿基因在感染、毒素等环境因素的作用下，发生"二次打击"，使多囊蛋白丧失功能，细胞周期调控和细胞内代谢异常，上皮细胞增殖，形成微小息肉，阻塞肾小管腔，液体积聚。基底膜成分异常，顺应性差，易扩张形成囊肿，且新生血管增多，为增殖的细胞提供营养，囊肿进行性增大，最终导致疾病进展和肾功能丧失。

二、病理

双侧肾脏增大、变形，可不对称，肾脏皮质及髓质内充满大小不等的球形囊肿，小者肉眼几乎看不到，大者直径可达数厘米。肾脏体积大小与肾脏功能及并发症密切相关，一般每侧肾脏平均重 0.5 ~ 1.0kg，最大者可重达 4kg 以上，当一侧肾脏超过 500g 时即可出现临床症状，超过 1kg 时即出现肾功能不全，当肾脏长径大于 15cm 时易发生血尿、高血压。显微镜下，囊与囊之间存在多少不等的正常肾脏组织，此点可与囊性发育不良相鉴别。肾盂、肾盏发育正常，但受囊肿压迫，可扩张或变形，因囊肿挤压，还可以观察到肾小球硬化、肾小管萎缩、间质纤维化及上皮增生，肾功能正常或早期肾衰竭患者，当硬化累及入球小动脉和叶间动脉时，间质有巨噬细胞和淋巴细胞等炎症细胞浸润，囊肿壁靠近髓质处通常较薄，而皮质部分的较厚，常被纤维化的结缔组织包绕。

经分析证实肾囊肿起源于肾单位或集合管的任一节段，可分为非梯度性囊肿及梯度性囊肿，非梯度性囊肿所含囊肿液成分与近端小管液相似，提示其可能起源于近端小管，梯度性囊肿所含囊液与血浆相比，钠离子及氯离子浓度较低，而钾离子、氢离子、肌酐、尿素浓度高于血浆，与远端小管液相似，囊肿分泌囊液的速度为每日 0.1 ~ 1mL。

在电镜下，囊肿壁由单层上皮细胞构成，其下的基底膜厚薄不均，偶见分层，绝大多数衬里上皮细胞表现为分化不良的原始细胞形态，仅有极少部分的衬里上皮细胞具有类似正常小管上皮细胞的形态。衬里上皮细胞又分为两种类型，位于非梯度性囊肿的表面光滑，细胞边缘不清，呈扁平或低柱状，腔膜面微绒毛稀疏，线粒体和溶酶体数量较少，位于梯度性囊肿的表面呈卵石样，边界清晰，呈高柱状，微绒毛、线粒体、溶酶体均较丰富。囊肿衬里上皮细胞增生，包括息肉样增生、非息肉样增生和微腺瘤，即便增生病变及微腺瘤常见，但肾细胞癌发生率并不增加，随着上皮细胞增殖，细胞凋亡率也增加。

三、临床表现

此病为全身性疾病，可累及多个脏器，临床表现包括肾脏表现、肾外表现及并发症。也有许多患者可能终身无明显临床症状，最后通过尸检而诊断。

(一)肾脏表现

1. 结构异常

结构异常即囊肿形成，肾脏可出现多发性液性囊肿，囊肿直径从数毫米至数厘米不等，囊肿的大小、数目会随着病程的进展而逐渐增加，随着囊肿不断增多、增大，肾脏体积逐渐增大，两侧肾脏大小可不对称，肾脏的大小与肾功能成反比，在肾脏同样增大的前提下，男性较女性肾功能受损更为严重。囊液黄色澄清，创伤或合并感染时可为巧克力色。

2. 腹部肿块

当肾脏增大到一定程度，可在腹部扪及，可触及单侧或双侧增大的肾脏，触诊肾脏质地较坚实，表面可呈结节状，随呼吸移动，合并感染时可伴有压痛。

3. 疼痛

最常见的早期症状为背部或胁腹部疼痛，随着年龄及囊肿的增大发生率增加，女性更为常见，疼痛性质为钝痛、胀痛、刀割样或针刺样，可向上腹部、耻骨上放射。慢性疼痛为增大的肾脏或囊肿牵拉肾包膜和肾蒂、压迫邻近器官或间质炎症引起，急性疼痛或疼痛突然加剧提示囊肿破裂出血、结石或血块引起尿路梗阻(伴明显绞痛)或合并感染(常伴发热)。

4. 出血

可为肉眼血尿或镜下血尿，多为自发性，也可发生于创伤或剧烈运动后，一般均有自限性，发生频率随高血压程度加重、囊肿的增大而增加，与肾功能恶化速度成正比。引起血尿的原因有囊肿壁血管破裂、感染、结石、癌变等，外伤引起的囊肿破裂肾周出血较为少见，CT有助于诊断。

5. 感染

感染包括泌尿道感染和囊肿感染，是患者发热的首要病因，主要表现为膀胱炎、肾盂肾炎、囊肿感染和肾周脓肿，女性多见，致病菌多为大肠杆菌、克雷伯菌、金黄色葡萄球菌和其他肠球菌，逆行感染为主要途径，囊肿感染和肾周脓肿可导致败血症。

6. 结石

约1/5的患者合并肾结石，大多数结石成分为尿酸和(或)草酸钙，尿pH值、枸橼酸盐浓度降低可诱发结石。

7. 蛋白尿

蛋白尿一般为持续性，男性多于女性，24小时尿蛋白定量多小于1g，极少数患者可见肾病范围蛋白尿，经肾活检证实可合并局灶节段性肾小球硬化、微小病变型肾病、膜性肾病等原发性肾小球病变，尿蛋白量大者较轻度蛋白尿或无蛋白尿者平均动脉压更高、肾脏体积更大、肌酐清除率更低、病程进展更快。

8. 其他尿液检查

尿液检查常见白细胞，但尿细菌培养多为阴性，60%患者尿中可出现脂质体。

9. 贫血

当患者病情未进展至终末期肾病时通常无贫血，有持续性血尿者可有轻度贫血，约有5%的患者因缺血刺激肾间质细胞产生促红细胞生成素增加而引起红细胞增多症，即便患者进展至终末期肾病，其贫血也较其他病因的肾衰竭患者出现的晚且程度轻。

10. 高血压

高血压是最常见的早期临床症状之一，是引起肾脏病进展和心血管事件的主要因素，血压的高低与肾脏大小、囊肿多少成正相关，且随着年龄的增大不断上升。高血压发生的机制主要包括钠潴留、肾血管张力增加、肾素-血管紧张素-醛固酮系统活性增加、心房肽升高、遗传因素。

11. 慢性肾衰竭

慢性肾衰竭是患者死亡的主要原因，一旦 GFR < 50mL/(min·1.73m^2)，其下降速度约为每年 5.0 ～ 6.4mL/(min·1.73m^2)，从肾功能受损到终末期肾病的时间约为10年，但有较大的个体差异。早期肾功能损害表现为肾脏浓缩功能下降，并随着年龄增长逐渐下降，此被认为与肾脏结构受损有关，加之肾髓质尿素浓度梯度下降，提示肾脏分泌尿素功能下降。研究证实肾内血管和肾小球进行性硬化、间质纤维化与肾功能恶化直接相关，此病进展至终末期肾病的患者存在广泛的全球性肾小球硬化，提示肾组织缺血，有观点认为囊肿压迫、取代正常肾组织是病情进展的主要原因，但手术去除囊肿后，肾功能不能恢复，也有观点认为高灌注、高滤过是病情进展的主要因素，但行单肾切除的患者进展至终末期肾病并未加速，故肾小球硬化机制尚不明了。

对肾衰竭进展速度起决定性作用的因素主要包括遗传性和非遗传性，如基因型、遗传方式、种族、性别、高血压、血尿、囊肿大小及数目、尿路感染、妊娠、性激素、发病时间等。具体为PDK1基因突变者较PDK2基因突变者早10～20年进入终末期肾病，男性患者由母亲遗传致病基因的进入终末期肾病较早，黑种人较白种人发生终末期肾病早10年，女性较男性肾衰竭发病时间晚5年。但若合并多囊肝时发病时间提前，合并高血压者较血压正常者早19年发生肾功能恶化，有肉眼血尿或镜下血尿病史的患者肾功能受损较重，囊肿大者较囊肿小者肾功能差，男性尿路感染与肾功能不全有关，女性则无此关联，虽目前尚无资料证实妊娠会加速病情进展，但妊娠4次以上且合并高血压的女性通常预后不良，睾酮可促进囊肿增大，与肾功能恶化有关，发病早者预后不良。

（二）肾外表现

可累及消化系统、心血管系统、中枢神经系统、生殖系统等，肾外病变可分为囊性和非囊性两种，囊肿多累及肝、胰腺、脾、卵巢、蛛网膜、松果体等器官，以肝囊肿发生率最高，是最常见的肾外表现，肝囊肿随着年龄的增长而逐渐增多。多次妊娠、口服避孕药或雌激素替代治疗的患者，多囊肝发生更早，但肝囊肿极少影响肝功能，也无明显临床症状，但囊肿体积过大可引起疼痛，直接由占位效应引起的症状有呼吸困难、端坐呼吸、早期饱腹感、胃食管反流、腰痛、子宫脱垂、肝静脉流出梗阻等。若肝囊肿破裂出血可导致急性肝区疼痛、黄疸、转氨酶升高、腹腔出血、急性腹膜炎等。囊内感染和肿瘤少见，但若出现囊内感染可表现为局部疼痛、发热、白细胞增多、血沉及碱性磷酸酶升高。胰腺囊肿、脾囊肿、甲状腺囊肿、附睾囊肿等也时有发生。

非囊性病变主要有心脏瓣膜异常、结肠憩室、颅内动脉瘤等，约 26% 的患者患有二尖瓣脱垂，表现为心悸和胸痛，主动脉瓣和二尖瓣出现黏液瘤性变，表明存在基质代谢紊乱，合并结肠憩室的患者发生肠穿孔的概率明显升高。在所有肾外表现中，颅动脉瘤的危害最大，是导致患者早期死亡的主要原因之一，家族史阳性的患者发生率更高，多数患者无症状，少数可出现血管痉挛性头痛，随着动脉瘤的增大，动脉瘤破裂危险增加，扩大的动脉瘤压迫局部可能造成脑神经麻痹、癫痫等。冠状动脉、腹主动脉、肾动脉和脾动脉等也可有动脉瘤发生，偶见胸主动脉瘤和颈静脉夹层。动脉瘤破裂发生率随动脉瘤增大而增加。

（三）临床表型的异质性

PDK1 基因和 PDK2 基因突变引起的病变在临床表现上有较大差异，其中前者更为严重。在患者死亡、进入肾衰竭、发生终末期肾病的平均年龄的对比中，PDKI 突变者较 PDK2 突变者均提前发生，此外，PDKI 突变者高血压、尿路感染、血尿的发生率明显高于 PDK2 突变者。少数 PDKI 及 PDK2 基因同时突变者较单一基因突变者的病情更重。临床表型的异质性可能是由于同一基因的不同突变，或不同基因的突变，或由多种环境因素及作用在主要致病位点上的遗传因素相互作用所致。

四、诊断及鉴别诊断

在过去，因多种因素限制，大多数患者在出现明显临床症状后才就诊，随着影像学技术的发展和分子遗传学研究的进步，对此病的诊断已达到症状前和产前诊断水平，诊断方法的进步使早诊断、早治疗、改善预后成为可能。

症状前诊断是在尚无临床表现但其直系亲属患有此病的人群中筛查，来判断其是否为患者，诊断时首选 B 超，具有灵敏度高、无创、价廉的优点。对于 PDK2 基因突变者在 14 岁以下时不推荐 B 超作为常规检查，而 30 岁以上者则应首选 B 超，小于 30 岁的可疑患者可选用 CT、MRI，若仍不能明确诊断，可采用分子诊断。

产前诊断是在婴儿出生前运用分子诊断法确定其是否患病，从而决定其是否出生。过去需等至妊娠 10 ~ 12 周，通过羊膜穿刺取得胚胎绒毛膜细胞或取胎儿脐静脉血细胞进行诊断，而现在已经提前至胚胎植入前诊断，即从体外受精发育的胚胎中取出细胞进行基因分析，正常者植入母体子宫内继续妊娠，患病胚胎终止妊娠，对于优生优育、提高人口素质具有重大意义。

（一）诊断标准

诊断标准分为主要诊断标准和次要诊断标准，只要符合主要诊断标准和任意 1 项次要诊断标准就可诊断为 ADPKD。

1. 主要诊断标准

(1) 肾皮质、髓质布满多个液性囊肿。

(2) 明确的 ADPKD 家族史。

2. 次要诊断标准

(1) 多囊肝。

(2) 肾功能不全。

(3) 腹部疝。

(4) 心脏瓣膜异常。

(5) 胰腺囊肿。

(6) 颅内动脉瘤。

(7) 精囊囊肿。

（二）诊断方法

1. 家族史、症状和体检

多数患者可有明确的家族史，无家族遗传史者需做影像学检查和分子诊断。

2. 影像学检查

(1) 超声：为首选的诊断方法，具有敏感度高、无放射性、无创、经济、简便等优点，可发现直径 1.5 ～ 2mm 的微小囊肿。肾脏体积明显增大、肾内无数个大小不等的囊肿和肾实质回声增强是此病常见的 3 个主要表现。中等以下的囊肿多表现为零乱、边界不齐的液性区，囊肿出血和囊肿钙化均在超声上有相应的改变。彩超显示在各囊壁间有花色血流，分布杂乱，肾动脉血流下降与肾实质血供减少。可通过峰值血流速度、血管阻力指数和血流量等血流动力学参数来评估肾脏病变，其较 GFR 更为敏感，为监测疾病进展、预测疾病转归提供了新方法。

(2) 腹部平片：可见双侧肾脏增大，外缘呈分叶状、波浪状，腰大肌轮廓消失，严重者肾脏可填满整个腹腔，肾脏增大明显时可推移积气的肠道，有时可见囊壁钙化、肾结石。

(3) 排泄性尿路造影：双侧肾盏移位不规律、增大、延长、分开、奇异状变形，肾盂形态和轮廓可无明显改变，肾盏间的囊肿常使相邻的肾盏分开，肾盏颈部变得细长，呈现"蜘蛛样"形状。

(4) 逆行性肾盂造影：应用较少，当患者肾功能严重损害，行排泄性尿路造影显影不佳时，可行此项检查。因囊肿一般不与肾盂、肾盏相连，故囊肿不会直接显示，但当囊肿破入肾盏时，囊肿可显影。

(5) 肾动脉造影：肾内动脉受囊肿挤压可发生变形，随着肾功能恶化，肾动脉主干可变细。囊肿显影为许多大小不等的圆形或卵圆形透光区，呈蜂窝状，多为双侧受累，可程度不一。

(6) CT：双侧肾脏增大，肾内充满大小不等的囊肿，多囊肾边缘清楚，囊肿间隔厚薄不等，互不相通，肾盂受压变形，同时可见其他部位伴发的囊肿，增强后囊肿间隔强化明显，若囊肿内容不均一，囊壁不规则增厚则提示囊肿伴发感染。

(7) MRI：双侧增大的肾脏呈分叶状，囊肿信号可能不一致，可能是囊内出血或含有较多蛋白所致。CT 和 MRI 可检测出 0.3 ～ 0.5cm 的囊肿，但胎儿和幼儿禁忌。

3. 分子诊断

此技术已越来越广泛地被应用于症状前诊断及产前诊断，主要方法为基因连锁分析和直接突变基因检测，基因连锁分析法简便易行，但需家族中至少 2 名患者的 DNA 样本，且父母必须是杂合子。直接突变基因检测法灵敏度高，检出率达 95％以上，特异性强、成本相对较低，是近年来较为成熟、应用最普遍的分子诊断方法。

（三）鉴别诊断

1. 非遗传性肾囊肿性疾病

(1) 多囊性肾发育不良：是婴儿最常见的一种先天性肾囊肿性疾病，双侧受累者不能存活，故单侧受累最常见，病变一侧肾脏布满囊肿，呈葡萄串样改变，无泌尿功能，对侧肾脏无囊肿，常有代偿性肥大或因输尿管梗阻而出现肾盂积水。

(2) 单纯性肾囊肿：发病率随年龄增加而升高，无家族史，可单发或多发，单侧发病多见，肾脏大小正常，不伴有肾外表现，患者一般无症状，通常不需治疗。

(3) 获得性肾囊肿：见于长期血液透析患者，随透析时间延长发生率进行性升高，无家族史，一般无临床症状，肾脏大小可正常或缩小，需警惕并发恶性肿瘤的可能。

(4) 多房性囊肿：是一种罕见的单侧受累疾病，特征为囊肿被分割成多个超声可透过的房隔。在正常肾组织中存在孤立的、被分隔为多房的囊肿，有恶变可能，主要临床表现为腹部不适、腹部肿块，偶见血尿。

(5) 髓质海绵肾：通常非家族性发病，髓质集合管扩张形成囊肿，造影后的典型表现为肾盏前有刷状条纹或小囊肿，常见症状为反复发作性肉眼血尿或镜下血尿、尿路感染等。

2. 遗传性肾囊肿性疾病

(1) 常染色体隐性遗传多囊肾病：患者为纯合子，父母携带致病基因，隔代发病。一般发病较早，多见于婴幼儿，合并先天性肝纤维化，导致门静脉高压、胆道发育不全等，主要表现为腹部肿块、尿路感染、尿浓缩功能下降及酸化功能减退。多数早年夭折，很少能存活至成年。

(2) 结节性硬化症：是一种常染色体显性遗传性神经皮肤综合征，除肝、肾囊肿外，还表现为皮肤及中枢神经系统损害，临床主要表现为面部皮脂腺瘤、癫痫发作、反应迟钝等，基因检测有助于鉴别。

(3) 髓质囊性病：发病率较低，为常染色体显性遗传，多成年起病，肾囊肿仅限于髓质，肾脏体积缩小，B 超及 CT 有助于诊断。

(4) Ⅰ型口－面－指综合征：为 X 连锁显性遗传病，男性不能存活，女性肾脏表现不易于区分，但肾外表现可供鉴别。此病患者有口腔异常表现，如舌带增宽、舌裂、腭裂、唇裂、牙齿排列紊乱；面部异常表现为鼻根增宽、鼻窦、颧骨发育不良及手指异常。

(5) 希佩尔－林道病：常染色体显性遗传，双肾多发囊肿，常伴有肾脏实体瘤、视神经和中枢神经肿瘤，易于鉴别，对于不伴有实体瘤的需检测突变基因进行鉴别。

五、治疗

至今此病仍无有效干预措施和治疗药物去阻断囊肿增大或消除囊肿，治疗重点在于治疗并发症，缓解症状，保护肾功能，提高患者生活质量。

（一）一般治疗

戒烟戒酒，不吃巧克力，不喝咖啡、浓茶等含有咖啡因的饮料，体内外实验证实咖啡因可刺激囊肿增大，因咖啡因可促进囊肿内衬细胞环磷酸腺苷介导的液体分泌。避免使用非甾体抗炎药和肾毒性药物，注意休息，低蛋白饮食没有延缓肾功能恶化的作用，但病程晚期仍推荐低蛋白饮食。当囊肿较大时，应避免剧烈体力活动和腹部受创，以免囊肿破裂出血，避免腰带过紧。有巨大囊肿时，可用布兜托起，女性应控制妊娠次数，定期于医院检查。

（二）对症治疗

1. 疼痛

疼痛可分为急性疼痛和慢性疼痛，急性疼痛常由囊肿出血、感染、结石所致，应首选病因治疗，剧烈疼痛可用麻醉止痛剂，局部麻醉药与类固醇联合阻断内脏神经，能延长疼痛缓解时间。慢性疼痛多为肾脏体积增大所致的结构扭曲所致，常采取保守治疗，一些患者疼痛为一过性，可观察，若疼痛持续或较重首选非阿片类止痛药，避免长期使用止痛药和非甾体抗炎药，以防肾损害。若疼痛严重、止痛剂不能缓解且影响患者生活，可在 B 超引导下穿刺引流后注入无水酒精硬化治疗，囊肿数量较多者可考虑囊肿去顶减压术甚至肾脏切除术。

对于囊肿直径大于 5cm 者可行囊肿穿刺硬化治疗，小于 5cm 或囊肿位于肾盂旁不宜行囊肿穿刺术。囊肿去顶减压术能去除囊肿生长的内源性因素，缓解囊肿对肾组织的压迫，改善肾缺血且对肾功能无明显损害。开放手术中尽量不用电刀，防止局部高温对残存的肾组织造成损害。年龄大、血压控制不佳、伴有心脑等重要脏器损害或肾功能难以恢复者不宜手术，现多采用腹腔镜进行去顶减压术，减少了手术创伤，扩大了手术适应人群。

2. 囊肿出血和血尿

在临床表现上，若出血的囊肿不与集合系统相通，则仅表现为季肋部疼痛，无肉眼血尿；若出血的囊肿与集合系统相通，则可出现肉眼血尿。囊肿出血或肉眼血尿多为自限性，保守治疗效果较好，包括卧床休息、止痛、适当饮水，以防止血凝块阻塞输尿管。若囊肿出血破入后腹膜，引起大量出血则需住院输血治疗。保守治疗无效者经 CT 检查或血管造影后行选择性肾动脉栓塞治疗或肾切除。血透患者出现反复发作性血尿，应选用小分子肝素或无肝素透析，并考虑经导管选择性肾动脉栓塞术，但肾内感染时禁用。

3. 高血压

严格控制血压可延缓肾功能减退，降低死亡率，其降压目标值为 130/80mmHg。早期患者应限盐，保持适当体重及适量运动。当以上措施无效时需考虑药物治疗，首选 ACEI、ARB、CCB，其中前两种药物可抑制过度活跃的肾素 - 血管紧张素 - 醛固酮系统，并能降低肾小球毛细血管内压，在疾病早期疗效尤为明显。对于药物仍不能有效控制血压者，可考虑肾囊肿去顶减压术或肾脏切除术。

4. 泌尿道和囊肿感染

当出现膀胱炎和无症状性菌尿时，应及时治疗，防止病菌进一步逆行感染引起肾盂肾炎或囊肿感染。CT 或 MRI 检查可发现感染的囊肿，对于发热、季肋部疼痛、影像学提示为囊肿感染的患者，应在 B 超或 CT 引导下行囊肿穿刺术，对抽出的囊液行细菌培养和药敏试验，并根据培养结果选择抗生素。过去的抗菌治疗失败率较高，难以控制病情。近年来研究证实脂溶性抗生素可经紧密连接进入梯度性囊肿，而水溶性抗生素通过弥散途径进入非梯度性囊肿，甲氧苄啶磺胺甲噁唑和氟喹诺酮属于亲脂药物，对于梯度性囊肿和非梯度性囊肿均有较强穿透力，故为首选药物，氯霉素对于顽固性囊肿感染有效。抗生素治疗 1 ~ 2 周后仍发热，应行感染囊肿引流术。如感染反复发作，则应检查有无梗阻、肾周脓肿、结石等并发症存在，若排除并发症的存在，应延长治疗时间，有时需治疗数月来彻底根除感染。

5. 结石

可通过 CT 检查和静脉尿路造影确诊，鼓励患者多饮水，若出现临床症状可采取体外震波碎石或经皮肾切开取石术。

6. 多囊肝病

无症状者无需治疗，若囊肿导致肝脏体积过大，可引起呼吸困难、端坐呼吸、胃食管反流、子宫脱垂甚至肋骨骨折。治疗上主要是减少囊肿和减小肝脏体积，包括侵入性治疗和非侵入性措施，非侵入性措施包括戒酒、避免肝毒性药物。H_2 受体阻滞剂、生长抑素能降低胰泌素和囊肿衬里上皮细胞分泌，可适量使用。女性禁用口服避孕药，停经后禁用雌激素替代治疗，因雌激素可促进囊肿生长。当非侵入性措施无效时，可考虑侵入性治疗，如经皮肝囊肿穿刺硬化治疗、腹腔镜下去顶减压术或开放手术去顶减压术甚至肝部分切除。肝囊肿的并发症有出血、感染，极少出血囊肿破裂，若怀疑肝囊肿感染时，可在 B 超引导下行囊肿穿刺抽液，同时抗生素治疗，首选甲氧苄啶＋磺胺甲噁唑或氟喹诺酮。

7. 颅内动脉瘤

磁共振血管造影可确诊，多数患者无症状，瘤体大压迫脑神经者可引起晕厥。动脉瘤越大，破裂的危险越大。对于 18～35 岁有动脉瘤家族史的患者，应行 MRI 或血管造影。若无阳性发现，则 5 年后再复查，如有阳性结果，应再行血管造影确定动脉瘤大小。对于直径小于 5mm、无症状的动脉瘤可暂缓处理，每年随访 1 次。动脉瘤直径在 6～9mm 的，是否需手术治疗现仍有争议。直径大于 10mm 的动脉瘤需手术治疗，发现有高度手术风险或手术治疗困难者，用附着性铂螺栓血管内介入治疗。

（三）肾脏替代治疗

60 岁以上患者约有一半进入终末期肾病，男性进展速度较女性快，更早进入替代治疗。因患者贫血程度较其他病因所致者轻，故血液透析更适合，腹膜透析也可选用，但增大的肾脏使有效腹膜透析面积下降，影响腹膜透析效果。有的患者囊肿过大压迫下腔静脉，血液透析时要预防低血压的发生。肾移植也可选择，移植后肾存活率及并发症发生率与其他肾移植人群相似。但感染（尿路感染最常见）是肾移植后主要并发症之一，故移植后应对感染尤其是尿路感染仔细监测并及早治疗。肾移植前切除囊肿肾的指征包括囊肿感染、反复囊肿出血、严重高血压及巨大肾突入盆腔。

（四）探索性治疗

目前的一些新药物，如血管升压素 V2 受体拮抗剂（托伐普坦）、mTOR 抑制剂（西罗莫司）、生长抑素类似物（奥曲肽）等，临床应用初步观察具有延缓病情进展的作用，但其远期疗效及安全性尚需观察研究。

第七节　慢性肾衰竭

慢性肾衰竭 (chronic renal failure，CRF) 是指各种肾脏疾病进行性进展，引起肾单位和肾功能不可逆地丧失，导致以代谢产物和毒物潴留、水电解质和酸碱平衡紊乱以及内分泌失调为特征的临床综合征。CRF 可分为四个阶段：肾功能代偿期；肾功能失代偿期；肾衰竭期；尿毒症期。

一、病因机制

（一）病因

各种 CKD 进展都可以导致 CRF。

(二) CRF 进展的危险因素

CRF 通常情况下进展缓慢，呈渐进性发展，但在某些诱因作用下短时间内可急剧加重恶化。

1. CRF 渐进性发展的危险因素

CRF 渐进性发展的危险因素主要有高血压、高血糖、蛋白尿 (包括微量白蛋白尿)、低蛋白血症、吸烟等。此外，贫血、高脂血症、高同型半胱氨酸血症、营养不良、老年、尿毒症毒素 (如甲状旁腺激素、甲基胍、酚类) 蓄积等，在 CRF 病程进展中也起一定作用。

2. CRF 急性加重、恶化的危险因素

CRF 急性加重、恶化的危险因素主要包括：

(1) 累及肾脏的疾病复发或加重。

(2) 有效血容量不足 (脱水、低血压、大出血或休克等)。

(3) 肾脏局部血供急剧减少 (如肾动脉狭窄患者应用 ACEI、ARB 等药物)。

(4) 严重高血压持续存在。

(5) 应用肾毒性药物。

(6) 泌尿道梗阻。

(7) 其他：严重感染、高钙血症、肝衰竭、心力衰竭等。在 CRF 病程中出现的肾功能急剧加重恶化，如处理及时得当，可使病情有一定程度的逆转；但如诊治延误，或这种急剧恶化极为严重，则病情呈不可逆性进展。

(三) 发病机制

1. 肾小球血流动力学改变

各种原因引起肾单位减少，导致健存肾单位代偿性增生肥大，形成肾小球高灌注、高压力和高滤过，并形成恶性循环，最终导致肾小球硬化。

2. 尿蛋白加重肾脏损伤

大量蛋白尿从肾小球滤出后，引起肾小管间质进一步损害及纤维化。

3. 肾素 – 血管紧张素 – 醛固酮系统作用

肾脏富含肾素 – 血管紧张素 – 醛固酮系统成分，血管紧张素 II 升高可上调多种细胞因子及生长因子表达，促进氧化应激反应，促进细胞增殖、细胞外基质积聚和组织纤维化。

4. 血压升高

血压升高可促进肾小球硬化，同时可引起肾血管病变，加快肾组织的纤维化进程。

5. 脂质代谢紊乱

脂蛋白被反应性氧自由基氧化，刺激炎性和纤维化细胞因子的表达以及诱导细胞凋亡，被氧化的脂蛋白又产生反应性氧自由基，进一步氧化脂蛋白，最终导致细胞损伤。

6.肾小管间质损伤

肾小管间质炎症、缺血及大量蛋白尿均可以损伤肾小管间质，肾小管间质损伤后可引起肾组织炎症和纤维化，GFR降低，肾小球萎缩，肾小球硬化。

7.饮食中蛋白质负荷

肾功能完全正常时，蛋白质负荷可使GFR增加20%～30%。饮食中蛋白质超负荷时加重肾小球高滤过状态，促进肾小球硬化。

二、临床表现

在CRF的不同阶段临床表现各异。在CRF的代偿期和失代偿早期，患者一般无任何症状，或仅有乏力、腰酸、食欲减退、夜尿增多等轻度不适，少数患者可有恶心、呕吐、腹泻及轻度贫血。肾衰竭期以后，上述症状趋于明显，到尿毒症期，可出现心力衰竭、严重高钾血症、消化道出血、中枢神经系统障碍等严重并发症，甚至有生命危险。

(一)水、电解质、酸碱平衡紊乱

CRF时，酸碱平衡失调和各种电解质代谢紊乱非常常见，在这类代谢紊乱中，代谢性酸中毒和水钠代谢紊乱最为常见。

1.代谢性酸中毒

成人每天蛋白代谢将产生1mmol/kg的氢离子(H^+)。肾衰竭患者每天尿中酸总排泄量仅30～40mmol，每天有20～40mmol H^+不能排出体外而在体内潴留。轻度慢性酸中毒时，多数患者症状较少，但严重酸碱平衡失调时($HCO_3^- < 15mmol/L$)，则可出现明显食欲不振、呕吐、虚弱无力、呼吸深长等症状。长期的代谢性酸中毒能加重CRF患者的营养不良、肾性骨病及心血管并发症。

2.水钠代谢紊乱

主要表现为水钠潴留，或低血容量和低钠血症。水钠潴留可表现为不同程度的皮下水肿和(或)体腔积液，这在临床上相当常见，此时易出现血压升高、左心功能不全和脑水肿。低血容量主要表现为低血压和脱水。低钠血症，既可因缺钠引起(真性低钠血症)，也可因水过多或其他因素所引起(假性低钠血症)，而以后者更为多见。

3.钾代谢紊乱

当GFR降至20～25mL/(min·1.73m²)或更低时，肾脏排钾能力逐渐下降，此时易出现高钾血症，尤其是当钾摄入过多、酸中毒、感染、创伤、消化道出血等情况发生时，更易出现高钾血症。严重高钾血症(血钾 > 6.5mmol/L)有一定危险，需及时治疗抢救。有时由于钾摄入不足、胃肠道丢失过多、应用排钾利尿剂等因素，也可出现低钾血症。

4.钙磷代谢紊乱

主要表现为磷过多和钙缺乏。钙缺乏主要与钙摄入不足、活性维生素D缺乏、高磷血症、代谢性酸中毒等多种因素有关，明显钙缺乏时可出现低钙血症。

血磷浓度由肠道对磷的吸收及肾的排泄来调节。当GFR下降、尿内排出减少时，血磷浓度逐渐升高。在肾衰竭的早期，血钙、磷仍能维持在正常范围，且通常不引起临床症状，只在肾衰竭的中、晚期 [GFR < 20mL/(min·1.73m^2)] 时才会出现高磷血症、低钙血症。低钙血症、高磷血症、活性维生素 D 缺乏等可诱发甲状旁腺激素 (PTH) 升高，即继发性甲状旁腺功能亢进 (简称甲旁亢) 和肾性骨营养不良。

（二）蛋白质、糖类、脂肪和维生素的代谢紊乱

蛋白质代谢紊乱一般表现为蛋白质代谢产物蓄积 (氮质血症)，人血白蛋白水平下降。糖代谢异常主要表现为糖耐量减低和低血糖两种情况，前者多见，后者少见。高脂血症相当常见，其中多数患者表现为轻到中度高甘油三酯血症，少数患者表现为轻度高胆固醇血症，或两者兼有。维生素代谢紊乱相当常见，如血清维生素 A 水平增高、维生素 B$_6$ 及叶酸缺乏等。

（三）心血管系统表现

心血管病变是 CKD 患者的主要并发症之一和最常见的死因。较常见的心血管病变主要有高血压和左心室肥厚、心力衰竭、尿毒症性心肌病、心包积液、心包炎、血管钙化和动脉粥样硬化等。

（四）呼吸系统表现

体液过多或酸中毒时均可出现气短、气促，严重酸中毒可致呼吸深长。体液过多、心功能不全可引起肺水肿或胸腔积液。由尿毒症毒素诱发的肺泡毛细血管渗透性增加、肺充血可引起"尿毒症肺水肿"，此时肺部 X 线检查可出现"蝴蝶翼"征，及时利尿或透析上述症状可迅速改善。

（五）胃肠道表现

主要表现有食欲不振、恶心、呕吐、口腔有尿味。消化道出血也较常见，其发生率比正常人明显增高，多是由于胃黏膜糜烂或消化性溃疡，尤以前者为最常见。

（六）血液系统表现

肾性贫血和出血倾向是最常见的表现。大多数患者可见轻至中度贫血，其原因主要为促红细胞生成素缺乏，故称为肾性贫血；晚期有出血倾向，如皮下或黏膜出血点、瘀斑、胃肠道出血、脑出血等。

（七）神经肌肉系统表现

早期可表现出失眠、注意力不集中、记忆力减退等。尿毒症时可表现为反应淡漠、谵妄、幻觉、昏迷、精神异常等。周围神经病变也很常见，感觉神经障碍更为显著，最常见的是肢端袜套样分布的感觉丧失，也可有肢体麻木、烧灼感或疼痛感、深反射迟钝或消失，并可有神经肌肉兴奋性增加，如肌肉震颤、痉挛、不宁腿综合征等。初次透析患者可能发生透析失衡综合征，出现恶心、呕吐、头痛、惊厥等，主要为血液透析后细

胞内外液渗透压失衡和脑水肿、颅内压增高所致。

(八)内分泌功能紊乱

(1) 肾脏本身内分泌功能紊乱如 1，25- 二羟维生素 D_3、促红细胞生成素不足和肾内肾素 – 血管紧张素 II 过多。

(2) 下丘脑 – 垂体内分泌功能紊乱如催乳素、促黑素、尿促卵泡素、黄体生成素、促肾上腺皮质激素等水平增高。

(3) 外周内分泌腺功能紊乱：大多数患者均有血 PTH 升高，部分患者 (大约四分之一) 有轻度甲状腺素水平降低，以及胰岛素受体障碍、性腺功能减退等。

(九)皮肤表现

瘙痒是尿毒症常见的难治性并发症，其发生原因部分是继发性甲状旁腺功能亢进和皮下组织钙化。晚期尿毒症患者是因为血中尿素含量高，挥发后在皮肤表面形成白色粉末结晶，称为"尿素霜"。

(十)骨骼系统表现

CKD 引起的骨骼病变称为肾性骨病或肾性骨营养不良，包括纤维囊性骨炎、骨生成不良、骨软化症及骨质疏松症。

三、相关检查

(一)血常规

初期血常规可无变化，随着肾功能的慢慢减退，逐渐出现正细胞正色素性贫血，血红蛋白开始下降，血小板一般正常，发展至尿毒症期时，血红蛋白一般为 40 ～ 60g/L，血细胞比容为 20% ～ 25%，血小板计数下降。白细胞数一般正常。

(二)尿液检查

(1) 尿比重和尿渗透压低下，一般晨尿的尿比重 < 1.018，尿渗透压 < 450mOsm/L；进入尿毒症晚期时，尿比重和尿渗透压则固定于 1.010 和 300mOsm/L，临床上称其为等比重尿和等渗尿。

(2) 尿量一般正常，但尿中溶质排出减少。健康人每天需要尿液排泄 600mOsm 的溶质，才能维持正常代谢产物的排出。肾脏功能正常者，肾脏的浓缩能力是 1200mOsm/L，每天只需有 500mL 的尿液就可以保证溶质的排出，而尿毒症患者，肾脏的最大浓缩能力是 300mOsm/kg，每天必须达到 2L 的尿液才能将溶质排出。因此，尿毒症患者如果每天尿量少于 2L，就会导致代谢产物在体内潴留。

(3) 尿蛋白量因原发病不同而异。肾小球肾炎所致 CRF 晚期尿蛋白可明显减少，但糖尿病肾病患者即使进入尿毒症期也常常存在大量蛋白尿。

(4) 尿沉渣可见不同程度的红细胞、颗粒管型，肾小管间质性疾病和合并泌尿道感染的患者尿中白细胞增多，蜡样管型的出现可反映肾小管间质瘢痕形成和肾小管肥大、直径增加，标志肾衰竭进展至严重阶段。

（三）肾功能检查

对 CKD 患者需要做 GFR 的评估。目前临床上多推荐应用 MDRD 公式和（或）Cockcroft-Gault 公式，利用血肌酐、尿素氮和白蛋白水平，经性别、种族、年龄和体表面积校正后计算。

（四）血液生化及其他检查

早期血清离子和碳酸氢盐水平正常，后期血清钙、血清蛋白水平降低，碳酸氢盐水平降低，血清磷水平升高，甲状旁腺激素水平升高。对 40 岁以上、合并难以解释、超过肾功能损伤程度的贫血患者应该做血和尿的蛋白电泳以排除异型球蛋白血症。

（五）影像学检查

超声学检查可以检测肾的大小、结构、对称性以及血供情况，区别肾实质性疾病、肾血管性疾病及梗阻性肾病。

(1) 双侧肾对称性缩小，支持 CRF 的诊断。

(2) 如果肾大小正常或增大，则提示 ARF，多囊肾、淀粉样变、糖尿病肾病和异型球蛋白血症引起的肾损害（骨髓瘤肾病）导致的 CRF，肾大小正常甚至增大。

(3) 双侧肾不对称提示单侧肾或尿路发育异常，或者是慢性肾血管疾病。后者可选择肾动脉多普勒超声检查、放射性核素闪烁扫描及血管造影。由于造影剂具肾毒性，CRF 中、晚期患者应避免静脉注射造影剂，此时推荐选用磁共振三维成像检查。

（六）肾活检

对于肾大小接近正常的肾衰竭患者可实施肾活检，对明确原发病因、选择治疗方案具有重要意义。

四、诊断

（一）诊断要点

(1) CKD 史超过 3 个月。所谓 CKD，是指各种原因引起的慢性肾结构和功能障碍，包括病理损伤、血液或尿液成分异常及影像学检查异常。

(2) 不明原因的或单纯的 GFR 下降 [$< 60\text{mL}/(\text{min}\cdot1.73\text{m}^2)$，老年人 GFR $< 50\text{mL}/(\text{min}\cdot1.73\text{m}^2)$] 超过 3 个月。

(3) 在 GFR 下降过程中出现与肾衰竭相关的各种代谢紊乱和临床症状。

以上 3 条中，第 1 条是诊断的主要依据。根据第 2 条做诊断时宜慎重或从严掌握。如第 3 条同时具备，则诊断依据更为充分。

（二）明确有无并发症

各种并发症的存在是影响 CRF 患者死亡率的主要因素。常见的并发症有：

(1) 感染：呼吸道、泌尿系统及消化道感染。

(2) 心血管并发症：心律失常、心力衰竭。

(3) 肾性贫血及营养不良。

(4) 肾性骨病。

(5) 尿毒症性脑病。

(6) 高钾血症、代谢性酸中毒等。

（三）诊断中需要注意的问题

CRF 常常多个系统受损，临床上表现多样化，同时因为 CRF 在早期无特征性症状，因此临床上时有误诊和漏诊。当临床上出现以下征象时应考虑 CRF 的诊断：

(1) 合并中、重度贫血的高血压。

(2) 合并夜尿增多的恶心、呕吐等消化系统症状。

(3) 合并中、重度贫血的皮肤瘙痒。

(4) 合并中、重度贫血的高钾血症或低钙血症。特别需要注意的是晚期尿毒症患者尿蛋白可以是微量，尿沉渣检查可基本正常，但这时尿比重常固定在 1.010～1.012。因此一方面不能以尿常规基本正常而除外 CKD，另一方面应重视尿比重的分析。

五、治疗

（一）早期防治对策及措施

CRF 的防治基础是早期诊断，积极有效治疗原发疾病，避免和纠正造成肾功能进展、恶化的危险因素，这也是保护肾功能和延缓 CKD 进展的关键。

对 CRF 的患者需要长期随访和管理，有针对性地对患者进行治疗，从而达到延缓 CRF 进展的目的。首先要提高对该病的警觉，即使对正常人群，也需每年筛查一次，努力做到早期诊断；对已有的肾脏疾病或可能引起肾损害的疾病（如糖尿病、高血压等）进行及时、有效的治疗，并需每年定期检查尿常规、肾功能等至少 2 次，以早期发现 CRF。

对诊断为 CRF 的患者，要采取各种措施延缓病情进展，防止进展至终末期肾病。其基本对策有：

(1) 坚持病因治疗，如对高血压、糖尿病肾病、肾小球肾炎等坚持长期合理治疗。

(2) 避免和消除肾功能急剧恶化的危险因素，如肾脏基础疾病的复发或急性加重、严重高血压未能控制、急性血容量不足、肾脏局部血供急剧减少、严重感染、组织创伤、尿路梗阻、其他器官功能衰竭（如严重心力衰竭、严重肝衰竭）、肾毒性药物的不当使用等。

(3) 阻断或抑制肾单位损害渐进性发展的各种途径，保护健存肾单位。对患者血压、血糖、尿蛋白定量、血肌酐上升幅度、GFR 下降幅度等指标，都应当控制在"理想范围"。

（二）营养治疗

营养不良是 CRF 的主要表现之一，也是维持血液透析患者的主要死亡原因之一，营养不良是影响 CKD 患者生存的独立危险因素。CKD3 ～ 4 期患者的膳食蛋白达标率低，是导致透析前患者蛋白 - 能量营养不良的重要原因。CKD 患者饮食较为复杂，其饮食依从性差，CKD 营养管理必须强调个体化并考虑患者的肾功能衰竭程度及其并发症。改善营养代谢，不仅需要摄入适当比例的蛋白质、氨基酸，而且需要摄入足够的热量，以减少蛋白分解。营养管理应医、护、患共同参与全程互动，增强患者对营养管理的信任与重视，饮食管理的细节落实在患者的饮食生活当中，最终形成包括主食、肉类、瓜果蔬菜、奶类、蛋类、油脂、盐等的 CKD 膳食处方，使得患者控制每日蛋白质摄入量、保证足量的每日能量摄入量。对营养不良的治疗至关重要。当然，对于透析患者，充分透析是改善尿毒症患者营养状态的前提，保证 CKD 膳食处方可行、可持续，及时反馈与随访，从而提高患者的饮食依从性。

1. 限制蛋白质摄入

CKD1 ～ 2 期患者，无论是否有糖尿病，推荐蛋白质摄入量为 0.8 ～ 1.0g/(kg·d)。CKD3 期患者，推荐蛋白质摄入量为 0.6 ～ 0.8g/(kg·d)。从 CKD4 期起至没有进行透析治疗的患者，推荐蛋白质摄入量为 0.4 ～ 0.6g/(kg·d)。血液透析及腹膜透析患者蛋白质摄入量为 1.0 ～ 1.2g/(kg·d)。在低蛋白饮食中，约 50% 的蛋白质应为优质蛋白质，如蛋、瘦肉、鱼、牛奶等。

若有条件，患者在低蛋白饮食 [0.4 ～ 0.6g/(kg·d)] 的基础上，可同时补充适量的 [0.1 ～ 0.2g/(kg·d)]α- 酮酸制剂和 (或) 必需氨基酸。

2. 保证热量摄入

充足的热量摄入是低蛋白质饮食能否发挥疗效的关键，因此患者必须摄入足量的热量，一般约为 30 ～ 35kcal/(kg·d)[125.6 ～ 146.5kJ/(kg·d)]，以此保证低蛋白饮食的氮得到充分的利用，减少蛋白质分解和体内蛋白质库的消耗。

3. 减少磷的摄入

磷的摄入量需控制在 800mg/d 以下，合并高磷血症患者应在 500mg/d 以下。

4. 其他营养素

脂肪摄入量大约为总热量的 30%，缺少的热量可以用糖类补充，对于糖尿病肾病的患者必要时需注射胰岛素保证糖类的利用。注意补充叶酸、水溶性维生素以及钙、铁、锌等矿物质。

（三）早中期 CRF 的治疗措施

1. 纠正酸中毒和水、电解质紊乱

(1) 纠正代谢性酸中毒：主要为口服碳酸氢钠，轻者 1.5 ～ 3.0g/d 即可；中、重度患者 3 ～ 15g/d，必要时可静脉输入。

(2) 水钠代谢紊乱的防治：为防止出现水钠潴留，需适当限制钠摄入量，一般 NaCl 摄入量应不超过 6 ～ 8g/d；有明显水肿、高血压者，钠摄入量一般为 2 ～ 3g/d(NaCl 摄入量为 5 ～ 7g/d)；个别严重病例可限制为 1 ～ 2g/d(NaCl 摄入量为 2.5 ～ 5g/d)。也可根据需要应用袢利尿剂 (呋塞米、布美他尼等，如呋塞米每次 20 ～ 160mg，2 ～ 3g/d)。对 CRF 患者的轻、中度低钠血症，一般不必积极处理，而应分析其不同原因，只对真性缺钠者谨慎地补充钠盐。对严重缺钠的低钠血症者，也应有步骤地逐渐纠正低钠状态。对"失钠性肾炎"患者，因其肾脏失钠较多，故需要积极补钠，但这种情况比较少见。

(3) 高钾血症的防治：当 GFR $<$ 25mL/(min·1.73m^2) 时，钾的摄入一般为 1500 ～ 2000mg/d；当 GFR $<$ 10mL/(min·1.73m^2) 或血清钾水平 $>$ 5.5mmol/L 时，钾的摄入一般低于 1000mg/d。

对于高钾血症患者，采取积极的降钾措施：

①纠正酸中毒：除口服碳酸氢钠外，必要时 (血钾 $>$ 6mmol/L) 可静脉滴注碳酸氢钠 10 ～ 25g，根据病情需要可 4 ～ 6 小时后重复给药。

②应用袢利尿剂：静脉滴注呋塞米每次 40 ～ 80mg(或布美他尼每次 2 ～ 4mg)，必要时可增至每次 100 ～ 200mg。

③应用葡萄糖胰岛素溶液输入 (葡萄糖 4 ～ 6g 中加 1U 胰岛素)。

④口服聚磺苯乙烯，一般每次 5 ～ 20g，每日 3 次，增加肠道钾排出。

⑤对严重高钾血症 (血钾 $>$ 6.5mmol/L)，且伴有少尿、利尿效果不佳者，应及时给予血液透析治疗。

2. 高血压的治疗

及时、合理地治疗高血压，不仅是为了控制高血压的某些症状，同时也起到保护心、脑、肾等靶器官的作用。ACEI、ARB、CCB、袢利尿剂、β 受体阻滞剂、血管扩张剂均可应用，以 ACEI、ARB、CCB 的应用较为广泛。同时需要注意双侧肾动脉狭窄、血肌酐 $>$ 256μmol/L、明显血容量不足的情况下应慎用 ACEI 及 ARB 类药物。透析前 CFR 患者的血压应 $<$ 130/80mmHg，维持透析的患者血压一般不超过 140/90mmHg。

3. 贫血的治疗

如排除失血、缺铁等因素，血红蛋白 (Hb) $<$ 100g/L 或血细胞比容 (HCT) $<$ 30％，即可开始应用重组人促红细胞生成素治疗。一般开始剂量为每周 50 ～ 100U/kg，分 2 ～ 3 次 (或 2000 ～ 3000U/ 次，每周 2 ～ 3 次)，皮下或静脉注射，以皮下注射更好。对非透析患者，目前趋向于小剂量疗法 (2000 ～ 3000U，每周 1 ～ 2 次)，疗效佳，不良反应小。直至 Hb 上升至 110 ～ 120g/L 或 HCT 上升至 33％～ 36％即达标。在维持达标的前提下，每个月调整用量一次，适当减少重组人促红细胞生成素的用量。个别透析患者重组人促红细胞生成素剂量可能有所增加 (3000 ～ 4000U/ 次，每周 3 次)，但不应盲目单纯加大剂量，而应当分析影响疗效的原因，有针对性地调整治疗方案。

在应用重组人促红细胞生成素时，应同时重视补充铁剂。口服铁剂主要有琥珀酸亚铁、硫酸亚铁等。部分透析患者口服铁剂吸收较差，故常需要经静脉途径补充铁，常用为蔗糖铁。

4. 低钙血症、高磷血症、肾性骨病和血管钙化的治疗

当 GFR $<$ 30mL/(min·1.73m^2) 时，在限制磷摄入同时，可口服磷结合剂，可以选用碳酸钙、醋酸钙、司维拉姆、碳酸镧等，餐中服用效果最好。口服碳酸钙一般每次 0.5 $\sim$ 2g，每日 3 次。对高磷血症 (血清磷水平 $>$ 7mg/dL) 明显或血清钙磷乘积 $>$ 65(mg^2/dL^2) 者，暂停应用钙剂，以防加重转移性钙化，此时可短期服用氢氧化铝制剂 (每次 10 $\sim$ 30mL，每日 3 次)，待钙磷乘积 $<$ 65(mg^2/dL^2) 后，再服用钙剂。

对明显低钙血症患者，可口服 1, 25- 二羟维生素 D$_3$(骨化三醇)，每天 0.25μg，连服 2 $\sim$ 4 周。若血钙和症状无改善，可将用量增加至每天 0.5μg。对血钙不低者，则宜隔日口服 0.25μg。凡口服骨化三醇患者，治疗中均需监测血钙、磷、PTH 浓度，血 PTH 保持在 150 $\sim$ 300pg/mL，以防止生成不良性骨病。

血管钙化是动脉粥样硬化、高血压、糖尿病血管病变、血管损伤、CKD 和衰老等病症中普遍存在的病理表现，是心脑血管疾病高发病率和高死亡率的重要因素之一，血透患者尤为常见，冠状动脉钙化及全身其他血管钙化较普通人群更常见、更突出。

血透患者血管钙化的防治方法：

(1) 磷结合剂：高磷血症常常在血透患者上发生，控制血磷浓度对防治血管钙化十分重要。临床中用磷结合剂来达到降磷效果。

(2) 活性维生素 D：除了可以降低 PTH 水平以外，还可以抑制血管平滑肌细胞转化为成骨细胞，从而防止血管钙化。对于透析患者，有存在维生素 D 缺乏的现象，可通过补充维生素 D 来改善血管钙化的情况。

(3) 拟钙剂：临床上常使用的拟钙剂为西那卡塞，它既可以抑制血钙、血磷与 PTH，还能通过直接调控血管中的钙敏感受体来抑制血管钙化。

(4) 调控成纤维细胞生长因子 23(FGF-23) 水平：FGF-23 水平是血管钙化发生与发展的一个重要独立危险因素，目前有很多学者开始研究 FGF-23 的靶点，希望可以通过 FGF-23 的靶点来降低 FGF-23 水平，从而控制住血透患者血管钙化。

5. 防治感染

平时应注意防止感冒，预防各种病原体的感染。抗生素的选择和应用原则与一般感染相同，但剂量要根据 GFR 水平调整。在疗效相近的情况下，应选择肾毒性最小的药物。

6. 高脂血症的治疗

非透析患者治疗原则同一般高脂血症患者，50 岁以上非透析患者，血脂正常时也可考虑给予口服他汀类药物，以预防心血管疾病。维持透析患者，标准可放宽，血胆固醇水平维持在 6.5 $\sim$ 7.8mmol/L，血甘油三酯水平维持在 1.7 $\sim$ 2.3mmol/L。

7. 口服吸附疗法和导泻疗法

非透析患者可口服氧化淀粉或药用炭制剂、大黄制剂或甘露醇 (导泻疗法) 等，以利

用胃肠道途径增加尿毒症毒素的排出，对减轻患者氮质血症起到一定辅助作用。

(四) 替代治疗

当 CRF 患者 GFR $<$ 10mL/(min·1.73m^2)(血肌酐 $>$ 707μmol/L) 并有明显尿毒症临床表现，经治疗不能缓解时，则应进行维持透析治疗。对糖尿病肾病，可适当提前 [GFR $<$ 15mL/(min·1.73m^2)] 安排维持透析。对有严重急性左心衰竭、严重高钾血症等紧急透析指征时，应按紧急透析处理。血液透析和腹膜透析的疗效相近，但各有优缺点，在临床应用上可互为补充。但透析疗法仅可部分替代肾的排泄功能 (对小分子溶质的清除仅相当于正常肾脏的 10% ～ 15%)，而不能代替其内分泌和代谢功能。肾移植是目前最佳的肾脏替代疗法，成功的肾移植可恢复正常的肾功能，包括内分泌和代谢功能。

参考文献

[1] 邹国涛. 儿科常见疾病临床诊疗实践 [M]. 北京：中国纺织出版社，2022.

[2] 周秀娥. 儿科疾病治疗与儿童康复 [M]. 上海：上海交通大学出版社，2023.

[3] 韦企平. 儿童视神经疾病 [M]. 北京：人民卫生出版社，2023.

[4] 吴敏媛. 儿童血液系统疾病诊疗规范 [M]. 北京：人民卫生出版社，2023.

[5] 方峰. 儿童感染性疾病诊疗规范第 2 版 [M]. 北京：人民卫生出版社，2023.

[6] 张士香. 儿科疾病治疗与儿童预防保健 [M]. 上海：上海交通大学出版社，2023.

[7] 黄文彦. 儿童原发性肾小管疾病临床实践 [M]. 上海：上海科学技术出版社，2023.

[8] 唐维兵. 儿科疾病诊疗思维 [M]. 南京：江苏科学技术出版社，2023.

[9] 赵小然. 儿科常见疾病临床处置 [M]. 北京：中国纺织出版社，2021.

[10] 张俊英. 精编临床常见疾病护理 [M]. 青岛：中国海洋大学出版社，2021.

[11] 胡荣. 现代儿科护理学精粹 [M]. 西安：陕西科学技术出版社，2021.